세상의 온갖
스트레스로부터
나를 지키는 법

고경봉 지음

한 언 HANEON.COM

세상의 온갖 스트레스로부터
나를 지키는 법

　몇년 전의 조사에서 한국, 일본, 대만, 홍콩, 싱가포르, 말레이시아, 태국, 필리핀, 인도네시아, 호주 등 아시아 10개 나라 사람들 중 한국인이 스트레스를 가장 많이 받고 있는 것으로 밝혀져 충격을 준 적이 있었다. 이것은 우리 나라 사람들이 다른 나라 사람들에 비해 건강을 잃을 위험이 그만큼 높다는 증거다.

　항상 쫓기듯이 살아가는 현대인들에게 하루라도 스트레스 없는 날이 있다는 것은 상상조차 하기 힘들다. 실직한 사람들, 회사의 구조조정으로 명예퇴직이나 조기퇴직을 앞둔 직장인들, 이미 부도났거나 언제 부도가 날지 모르는 기업의 경영자들, 주식에 투자했다 낭패를 본 사람들, 이들 모두에게 하루하루는 힘들고 두려운 날들의 연속이다. 또 직장에 자리를 잡고 있는 사람들에겐 나름대로 스트레스를 유발하는 요인들이 적지 않다. 많은 업무량과 씨름해야 하고, 상사와 부하들의 눈치를 보면서 일해야 한다. 출근시간 교통체증으로 발이 묶여 있을 때 무작정 끼여드는 운전자를 대하다 보면 자기도 모르게 욕부터 튀어 나온다. 그리고 퇴근시간에 거리에서 인파에 이리저리 밀려 가는 것도 짜증스럽다.

상급학교 입시를 준비하는 입시생과 그 가족을 생각해 보자. 입시생은 학교에서는 정규수업 외에도 보충수업과 자율학습으로 밤늦게까지 꽉 짜인 생활을 한다. 집에 돌아와서도 과외를 받거나 독서실을 찾는 등 고삐를 늦추지 못한다. 학교와 학과의 선택에 고민하느라 스스로가 힘든 것은 말할 것도 없고, 이로 인해 가족들과 갈등을 일으키기도 한다. 입시생을 둔 가족들도 당사자 못지않은 비상사태를 적어도 1, 2년은 감수해야 한다. 집안에서는 숨을 죽이고 소리를 낮춰 대화해야 하고, 거실에 있던 TV도 안방 구석으로 옮겨 놓아야 한다. 그뿐이 아니다. 몇 년 동안 휴가는 생각할 수도 없다.

이렇게 연일 이어지는 짜증으로 인해 현대인의 심신은 지치고 병들어 간다. 때로는 우울증에 빠지는가 하면, 머리가 아프거나 어지럽고, 가슴이 벌떡거리고 숨이 막힌다. 때로는 속이 쓰리고 소화가 안 되거나 변비와 설사가 반복되는 신체적 고통을 겪게 된다.

이처럼 스트레스로 인해 병이 생기거나, 스트레스 때문에 기존의 신체적 질병이 악화되는 경우를 정신신체장애라 한다. 내가 조사한 바로는 내과계 입원환자들 중 약 71%가 정신신체장애를 갖고 있는 것으로 나타났다.

대부분의 사람들은 스트레스가 현대인을 짓누르고 못살게 구는 주범이자 만병의 근원이라고 알고 있다. 그러나 스트레스가 우리의 건강에 항상 나쁜 영향만 주는 것은 아니다. 스트레스를 세균에 비유해 보자. 세균 중에는 병을 일으키는 나쁜 균이 있는가 하면 유산균처럼 우리의 건강에 유익한 균도 있다. 스트레스도 마찬가지다. 우리의 삶에 활력소로 작용하여 건강을 유지하는 데 버팀목이 되기도 한다.

우리가 건강을 지켜가면서 삶의 질을 높이려면 스트레스의 부정적인 역할을 최소화하는 동시에 긍정적 역할을 극대화시켜야 한다. 그러기 위해서는 우선 스트레스에 대해 제대로 알고 있어야 한다. 그리고 이에 적절하게 대응할 수 있는 여러 관리기법을 익히는 것이 중요하다.

바로 이런 이유에서 이 책을 쓰게 되었다. 이것이 나의 전공분야이기도 하지만 몇년 전부터 출판사에서 책을 써달라는 부탁을 받아왔던 터라 오랫동안 신문과 잡지에 연재하던 것과, 라디오·TV 방송국에서 대담한 내용, 기업체와 공공단체, 특수 대학원 등에서 강연했던 내용들을 한데 모아 다듬고 덧붙여서 한 권의 책으로 엮어보았다.

스트레스는 특정한 사람의 일이 아닌 우리 모두의 문제이다. 그러기 때문에 이 책에 등장하는 인물들은 나 자신은 물론 내 가족과 친지, 환자, 그리고 각종 사회적 사건에 연루된 사람들까지 총망라되어 있다. 특히 고민거리를 안고 정신과를 찾은 환자들의 문제를 거울로 삼아 우리의 문제를 되돌아볼 수 있도록, 가능한 한 많은 사례들을 포함하도록 노력하였다.

이 책은 총 11장으로 구성되어 있다. 우선 서장에서는 '비우고 채워라' 라는 주제문을 내세우며 전체적인 틀을 보여 주고자 했다. 그리고 로버트 슐러(Robert Schuller) 박사의 'STRESS' 를 풀이한 것을 소개하면서, 이것을 '비우고 채워라' 라는 관점에서 살펴 보았다. 이어 첫 장에서는 스트레스란 과연 무엇이며, 그것이 신체에 어떤 영향을 미치는지를 다룸으로써 스트레스의 과학적 측면에 대한 이해를 돕도록 했다. 다음 2장에서는 스트레스를 일으키는 원인을 분석하고, 가능한 한 많은 사례들을 인용하여 독자의 이해를 돕고 흥미를 돋우고자 하였다.

동시에 각각의 상황에 어떻게 대처해 나가는 것이 좋을지, 그 해결방안에 대한 언급도 잊지 않았다. 이어 3장에서는 스트레스 체크리스트(자가평가지)를 통해서 자신이 어느 정도의 스트레스를 갖고 있는지를 알아볼 수 있게 하였다. 여기에는 국내에서 처음으로 개발된 스트레스 반응지각척도 축소판도 포함시켰다. 연령과 성별, 결혼 상태, 정신장애의 유무와 종류 등에 따른 평균점수를 제시하여 참고하도록 하였다. 이 외에 스트레스를 파악하는 데 있어서 '생각의 틀'을 찾으려는 노력의 중요성을 강조하는 한편, 스트레스 관리의 목표와 기본원칙에 관한 간단한 설명도 곁들였다.

4장에서부터는 과연 이 같은 스트레스를 어떻게 다스려야 하는지를 여러 가지 요법들을 통해 제시하고자 하였다. 우선 4장은 '정신적 스트레스 관리법'으로 긍정적 사고 키우기, 자신감 키우기, 분노를 다루는 법 등을, 5장에서는 '신체적 스트레스 관리법'으로 근육이완법, 효과적 운동방법 등을 소개하였다. 그리고 6장에서는 '스트레스와 생활습관'의 연관성을, 생활리듬, 일 중독, 시간관리 등을 통해 살펴보았으며, 7장과 8장에서는 우리 일상생활과 밀접한 관련이 있는 술, 담배, 음식물 등의 물질과, 비만, 도박, 성생활 등과 스트레스간의 관계를 다루었다. 9장에서는 스트레스를 보다 차원 높게 다스리고 우리의 마음을 풍요롭게 채워주는 영적 스트레스 다루기를, 10장에서는 우리 나라에서 가장 위기도가 높은 중년기의 스트레스를 특별히 다루었다. 마지막으로 11장에서는 우리 나라 국민성과 관련되어 일어날 수 있는 스트레스를 다룸으로써 국민성의 본질을 깨닫고 그것의 이점과 폐해를 인식하는 계기로 삼고자 했다.

이 책은 처음부터 차례대로 읽지 않아도 좋다. 자신이 관심 있는 부분만 골라서 읽더라도 건강한 삶의 길잡이로서 손색이 없게끔 꾸미고자 했기 때문이다.

스트레스는 우리에게 공포의 대상이 아니다. 이것을 바로 알고 이용만 잘 한다면 오히려 삶의 활력소가 될 수 있다. 이 책에서는 스트레스를 많이 받는 실직가장, 직장인, 회사의 중견간부, 주부, 중년기에 들어서는 사람, 수험생 등 모두가 살아가면서 부딪히는 고민과 어려운 일은 어떤 것인지, 그리고 어떻게 풀어야 할지를 보여주려고 했다. 또 어떻게 살아야 건강하고 행복한지 그 방법을 제시하려고 노력했다. 그래서 이 책이 한 번 읽고 버리는 책이 아니라 늘 곁에 두고 보고 싶고, 읽으면 읽을수록 맛이 나고, 우리의 정신에 살이 되고 피가 되는, 그런 책이 되도록 정성을 쏟았다.

마지막으로, 스트레스지각척도 축소판을 만드는 데 도움을 준 임상심리사 박중규 씨, 원고를 읽고 전반적인 비판을 아끼지 않은 아내에게 고마움을 전하고 싶다. 아울러 이 책이 나오는 데 애써 주신 한언출판사 식구들께도 깊은 감사를 드린다.

고경봉

서　　장　비우고 채워라 / 스트레스를 STRESS로 ················· 13

제 1 장　스트레스의 이해

스트레스의 이해 ················· 19

제 2 장　스트레스를 일으키는 것들

스트레스를 일으키는 것들 ·················29

제 3 장　스트레스를 아는 방법

스트레스를 아는 방법 ················· 59

제 4 장　정신적 스트레스 관리법

긍정적 사고 키우기 ················· 79
자신감 키우기 ················· 98
분노를 다루는 법 ················· 118

제 5 장　신체적 스트레스 관리법

근육이완법 ················· 131
효과적 운동방법 ················· 143

제 6 장   스트레스와 생활습관

생활리듬 ·· 155

일 중독 ·· 168

시간관리 ·· 176

자연과 가까이 하기·································· 191

제 7 장   물질과 스트레스

물질과 스트레스 ·································· 201

제 8 장   스트레스와 성(性), 비만, 도박

스트레스와 성(性) ································ 221

스트레스와 비만 ·································· 232

스트레스와 도박 ·································· 239

제 9 장   영적 스트레스 다루기

영적 스트레스 다루기······························ 247

제 10 장   중년기 스트레스를 잘 넘기는 지혜

중년기 스트레스를 잘 넘기는 지혜 ················ 263

제 11 장   국민성과 스트레스

국민성과 스트레스 ································ 283

서 장

비우고 채워라

건강의 기본은 음식을 고루 먹고 시원하게 배설하는 것이다. 이 두 가지 중 하나라도 잘못되면 건강은 무너진다. 먹기만 하고 배설하지 못하면 변비가 생겨 고통을 받게 된다. 반면에 먹은 것을 잘 흡수하지 못하고 싸기만 하면 몸 속의 전해질이 빠져나가 몸은 휘청거리고 정신이 오락가락하게 된다. 신체적으로든 정신적으로든 건강을 유지하려면 적절히 채우고 제때에 배설할 수 있어야 한다.

물질도 마찬가지다. 가진 돈이 아무리 많다 해도, 벌지 않고 그저 흥청망청 쓰기만 해서는 사는 즐거움을 맛보기란 쉽지 않다. 애써 돈을 벌면서 제대로 돈을 써야 사는 맛도 나는 법이다.

우리는 '참는 게 약이다' 또는 '참는 자에게 복이 있나니' 같은 말을 흔히 듣는다. 또 성경에서도 베드로가 "주여, 형제가 내게 죄를 범하면 몇 번이나 용서하여 주리이까? 일곱 번 하오리이까?" 하고 물었을 때, 예수님은 "일곱 번뿐 아니라 일흔 번씩 일곱 번이라도 할지니라"라는 말씀(마태복음 18장 21~22절)으로 인내와 용서를 강조하셨다.

그러나 사람은 생리적으로, 단순히 화를 참는 것만으로는 몸과 마음의 건강을 유지하기가 어렵게 되어 있다. 참는다고 해서 화가 사라지는 것은 아니기 때문이다. 사라지기는커녕 그 화는 우리의 자아 깊숙이 자리를 잡고 있다가 포화상태에 이르면, 몸 여기저기를 쑤시고 아프게 한다. 마음이 울지 못하니 몸이 대신 우는 수밖에 없다. 그런데도 대개는 참으라고만 한다. 스트레스와 신체의 관계를 다루는 정신신체의학이라는 학문을 연구하는 입장에서는 쉽게 이해할 수가 없는 일이다. 그러다가 비로소 깨달은 것은 마음의 공간에 여유를 가진다면, 그리고 그 안에 긍정적인 사고와 같은 에너지를 평소에 충분히 입력해 둔다면, 인내하고 용서하는 능력도 그에 비례해 커질 수 있으리란 사실이었다.

이런 관점에서 본다면, 정신건강도 머리 속을 잘 비우고 잘 채워야 지켜낼 수 있다. 실제로 머리와 마음에 비어 있는 공간이 많아야 화날 때 잘 참을 수 있음은 자주 경험하게 되는 일이다. 반면 비울 여지가 적으면 늘 쫓기게 되고 폭발하기 쉽다.

꾸준한 운동, 휴식, 명상, 자기절제 등을 통해서 머릿속을 비워 놓자. 그러면서 긍정적으로 생각하고, 긍정적 말이나 행동, 웃음과 같은 에너지를 뇌에 입력시키자. 어떤 어려운 상황에 처하거나 자극을 받더라도 긍정적인 반응이 나올 수 있도록 훈련하자. 이렇게 비우고 채우는 노력을 평소에 게을리 하지 않는 사람은 아무리 급하고 어려운 상황을 만나도 그렇지 않은 사람들보다 극복하기가 훨씬 수월할 것이다.

원숭이의 특정 손가락을 훈련시키면 뇌세포가 커진다고 한다. 이것은 뇌세포의 훈련이 가능하다는 것을 시사한다. 행동을 변화시키려는 노력이 뇌세포도 변화시킬 수 있음을 보여 주고 있다. 그렇다면 뇌세포를 긍정적으로, 발전적으로 변화시키도록 하자. 평소에 작은 기쁨을 많이 만들어 뇌에 긍정적인 사고와 행동으로 입력해 놓으면, 뇌세포가 자극될 때마다 엔도르핀이나 세로토닌과 같은 물질들이 분비되어 '뇌세포가 웃는다'.

이러한 건강의 기본을 알고 이를 생활에 잘 적용하는 사람이라야 건강하고 즐거운 삶을 누릴 자격이 있다.

스트레스를 STRESS로

우연한 기회에 미국의 유명한 목사인 로버트 슐러(Robert Schuller) 박사의 설교를 TV에서 보았다. 이날 설교의 주제는 '스트레스(STRESS)' 였는데, 이 단어의 철자를 사용해서 스트레스를 해소하는 방안을 설명한 것이 인상적이었다. 그는 'STRESS' 라는 단어를 'Spiritual power(영적인 힘)', 'Think positively(긍정적 사고)', 'Rest(휴식)', 'Exercise(운동)', 'Seek good things you can do(자신이 할 수 있는 좋은 일을 찾아라)', 'Scripture(성경)' 의 첫 글자를 따서 풀이했다.

비우고 채우는 일을 'STRESS' 에 적용한다면 휴식(Rest)과 운동(Exercise)을 통해서 발산하고(비우고), 나머지 긍정적 사고(Think positively), 자신이 할 수 있는 좋은 일의 추구(Seek good things you can do)로 머리를 채우려는 노력이 우리의 삶을 건강하고 행복하게 이끌어가는 데 크게 도움이 될 것이다. 여기에다 우리의 행동과 마음을 움직이는 큰 생각인 영적인 힘(Spiritual power)을 키우고, 매일 성경(Scripture)과 같은 경전을 읽음으로써 정신적 양식을 삼는다면 그야말로 반석 위에 집을 짓고 사는 것처럼 든든할 것이다.

영적인 힘은 세상의 어떤 고난 속에서도 자신을 흔들림없이 잡아주는 힘이다. 법을 넘어서 우리를 움직이도록 하는 것이 바로 이런 영적인 힘이다. 이것은 특히 현대인의 건강을 위해 절실하게 필요한 '자제하는 힘' 을 키우는 데에도 그 밑받침이 되어 준다.

최근 세계보건기구(WHO)에서도 건강의 개념을 단순히 신체적, 정신적, 사회적 면에만 국한시키지 않고 영적인 부분에까지 확대하고 있다. 또한 영적인 힘을 키우는 것은 자신의 삶을 질적으로 변화시키는 원동력이 되기도 한다.

1

스트레스의 이해

스트레스의 이해

스트레스란 무엇인가?

스트레스는 무병장수를 위해서는 극복해야 할 장애물로 항상 입에 오르내리곤 한다. 그러나 정작 "스트레스가 무엇이냐?"는 질문을 받는다면, "글쎄" 하고 망설이는 사람이 적지 않다. 이것은 스트레스란 용어 자체가 막연할 뿐 아니라 이미 여러 의미로 혼용되어 쓰여 왔기 때문이기도 하다.

스트레스는 본래 개체에 가해지는 압력이나 물리적 힘을 가리키는 말이다. 이 용어는 물리학에서 먼저 사용되다가, 인체에 적용되면서 압박감, 근육의 긴장 같은 정신과 신체 사이의 예측 가능한 홍분상태를 의미하게 되었다. 자동차 엔진에 무리를 가하면 엔진이 과열되어 차가 고장을 일으키듯이, 사람의 신체도 스트레스를 너무 많이 받으면 그 내부에 무리가 생겨 건강에 이상이 온다.

스트레스는 지금까지 개체에 부담을 주는 외적 사건이나 자극이라는 관점, 또는 스트레스 인자에 대한 개체의 반응이라는 관점, 그리고 사람 개개인과 환경이 상호작용을 하는 중에 개체가 위협받는 상태라고 규정하는 관점 등으로 다양하게 정의되어 왔다.

그러나 최근에는 개인에 의해 의미있는 것으로 지각되는 외적·내적 자극을 스트레스라고 보는 견해가 우세하다. 이것이 감정의 변화를 불러일으키고, 나중에는 건강과 생존을 위협하는 생리적 변화까지 일으킨다는 것이다. 이런 개념은 개인에게 일어난 특정한 사건 자체보다도, 그 사건에 대한 개인의 주관적 해석에 따라 스트레스를 받는 정도가 결정된다는 점을 강조하고 있다. 따라서 같은 사건이나 상황이라 하더라도 이에 대한 반응은 사람마다 다를 수 있다. 즉 하나의 사건 혹은 상황이 어떤 사람에게는 견디기 어려울 정도로 심한 스트레스가 되는가 하면, 또 다른 사람에게는 대수롭지 않은 문제로 인식되기도 한다.

스트레스는 부정적이거나 긍정적인 상황·사건 모두를 포함하나 부정적 생활과 관련된 스트레스를 가리킬 때에는 '고통(Distress)'이란 용어를 사용한다. 우리는 흔히 기분을 상하게 하는 부정적 사건(가족의 사망, 실직, 사업이나 입시에서의 실패, 실연 등)만을 건강을 해치는 스트레스 인자로 생각하기 쉽다. 그러나 기분을 즐겁게 해주는 긍정적인 사건, 즉 승진, 취업, 결혼, 휴가, 입학, 방학 등도 정신적 부담을 가중시켜 건강을 위협할 수 있다.

그렇다면 스트레스가 전혀 없는 것이 건강에 좋은 것일까? 그렇지 않다. 오히려 권태가 우리를 한없이 무기력하게 만들어 세상 살 맛을 잃게 할 수도 있다. 적절한 스트레스는 우리의 생활에 활력을 불어넣어, 자신감을 심어 주고 일의 생산성과 창의력을 높여 준다. 이런 점에서 스트레스에는 긍정적 효과도 있다. 이처럼 건강을 위협하지 않고 긍정적 효과를 극대화시킬 수 있는 스트레스를 '최적스트레스 (eustress)'라 한다.

우리가 스트레스 없이 살 수 있는 날은 단 하루도 없다. 또한 피하려고 한다고 해서 잘 피할 수 있는 것도 아니다. 그렇기 때문에 스트레스에 대해서 효과적으로 대응하고, 그 부정적 영향을 최소화하려는 태도가 바람직하다.

〈스트레스에 대한 기본 태도〉

– 스트레스가 무조건 나쁜 것은 아니다.
– 스트레스는 피할 수 없다.

스트레스가 어떻게 병을 일으키나?

일반적으로 스트레스 인자가 병을 일으키는 경로는 두 가지로 구분된다. 하나는 스트레스 인자가 대뇌피질에 전달되어 감정반응을 일으키고, 이것이 시상하부－뇌하수체－부신수질 축을 거치는 과정에서 아드레날린이라는 신경전달물질을 분비시켜 스트레스 반응을 일으키는 경로이다. 이렇게 되면 맥박이 빨라지고, 호흡이 가빠지며, 체온과 혈압이 올라가고, 혈당이 높아지는 등의 생리적 반응이 일어난다. 여기에서 스트레스 상황이나 자극이 장시간 지속되면, 부신피질이 자극되어 코르티졸이란 호르몬이 분비된다. 이 호르몬이 마침

내는 면역기능을 떨어뜨려 질병을 일으키게 되는 것이다.

　다른 한 가지는 스트레스가 행동의 변화를 유발시켜 여러 가지 병을 일으키는 경로를 말한다. 스트레스가 쌓일 때, 술과 담배로 해결하려고 한다든가, 지방이나 염분을 과다섭취하는 등의 행동을 하면, 그렇지 않을 때보다 질병에 걸릴 확률은 더 높을 수밖에 없다.

　스트레스와 질병 간의 관계는 다음과 같이 도식화해 볼 수 있다.

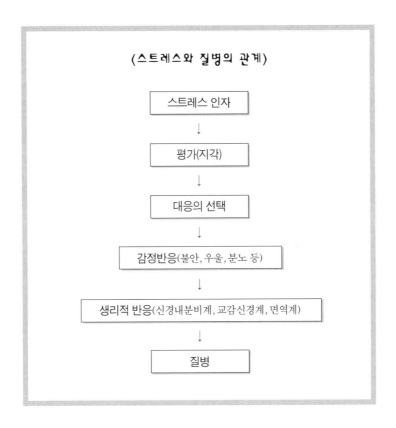

(스트레스와 질병의 관계)

스트레스 인자

↓

평가(지각)

↓

대응의 선택

↓

감정반응(불안, 우울, 분노 등)

↓

생리적 반응(신경내분비계, 교감신경계, 면역계)

↓

질병

이처럼 스트레스 인자에 대한 개개인의 평가 및 대응전략이 저마다 다르기 때문에, 그것에 따른 감정·생리적 반응 역시 다를 수밖에 없다. 이러한 반응의 정도에 따라서 질병에 걸릴 수도 있고, 질병을 미리 막아 건강을 유지할 수도 있는 것이다.

스트레스에 대한 대응방법을 효과적으로 선택하지 못하면 스트레스는 더 조장된다. 따라서 스트레스를 줄이려면 효과적인 대응기술을 터득해야 한다.

스트레스에 대해 뇌는 어떻게 반응하나?

급성의 스트레스 인자에 노출되면, 이에 따른 생리적 반응으로 심장이 마구 뛰고 호흡이 가빠지면서 혈압이 올라가게 될 것이다. 가령 맹수와 맞닥뜨리는 경우, 그 때의 공포감은 간뇌에서 처음 인식되고, 대뇌피질에서 그것이 위협적인지 아닌지를 판단한다. 이것은 망상활성계를 통해, 감정 및 충동적 행동과 밀접하게 관련된 변연계와 시상으로 전달된다. 변연계는 감정이 일어나는 곳이고, 시상은 들어오는 메시지를 어떻게 처리해야 할지를 결정하는 기관이다. 그 다음에는 이 메시지가 시상하부로 전달되어서 내분비계와 자율신경계를 활성화시킨다.

스트레스가 내분비계에 미치는 영향은?

스트레스가 내분비계를 활성화시킬 때는 시상하부 앞부분에서 코르티코트로핀 유리호르몬이 방출된다. 이것은 뇌의 밑바닥에 자리잡고 있는 뇌하수체를 자극하여 부신피질자극성 호르몬인 ACTH (adrenocorticotropic hormone)를 분비시켜 부신피질을 자극한다. 이때 부신피질에서 분비되는 코르티졸은 스트레스에 대항하기 위한 연료를 제공해 주는 역할을 한다. 즉 코르티졸의 일차적 역할은, 혈중 포도당의 양을 증가시켜 사람이 스트레스에 대항하는 데 필요한 에너지를 만들어 내도록 돕는 것이다. 그러나 스트레스가 지속되면 코르티졸의 저항능력이 한계에 달하게 되고, 면역기능을 비롯한 생리적 기능이 크게 떨어져 질병에 걸릴 확률이 높아지게 된다.

스트레스가 신경계에 미치는 영향은?

스트레스에 의해 자율신경계가 활성화되면 시상하부 뒷부분에서 신경을 통해 부신수질로 메시지가 전달된다. 특히 급성의 스트레스는 부신수질을 자극하여 아드레날린 및 노르아드레날린의 분비를 활성화한다. 그렇게 되면 맥박과 호흡이 빨라지고, 혈압이 올라가고, 심박출량이 증가하고, 관상동맥 및 기관지가 확장되고, 기초대사율이 증가하며, 사지의 근육 및 피부혈관이 수축되고, 산소 소모량이 많아지는 등의 생리적 반응이 일어난다. 이런 생리적 변화는 급박한 상황에 처한 사람들로 하여금 스스로도 믿지 못할 능력을 발휘하게 하기도 한다.

반면 부교감신경계는 일반적으로 스트레스를 받았을 때 우리의 몸을 이완상태로 회복시키는 데에 관여한다.

스트레스에 대한 적응단계

셀리에(Selye)는 사람은 누구나 스트레스를 받으면 부신피질에서 코르티졸의 분비가 증가되고, 이에 따라 생리적 변화가 일어난다고 보았다. 그리고 이렇게 스트레스에 의해 일어나는 반응을 '일반적응 증후군'이라 부르며, 다음의 세 단계로 구분하였다.

첫째 단계는 경보기로, 신체가 처음 스트레스 인자에 노출될 때 나타나는 반응을 가리킨다. 이 단계에서는 맥박이 빨라지고, 체온과 혈압이 올라가고, 혈당량이 증가하며 저항력은 감소된다.

둘째는 저항기인데, 신체가 스트레스 인자에 계속 노출될 때 이에 적응하기 위해 저항력을 높이는 단계이다. 첫 단계에서 보인 신체적 변화들은 사라지고 저항력이 보통 때보다 훨씬 상승된다. 이 때는 부신피질 호르몬인 코르티졸이 다량 분비되어 신체의 저항력이 높아진다.

마지막 단계는 탈진기이다. 동일한 스트레스 인자에 장기간 노출되는 경우, 어느 정도까지는 신체가 적응을 할 수 있다. 그러나 적응에 필요한 에너지가 소진되면 처음 나타났던 경보기의 징후들이 다시 모습을 드러낸다. 이 단계에 이르면 이전 상태로의 회복은 불가능하다. 그리고 임파계 수축, 고혈압, 위궤양 등 신체적 변화 및 질병이 일어나고 심하면 죽음에 이르게 된다. 이처럼 신체가 스트레스에 대한 저항력을 높이기 위해 코르티졸을 과다하게 분비하여 생기는 질병을 '적응질환'이라고 부르기도 한다.

〈스트레스에 대한 적응단계〉

경보기	: 처음 스트레스 인자에 노출될 때 나타나는 반응

⇒ (맥박이 빨라지고, 체온과 혈압이 올라가고
혈당량이 증가하며 저항력이 감소된다.)

↓

저항기	: 신체가 스트레스 인자에 계속 노출될 때 적응

하기 위해 저항력을 높이는 단계

⇒ (첫 단계의 신체적 변화가 사라지고 저항력
이 보통 때보다 상승된다.)

↓

탈진기	: 스트레스 인자에 장기간 노출되어 에너지가

소진된 상태

⇒ (경보기의 징후들이 다시 나타나며, 신체적
변화 및 질병이 일어나고 심하면 죽음에 이
르게 된다.)

2

스트레스를 일으키는 것들

스트레스를 일으키는 것들

숨기다 병을 키운다

병은 자랑하라는 말이 있다. 숨기다가는 병을 키울 수도 있으니 조심하라는 의미일 것이다. 우리 주위에는 웬만큼 아파서는 내색도 하지 않고 애써 의연해 보이려고 노력하는 사람이 간혹 있다. 그러나 이렇게 하다가는 병이 점점 커져 전혀 손을 쓸 수 없는 지경에 이를지도 모른다.

나 역시도 병을 대수롭지 않게 생각하다가 크게 혼이 난 경험이 있다. 어느 날 점심에 생선튀김을 먹었는데, 퇴근길에 배가 심하게 아파왔다. 식중독이라 생각하고 급히 병원 응급실로 가서 내과 레지던트에게 진통제주사를 놔 달라고 했다. 그 일이 있은 지 한달 후에도 비슷한 증상이 있었다. 이 때는 아내가 일본에서 사온, 팥이 들어 있는 과자를 먹고 식중독이 일어난 것으로 생각했다. 그리고 나서 또 한 달이 지나 환자를 보고 있는 중에 다시 배가 뒤틀리며 아파 오기 시작했다. 전보다 참기가 훨씬 어려웠다. 엎드려도 아프고 반듯이 누워보아도 아팠다. 어찌나 아팠던지 식은땀을 흘리면서 진이 다 빠져 버려, 나중에는 '차라리 죽는 게 낫겠다' 는 생각이 들 정도였다. 그러다가 이번엔 어떻게 해서든지 정확한 병명을 알아야겠다고 단단히 마음 먹고, 응급실을 찾았다. 어떤 검사나 치료라도 받을 용의가 있었다. 그래서 신장 엑스선사진을 찍어 보니 오른쪽 요로에 큰 돌이 하나 나타나는 게 아닌가! 결국 비뇨기과에서 충격파를 이용하는 쇄석기로 치료를 받았는데, 마치 곤장을 맞는 느낌이 들었다. 조금만 늦었더라도 콩팥에 물이 차 콩팥 하나를 잃어버릴 뻔했다.

하여간 그 생각을 하면 지금도 아찔하다. 어줍지 않게 아는 척을 하다가 정말 큰일 날 뻔하지 않았던가! 그제서야 외국인들이 '의사 앞에서 옷을 홀랑 벗어버린다' 라는 말의 의미가 무엇인지를 깨달을 수 있었다.

우리는 얼마 전까지만 해도 장밋빛 꿈에 부풀어 시시각각 다가오는 어두운 미래는 예감하지 못했다. GNP가 1만불에 이르고 OECD에 가입하자 당장 선진국이 된 것처럼 허세를 부렸다. 국제화를 외치면서도 경제분야의 국제적인 흐름을 읽어낼 능력도 없었고, 어려움에 대비할 태세도 갖추지 못했다. 그 때문에 상처만 깊어갔다. 그러는 중에 한 가지 귀중한 교훈을 얻었다. 아픈 상처를 숨기고 부끄러운 모습을 감추다 보면 우리의 병은 더 깊어지고 결국은 더 큰 고통을 받게 된다는 사실이다.

이제부터는 우리를 있는 그대로 인정하자. 허약한 모습일지라도 그대로 드러내 놓자. 이것이 개인은 물론 나라의 허약한 체질을 튼튼하게 만드는 첫걸음이 될 것이다.

마음의 병이 더 큰 스트레스

몸이 아플 때는 직장이나 학교를 빠져도 괜찮고 집안 일을 좀 소홀히 해도 누가 뭐라거나 눈치를 주는 법이 없다. 그러나 마음이 괴롭다고 하면 대부분 외면당하기 일쑤이다. 오히려 의지가 약하다느니 신념이 부족하다느니 하는 핀잔을 듣기가 십상이다. 그래서 대개들 마음의 고통은 표현해 봤자 별 이득이 없다고 생각한다.

요즘 들어 검사에서는 아무런 이상이 나타나지 않았는데도 몸이 아프다면서 병원을 찾아오는 사람들이 적지 않다. 이들은 통증을 호소하며 이 병원 저 병원을 헤매다가 마지막으로 정신과를 찾아온다. 이런 사람들을 보면 대부분 가족들간의 갈등이나 개인적 열등감, 혹은 좌절감에 빠져 있다.

50대 초반의 어느 여자는 한 친척집에만 다녀오면 속이 메스꺼워지고 토하고 때로는 복통이 일어난다고 호소하였다. 그 친척은 오래 전에 자기가 빌려준 돈으로 땅을 샀는데 나중에 땅값이 껑충 뛰어 큰 부자가 되었다. 그런데도 자기에게 전혀 고마움을 표시할 줄 모른다며 그녀는 그 친척을 못마땅해 했다. '자기가 누구 덕에 부자가 됐는데?' 란 생각과 함께 자신이 '찬밥신세' 라는 느낌이 들어 그 집에만 가면 불편했던 것이다. '사촌이 땅을 사면 배가 아프다' 는 속담도 있지 않은가? 질투가 그 지경에 이르면 우리의 몸은 안 아프고는 못 배긴다. 이렇게 마음의 괴로움은 신체적인 통증으로 이어지기 마련이다.

20대의 남자 환자 한 명은 팔이 부러져 정형외과에 입원하여 수술을 받았다. 그런데 며칠 후 이 환자는 병원 옥상에서 뛰어내려 자살하였다. 나중에 들으니 환자는 사고로 팔을 다친 것이 아니라 자해했다고 했다. 하지만 사실대로 말하면 의료보험 혜택을 받을 수 없기 때문에 사고로 다쳤다고 했다는 것이다. 부모와 의사가 부러진 팔을 공들여 고쳐 놓았는데도 죽고 말았으니, 그 동안 환자의 치료를 위해 쏟았던 노력은 모두 허사가 되고 말았다. 이 환자의 경우 눈에 보이는 팔의 골절은 환자가 가지고 있는 병의 아주 작은 부분일 뿐이다. 더 큰 병은 보이지 않는 마음에 자리잡고 있었던 것이다.

40대 초반의 한 여자환자는 산부인과의 정기검진에서 자궁경부암이 발견되어 입원해 있다가, 우울증으로 정신과에 의뢰되어 치료를 받았다. 환자는 결혼 초부터 입원하기 전까지 시어머니와 시누이들에게 계속 들볶여 왔다고 했다. 게다가 남편조차도 자기 말을 전혀 들어주지 않고 때로는 때리기까지 하여, 사면초가의 상태에서 살아온 터였다. 암이란 진단이 내려졌는데도 그 환자는 여느 사람과 달리 담담하고 평온한 태도를 보였다. 차라리 죽을 병이라도 얻어 시집식구들과 떨어져 지내게 된 것이, 성한 몸으로 그들과 함께 지내며 숱한 정신적 고통에 시달리는 것보다 다행스러운 일로 생각한 것이다.

이런 예처럼 신체적 질환이 오히려 정신적 스트레스로부터의 탈출을 도와주기도 한다. 이런 사람들을 도우려면, 가정과 사회 모두가 마음의 고통과 마음의 병을 인정해야 한다. 아울러 정신과에서 마음 편하게 치료받을 수 있는 여건도 마련해 주어야 한다. 그래야만 우리 사회가 신체 중심으로부터 신체와 정신을 균형 있게 보고 다루는 건강한 사회로 발전해 나갈 수 있을 것이다.

'내가 혹시…' 의심 버려야 병 막는다

사람은 누구나 병을 두려워한다. 더구나 현대의학으로 고칠 수 없는 병이라면 두려움의 정도는 더 심할 것이다. 그것은 곧 죽음의 문턱에 이르는 길이기 때문이다. 그러나 병에 대한 지나친 두려움이나 공포심은 오히려 없던 병도 만들어낸다.

요즘 들어 특정한 병에 대한 공포심 때문에 정신과를 찾는 젊은이들이 늘고 있는데, 그들이 두려워하는 병은 다름 아닌 에이즈다. 그들은 대부분 자신이 에이즈가 아니라는 것이 판명되었음에도 불구하고 왠지 찜찜하고 불길한 예감을 떨쳐버리지 못하다가 급기야는 정신과까지 오게 된 것이다.

30대 후반의 한 남자가 있었다. 어느 날 그에게 조기 퇴직한 친구가 찾아와 자신의 처지를 하소연했다. 그는 친구를 위로해 줄 목적으로 함께 술을 마시고는 이발소에 들어가 그 곳의 여자로부터 펠라치오를 받았다. 그런데 얼마 후 팔에 뭔가 스물거리는 느낌이 들고, 사지의 근육에 경련이 일어나고, 설사가 멎지 않고, 두통이 심해지는 증상이 생겼다. 동네 의원에서 치료를 받아 보았으나 낫질 않았다. 그러다 정신과를 찾은 것이다. 그 동안 보건소나 에이즈협회를 찾아가 에이즈검사를 수 차례 해본 결과 음성으로 판명되었지만 나중에라도 양성으로 나타나지 않을까 하는 불안을 떨쳐버릴 수가 없었다. 더욱이 그 일이 있고 나서 아내와 부부관계도 가졌고 아이들이 자기 수저를 사용하기도 했는데, 혹시 아내나 아이들이 감염됐을지도 모른다는 불안감까지 엄습했다. 한편으론 가족을 두고 죽어야 한다고 생각하니 아찔하고 두렵기만 했다. 의사들이 아무리 설명하고 안심을 시켜도 그는 전혀 믿지를 않았다. 잠을 못 이루고 식욕을 잃어 두 달 사이에 체중이 6kg이나 빠졌다. 더 이상 일할 의욕도 없었다. 심지어 세 달 동안 이발은 커녕 목욕조차 한 번도 하지 않을 정도로 만사가 귀찮아졌다. 자신은 이미 죽은 목숨이나 다름없다며 수면제와 농약으로 자살을 기도하기도 했다.

또 음식점 주방에서 일하는 20대 후반의 남자도 사창가에 다녀오고부터 '에이즈에 걸린 게 아닐까' 하는 불안에 시달렸다. 여러 번의 에이즈 검사에서 음성이 나왔음에도 불구하고, 뒤늦게 에이즈 양성반응이 나타날 수도 있다는데 자신이 그런 경우가 아닌가 하는 생각을 지울 수가 없었던 것이다. 그후 그는 공중화장실에서 남이 쓰다 두고 간 면도기를 사용하고 나서는 다시 에이즈에 걸리지 않았을까 전전긍긍하기도 했다.

이런 사람들은 늘 자신에게 가장 안 좋은 쪽, 즉 최악의 사태를 생각하는 습관이 있다. 의심은 의심을 낳고, 불안은 불안을 불러온다. 심지어 그들은 자신이 불안한지를 테스트해 보며 다시 불안을 달궈 놓는다. 그리고 결국 불안의 수렁에 빠져 헤어나오지 못한다. 따라서 의심될 일이라면 처음부터 단호히 끊어버리는 결단이 필요하다. 만일 성격상 이런 결단을 내리지 못한다면, 그 때는 자신을 체념시켜야 한다. 이러한 의심과 불안의 사슬을 끊기 위해서 자신에게 이렇게 속삭여 보자. '이왕 이렇게 된 거 될 대로 되라지. 우선 검사결과가 괜찮다니까 믿어보자. 만약 나중에 양성이 된다면 그건 나중에 생각하면 될 테니까. 누구나 한 번은 죽는 건데 뭐.'

극단적인 사고는 스트레스의 주범

우리 나라 사람들은 '죽기 아니면 살기' 식의 극단적인 생각을 하고 그렇게 행동하는 경우가 적지 않다. 그러다 보니 남과 타협하기 힘들다. 정치판만 보아도 여당과 야당이 무조건 자기네 주장을 끝까지 밀고 나가려고만 한다. 직장이나 가정은 또 어떤가? 자칫 가장이나 상사의 의견에 반하는 의사를 섣불리 표현했다가는 눈총받기 딱 알맞다. 가정이나 직장에서 중요한 문제들이 일부 사람들에 의해 좌지우지되는 것도 우리 문화가 타협에 익숙치 못함을 단적으로 보여주는 예이다.

이처럼 우리에겐 어떤 사람의 능력이나 성격과는 상관없이 자기 말을 따르지 않는 사람은 무조건 나쁘게 보고 상대하지 않으려는 경향이 있다. 심지어 회사에서 회의를 하다가 자기와 의견이 달라 논쟁이 벌어지면, 회의가 끝난 후에도 그 앙금이 남아 상대를 적대시하거나 외면하는 사람들까지 있다. 이 점은 부부간의 갈등, 고부간의 갈등이나 부모와 자녀 사이의 문제에서도 찾아볼 수 있다. 이런 갈등은 따지고 보면 우열을 가리려는 사고, 즉 지배의 논리가 원인이 된다. 결국 파워게임이라 할 수 있다. 상대방을 자기 손아귀에서 가지고 놀아야만 직성이 풀린다. 그러니 남이 잘 되는 꼴을 못 보고, 사촌이 땅을 사면 배가 아파온다. 그러다 보면 자신도 초라해 보이고 추해진다. '내 뜻대로 관철되지 않으면 나는 패배자이다' 라는 논리는 결국 자신도 남도 망하게 한다. 이런 태도는 나중에 '내 식으로 하지 않으면 모두가 망한다' 로까지 비약할 수 있다.

그래서인지 우리 주변에는 문제만 생겼다 하면 남의 시선은 아랑곳하지 않고 삿대질을 해가며 빽빽 소리를 지르는 사람들이 적지 않다. 그럴 때 대부분 목소리 큰 사람이 이긴다. 논리와 이성은 저 멀리 있다. 경찰서에 가도 죄가 있는지 없는지를 가려주기보다 우선은 죄인 취급하면서 취조하려 든다.

심지어 어떤 40대 여자는 옆집 담이 자기 집 안쪽으로 넘어 들어왔다고 이웃과 싸우고는 분을 삭이지 못해 농약을 마셔버렸다. 바로 응급실로 실려와 다행히 목숨은 건졌지만, 사고가 아니라 자해였기 때문에 보험 적용도 받지 못했다. 결국 몸 상하고 돈 버리고 마음에 큰 상처만 남겼다.

어느 30대의 직장인은 일이 조금만 안 풀려도 '난 되는 게 없어' 라고 푸념하고, 상사로부터 약간의 질책만 들어도 '나를 전혀 신뢰하지 않는 거야' 라고 단정해버리기 일쑤였다. 심지어는 직장대항 축구대회에서 꼴찌를 한 것마저도 '내 탓이야' 라고 자책하였다. 이렇게 모든 것을 극단적으로 생각하고 행동하다 보면 하루도 스트레스에서 벗어날 날이 없을 것이다.

자신의 생각이나 행동이 어느 정도로 극단에 치우쳐 있는지 한번 되돌아보자. 그리고 나서 생각과 행동의 균형감각을 잡아 보자. 그래야만 스트레스 탈출이 가능해진다.

기분이 너무 좋은 일도 스트레스

우리는 '스트레스' 하면 우선 기분 언짢은 일들을 연상한다. 직장을 잃었거나, 사업이나 입시에서 실패를 경험했거나, 또는 직장에서 진급이 안 된 경우 등이 그 예가 될 것이다. 그러나 의외로 승진을 했거나, 결혼을 앞두고 있을 때, 또 휴가를 얻었거나, 군에서 제대를 며칠 앞두었을 때처럼 기분을 들뜨게 하는 일들도 스트레스 요인이 된다. 즉, 너무 기분이 좋은 일들도 신체의 균형을 깨뜨려 건강을 해치거나 사고를 일으키는 것이다.

제주도로 여행 온 신혼부부가 파도가 넘실대는 바닷가에서 사진을 찍고 있었다. 신랑은 배경이 멋진 곳에 자리잡은 바위를 보고는, 그 위에서 포즈를 취하며 신부더러 사진을 찍어달라고 했다. 준비를 마친 신부가 사진을 찍으려고 고개를 든 순간, 바위 위의 신랑은 오간 데가 없었다. 파도에 휩쓸려 버린 것이다. 기분이 너무 들뜬 상태에서 안전에 신경을 쓰지 않은 탓이다.

또 제대를 며칠 앞둔 사병이 술집에서 술을 마시다가 엉뚱하게 여자 문제로 다른 남자와 시비가 붙어 술병으로 눈을 얻어맞아 실명한 일도 있었다. 며칠 후면 제대한다는 해방감이 화를 불러 온 것이다.

내게도 이런 경험들이 적지 않다. 몇년 전 열병을 앓고 난 아들녀석에게 롤러블레이드를 사 준 적이 있었다. 그런데 녀석이 너무 기분이 들뜬 나머지 완전히 회복되지 않은 몸으로 너무 오랫동안 롤러블레이드를 타고 놀다가 그만 넘어져 얼굴을 다쳤다. 또 얼마 전에는 군대에서 군의관으로 같이 근무했던 사람을 우연히 만났는데, 반갑기도 한데다가 그 사람에 비해 내가 잘 풀렸다는 생각에 좀 우쭐해진 기분으로 차를 몰고 가다가 그만 다른 차와 부딪친 적도 있었다.

몇년 전 미국 라스베이거스에서는 한 한국인 여자가 잭팟이 터져 횡재를 한 일이 있었다. 그녀는 생각지도 못했던 돈이 들어오자, 자동차 판매회사에서 일하고 있던 미국인 남편에게 자동차딜러를 시키겠노라고 호언하더니 얼마 지나지 않아 이혼했다는 기사가 신문에 실렸다. 실소를 금할 수가 없었다. 우리 주변에서도 부모에게서 거액의 재산을 상속받은 형제들끼리 다투다가 서로 얼굴도 보지 않고 원수처럼 지내는 경우를 심심찮게 보게 된다.

동·서양을 막론하고 명절에는 사고가 많이 발생한다. 미국에서는 추수감사절과 같은 연휴에 교통사고가 많이 일어나고, 중국계 미국인들의 경우엔 설날 연휴 기간에 사고가 많다. 이 점은 아마 우리 나라도 예외가 아닐 것이다. 여행도 마찬가지다. 떠날 때야 마냥 즐겁지만, 다녀온 뒤에는 후유증으로 몸살을 앓고 고생하는 경우가 얼마나 많은가.

호사다마라 했다. 좋은 일이 생기면 나쁜 일이 따르기 쉽다. 좋은 일이 있을 때 조심하지 않으면 사고의 위험이 있을 뿐 아니라 모르는 사이에 건강도 잃기가 쉽다. 기분이 좋을 때라도 무리는 금물이다.

휴가도 스트레스 요인이 된다

바캉스 하면 흔히 스트레스를 푸는 것으로 생각하기 쉽지만, 실제로 그렇지 않은 경우가 더 많다. '바캉스 스트레스'란 말도 있는데, 이것은 집을 비우고, 도시를 떠나 여행을 하면서 생기는 스트레스를 가리킨다. 흔히 '집 떠나면 고생'이라는 말을 하는데, 이를 빗대어 한 말일 것이다. 휴가여행에는 기분을 전환시키는 긍정적 요소가 있지만, 동시에 우리의 건강을 위협하는 부정적 요소도 있는 것이다.

바캉스로 인한 스트레스의 원인이 단순히 집을 떠난다는 사실 하나에만 있는 것은 아니다. 다른 많은 스트레스 인자들이 복합적으로 연관되어 있다.

그 중 첫째는 환경적 요인이다. 무더위와 장마로 인한 높은 불쾌지수, 쓰레기로 뒤덮인 산과 오염된 바다, 불결한 음식물, 소음, 인파, 교통체증, 안전사고의 위험 등이 우리를 괴롭힌다. 또한 자칫 방심하다가는 사고를 당하기 쉽다. 특히 자녀가 물에서 놀다가 익사사고를 당한다든가, 길을 잃어버린다든가, 식중독에 걸리는 사람이 생긴다든가 하는 일들은 가족 모두에게 오랫동안 지우기 어려운 악몽으로 남는다.

둘째, 여행경비나 바가지요금 등과 같은 경제적 문제가 짜증을 불러일으킨다. 특히 돈만 쓰고 그만큼 만족을 얻지 못했다면 스트레스는 상대적으로 더 커질 수밖에 없다.

셋째, 장소가 달라지면서 생기는 환경변화에 대한 적응이 문제가 될 수 있다. 즉 생활리듬이 불규칙할 때, 예를 들어 고스톱이나 술로 밤을 지새는 경우 그 다음 날 피로와 무기력에서 벗어나기 어렵다. 해외 여행시에는 시차적응이 문제가 되기도 한다. 특히 주부들의 경우는 장소만 달라졌다 뿐이지 집에서 하던 일을 그대로 하기 십상이다. 이렇게 되면 집안일에서의 해방감은 말뿐이고, 오히려 익숙하지 않은 장소에서 일하느라 몸과 마음이 더 고될 수도 있다. 스트레스 탈출이라기보다는 스트레스에 더 파묻히는 격이다.

때로는 휴가여행중에 생긴 사소한 일 때문에 부부간에 최악의 사태가 초래되기도 한다. 40대의 한 여자가 가족들과 함께 설악산으로 휴가여행을 다녀온 후에, 퍼렇게 멍든 얼굴로 나를 찾아온 적이 있었다. 그녀는 여행중 목적지로 가면서 남편이 운전하는 동안, 마음이 썩 놓이지 않아서 "너무 빨라요", "그렇게 운전하면 어떻게 해요?" "천천히 가요"라고 몇 마디 던졌다. 그 때마다 남편은 말없이 부인에게 주먹질을 했다는 것이다. 그 후로는 놀 마음도 싹 달아나 설악산에 가서도 남편과 말 한마디 안 하고 마지못해 따라다니기만 하다가 집으로 돌아왔다. 지금도 여행중의 일만 생각하면 화가 치밀면서 머리가 지끈지끈 쑤시고 일이 전혀 손에 잡히지 않는다는 것이다.

이쯤 되면 여행은 즐거운 일이 아니라 고행이 된다. 집에 돌아와서까지 부부간에 냉전이 계속된다면 애당초 휴가여행을 떠나지 않은 것만 못하다.

이 같은 일들은 대부분, 바캉스를 스트레스 해소용으로만 생각하고, 그것이 스트레스를 일으킨다고는 생각지 않아 사전 준비를 소홀히 해서 생기는 일들이다. 따라서 바캉스 스트레스를 최소화하고 여행의 즐거움을 극대화시키기 위해서는 출발 전부터 미리 계획하는 것이 바람직하다. 이를 위해서는 몇 가지 원칙이 있어야 한다.

첫째, 일정을 가족들과 의논해서 결정하라. 장소와 날짜를 서로 의논해서 정하면, 가족 모두가 일정에 만족할 수 있을 뿐만 아니라 참여하는 즐거움을 함께 맛볼 수도 있다.

둘째, 가족들이 서로 역할을 분담해서 스트레스를 나누어 가져라. 그렇지 않으면 많은 부담을 지게 되는 구성원은 짜증을 내기 쉽다.

셋째, 짐을 가능한 한 가볍게 꾸려라. 들고 갈 생각만 해도 한숨이 나올 만큼 꾸려 놓은 짐은, 마음마저도 무겁게 한다.

넷째, 응급사태에 대비하라. 예를 들면 벌레에 물린다든가, 감기몸살, 설사, 식중독에 걸릴 때를 대비해 약을 준비하자. 또한 만일의 경우를 생각해서 바로 연락할 수 있는 번호를 친지들에게 알려줄 필요가 있다.

다섯째, 자기 수준에 맞게 계획하라. 나이, 경제적 수준, 건강문제, 가족들 중 수험생이 있는지 등과 같은 사정을 고려해서 계획을 세우자. '남이 가니까 나도 바캉스를 가야겠다' 는 생각을 버려야 한다. 그렇지 않고 남들 하는 대로 따라 하다 보면, 돈 쓰고 시간 들여가면서 몸과 마음이 무리를 하게 된다. 그리고 그 후유증도 오래 간다.

여섯째, 생물학적 리듬을 유지하라. 다시 말해 여행 전과 같은 시간에 먹고 자도록 하라는 것이다. 고스톱, 음주, 잡담 등으로 밤샘을 하다 보면 피로해져서 다음 날의 일정에 차질이 생기기 쉽다.

일곱째, 휴가여행중에도 혼자만의 시간을 가져라. 여행이 곧 휴식은 아니므로 때로는 자기만의 휴식시간이 필요하다. 여행중에 내내 다른 사람들과 행동을 같이 하다 보면 몸과 마음이 쉽게 피로해진다. 여러 가족이 함께 여행을 떠날 때는 이런 점에 더욱 유의해야 한다. 또 고향에 가는 경우라면 먼저 친지를 만난 후에 가족들만의 여행을 다녀오는 것도 한 가지 방법이다.

여덟째, 휴가중 생길 수 있는 여러 경우를 고려해서 차선책도 마련해 놓자. 예를 들어 날씨가 급변하거나, 가족의 건강에 갑작스런 이상이 생긴다면 일정이 달라질 수도 있기 때문이다.

아홉째, 휴가의 기본 원칙을 정해 놓고, 그것을 상기하면서 여행하라. 혹 가족들간에 갈등이 있을 때에는 '즐거운 마음으로 삶의 에너지를 재충전시킨다'는 휴가의 기본 원칙을 상기하자. 이런 원칙에 충실하려면, 가족들끼리 서로 격려하고 배려하는 말과 행동을 아끼지 말아야 한다.

마지막으로, 가능하다면 휴가 전후의 하루나 이틀은 휴가 완충일로 두라. 휴가 전날 너무 준비에 쫓기거나 휴가를 마치자마자 일을 시작하면 몸과 마음에 무리가 오기 쉽다. 그래서 집을 떠나기 전에 휴가 이후의 활동을 계획해 두는 것도 필요하다. 아울러 직장에 출근하기 하루 전날은 집에서 쉬면서 여유를 갖는 것이 좋다. 먼저 처음에 계획한 대로 휴가를 보냈는지를 점검해 본다. 이것은 다음 휴가의 밑그림을 짤 때 크게 도움이 될 것이다. 그리고 밀린 일을 마무리하거나 앞으로 할 일을 계획할 수도 있을 것이다. 만일 휴가중 잠이 부족했다면 다른 일을 제쳐놓고 부족한 수면을 채우도록 하자. 휴가중 가족들간에 마음 상하는 일은 없었는지 되돌아보며 단합대회를 가져 보는 것도 좋겠다.

휴가 때의 바쁜 일정으로 체력소모가 많았을 테니 영양을 보충하자. 주부가 여행에서 돌아오자마자 바로 식사준비를 하는 것은 부담이 될 수도 있으니 외식을 하는 것도 스트레스를 더는 방법이다.

언어 스트레스가 병을 만든다

사람들은, 자신이 생각 없이 내뱉는 말 한 마디가 상대방의 가슴을 얼마나 아프게 하는지 모를 때가 많다. 하는 사람은 무심코 했겠지만 듣는 사람이 받는 충격은 크고 그 후유증도 오래 남는다.

언어는 전염성이 강하다. 군의관으로 있었을 때 말을 더듬는 장병들을 잇달아 면담한 후, 나도 조금씩 말을 더듬는 것을 느꼈다. 실제로 말더듬이 친구와 몇 달을 함께 지내다가 같이 말더듬이가 된 사람도 있었다.

흔히들 미국은 '총의 문화', 일본은 '칼의 문화', 우리 나라는 '말의 문화'를 가졌다고 한다. 그래서일까? 공공장소에서도 남의 시선은 무시하고 큰 소리로 떠드는 사람들이 많이 있다. 지하철과 버스 안에서, 음식점에서, 길거리에서 소리 높이는 광경을 심심찮게 볼 수 있다. 사고가 나면 길 가운데 차를 세워 놓고, 뒤에 늘어서 있는 차들은 아랑곳하지 않은 채 큰 소리로 싸운다.

어떤 가톨릭 신부는 운전하다가 욕이 하도 많이 늘어 아예 자동차를 팔아버렸다고 한다. 또 어느 시인의 부인은 암으로 병원에 입원해 있을 때, 젊은 전공의가 회진 때마다 반말을 하는 데에 무척 상심해 눈물을 흘리곤 했다고 한다. 병으로 고생하는 것도 서러운데 아들뻘 되는 의사한테서 반말을 듣는 일이 참기가 어려웠던 것이다. 이런 경우

의사의 말이 병을 고쳐 주기는커녕 오히려 병을 하나 더 만들어준 셈이 된다. 이처럼 언어 그 자체가 스트레스 인자가 되어 병을 악화시킬 수 있다.

평소 자신감에 넘쳐 있던 30대 초반의 직장인이 있었다. 그는 회사 내의 모범사원으로 인정받던 사람이었다. 그러나 부서를 옮긴 후 상사인 과장에게 업무보고를 하면 "이 정도밖에 안돼? 도대체 뭘 한 거야?"라는 질책만 받았다. 그 후로 그는 과장의 얼굴만 봐도 머리가 지끈지끈 쑤셔오고 직장에 나가기도 싫어졌다고 했다.

한 친구는 나이 든 사람들과 어울려 낚시를 다니더니 욕을 입에 달고 살았다. 그는 "욕하고 지내니 편하다"며 입만 열면 욕을 하곤 했다. 보다 못한 내가 어느 날은 같이 욕설로 응수를 해주었다. 그랬더니, 그 친구는 자기가 욕먹는 건 싫었던지 무척 흥분했다. 나 자신도 기분이 개운치 않고 가슴이 얼얼하게 달아오르는 것을 느꼈다. 결국 욕은 욕을 불러오고 가슴을 멍들게 한다.

때로는 말장난 때문에 끔찍한 일이 저질러지기도 한다. 두 아이가 사소한 일로 다투었는데, 한 아이가 "죽여버릴 거야" 하고 말하니까, 다른 한 아이가 "그래, 죽여 봐!" 하고 대답했다. 첫 번째 아이가 다시 "정말 죽일 거야" 하니까 두 번째 아이가 "죽여 보라니까!" 하고 다시 대들었다. 그러기를 몇 차례 반복하다가 정말로 첫 번째 아이가 다른 아이를 칼로 찔러 죽였다는 것이다.

이처럼 언어 스트레스는 상대방에게 심각한 상처와 병을 주기도 하고, 때로는 극단적인 행동을 불러일으키기도 한다. 그리고 결국 자신의 가슴도 멍들게 한다. 상대방은 물론 자신의 건강을 위해서도 말을 가려서 하고 평소에 아름다운 말을 쓰는 습관을 기르도록 하자.

고독이 병을 부른다

고독은 때때로 창조적인 일을 만들어내기도 한다. 그러나 극심한 고독감은 우리의 몸과 마음을 쉽게 병들게 한다. 배우자와 사별한 사람들이 병에 걸리거나 빨리 사망할 확률이 높은 것은 이런 이유에서이다. 고독이 면역능력을 약화시키기 때문이다.

내과에 입원했다가 정신과에 의뢰된 60대 후반의 여자가 있었다. 그녀는 20년 넘게 십이지장궤양을 앓으면서 내과에서 꾸준히 치료를 받아왔는데, 나을 기미는커녕 오히려 악화일로를 걷고 있었다. 그러자 심리적 문제가 있는 것은 아닌가 해서 나에게 의뢰된 것이다. 면담을 통해 그 환자가 오래 전부터 남편과 아들, 며느리와 떨어져 혼자 지내왔다는 것을 알게 되었다. 그것도 환자는 인천에, 다른 가족들은 서울에 살고 있었다. 이유는 확실치 않지만 이처럼 떨어져 지낸다는 사실만으로도 가족간의 갈등이 심상치 않음을 알 수 있었다. 그런데 흥미로운 것은 최근 환자 집에 세 들어 살던 여인이 직장을 얻어 바깥으로 나가기 시작하면서 환자의 증상이 더 악화되었다는 점이다. 가족들과 떨어져 살면서 외로움에 젖어 있던 이 환자는 세 든 여자가 말동무가 되어 어느 정도 외로움을 덜 수 있었다. 그러다 세 든 여자가 직장에 나가게 되면서 그녀는 다시 절실한 고독감에 빠져 궤양증상이 악화된 것이다.

또한, 직장문제로 남편이 중동에 나가 있어 혼자 지내야 했던 40대 초반의 한 여자는 한 달에도 몇 번씩 불안감을 호소하며 병원 응급실을 찾았다. 올 때마다 금세라도 숨이 넘어갈 것만 같아 아찔하고 가슴이 답답하여 미칠 것 같은 기분이라고 하였다. 그러다가 어느 날부턴가 약 한 달간은 일체 나타나질 않는 것이었다. 그후 다시 찾아왔을 때 물었더니 그 동안 남편이 휴가를 얻어 한 달간 귀국해 있었는데 언제 그랬냐는 듯 전혀 증상이 나타나지 않았었다는 것이다. 그러나 남편이 다시 중동으로 떠나면서 증상이 재발되어 그녀는 또다시 병원 응급실을 뻔질나게 드나들었다. 이처럼 나 혼자라는 느낌은 사람에 따라서는 죽음처럼 인식될 수도 있다.

외국에서 가족들과 떨어져 혼자 공부하는 젊은 유학생들 중에는 우울증에 빠지는 사람들이 간혹 있다. 이런 사람들은 나중에도 몸과 마음이 쇠약해져 웬만한 스트레스에도 잘 견뎌내질 못한다. 그래서 누군가는 고독을 죽음에 이르는 병이라고 했나 보다.

건강하게 오래 살려면 평소에 사람들과 만나고 어울리는 일에 힘쓰는 것이 좋다. 일부러 시간을 낼 수 없을 때에는 점심시간이라도 다른 사람들과 함께 식사하면서 즐거운 시간을 가져보자. 만나는 것이 힘들다면 전화를 건다거나 편지를 써보는 것도 좋다. 때로는 종교적인 모임 등을 통해 많은 사람들과 친교를 맺어두는 것도 좋을 것이다. 또한 사랑하는 가족의 사진을 벽에 걸어 놓고 '난 혼자가 아니다' 라는 느낌을 가져보는 것도 고독을 떨칠 수 있는 한 가지 방법이다.

나에겐 음악, 남에겐 소음

현대 도시인들을 짜증나게 하는 것 중 하나가 소음이다. 우리 주변에는 이미 환경기준치인 70데시벨(dB)을 넘는 곳이 많아, 소음이 도처에서 우리의 건강을 위협하고 있다.

그런데도 이어폰을 귀에 꽂고 소란스러운 음악을 듣거나, 카페나 나이트클럽 등에서 꽝꽝 울리는 음악소리에도 얼굴을 맞대고 희희낙락 얘기를 주고받는 젊은이들의 모습을 보면 그저 신기하다는 생각이 든다. 가끔 '요즘 젊은이들의 고막은 특별하게 제작된 것은 아닐까' 하는 생각까지 들 때가 있다. 그러나 소음이 심한 곳을 자주 이용하거나, 헤드폰과 이어폰을 장기간 사용했던 젊은이들이 가는 귀를 먹는 경우가 많다고 들으면서부터는, 젊은이들이 너무 자신의 몸을 돌보지 않는다는 사실에 다시 한 번 놀라게 된다.

소음의 정도가 85dB에 이르면 청각세포가 손상되고, 일단 손상된 세포는 회복이 거의 불가능하다고 한다. 그러니 115dB까지 올라가는 헤드폰이나 이어폰을 귀에 꽂고 다니는 것은 그야말로 소음의 바다에 자신을 내던지는 행위라고 해도 틀리지 않을 것이다.

소음은 자율신경계를 자극하여 혈압을 높일 뿐 아니라, 불쾌감을 일으키고 집중력을 떨어뜨린다. 그리고 수면을 방해해 정서적으로 불안정하게 하고 때로는 사회생활을 어렵게 만든다.

미국에서 아파트를 얻어 살 때의 일이다. 우리 아이들이 쿵쾅거리고 놀 때마다 아래층에 혼자 사는 유대인 노파는 지팡이로 천장을 쿵쿵 치곤 하였다. 그 때마다 간이 콩알만해져서, 아이들이 조금이라도 뛸 기색만 보이면 아이들을 붙잡느라 무진 애를 썼다. 귀국한 후에도 한 아파트에 사는 이웃들끼리 이런 문제로 서로 신경전을 벌이고, 심하면 법정으로까지 가는 경우를 적지 않게 볼 수 있었다.

항상 붐비는 지하철을 타 보면, 열차 한복판에 가방을 열어 젖혀놓고선 여러 물건들을 목청껏 선전하는 장사꾼들을 적잖게 보게 된다. 또 복음성가 테이프를 틀어 놓고 이 칸 저 칸을 오가며 적선을 바라는 장애인이 있는가 하면, 독경 테이프로 주의를 끌면서 자비를 구하는 사람들도 볼 수 있다. 소리를 고래고래 지르며 휴대폰으로 장시간 통화를 해대는 사람들도 비일비재하다. 이런 소음 속에 묻혀 있다 보면 고막이 떨어져 나갈 것 같은 심한 통증을 느끼고 머리가 띵해지고, 짜증이 나서 못 참을 지경에 이르게 된다.

현대의 도시인들은, 자신에게는 듣기 좋은 음악도 다른 사람에게는 고통을 주는 소음이 될 수도 있음을 염두에 두고 생활해야 할 것이다. 지하철 같은 대중교통수단을 비롯한 공공장소에서의 소음은, 국민건강 보호 차원에서 정부가 나서서 규제할 필요가 있다.

헤드폰을 끼고 거리를 걷거나 음악을 크게 틀어놓고 공부하는 젊은 이들을 탓할 생각은 없다. 다만 그 같은 습관이 나중에 난청과 같은 건강상의 문제를 유발할 수 있다는 사실만은 알고 있었으면 한다.

음식물도 스트레스를 일으킨다

음식물도 때로는 신체적·정신적으로 고통을 주어 스트레스를 가중시킨다. 스트레스를 유발하는 음식물에는 우리가 일상적으로 먹고 마시는 커피, 차, 콜라, 초콜릿, 코코아 등이 포함된다.

커피는 스트레스를 유발하는 대표적인 음식물이다. 짧은 시간에 다량의 커피를 마시는 경우에는, 가슴이 뛰고, 혈압이 오르고, 맥박이 불규칙해지고, 때로는 설사까지 하게 된다. 그리고 심리적으로는 불안해지고 안절부절못하며 집중력도 현저히 떨어진다. 커피는 위장으로 들어가면 소화효소인 펩신의 분비를 촉진시켜 공복 상태의 위장을 자극하기도 한다. 따라서 성인을 기준으로, 한 시간에 석 잔 이상을 마시면 위장장애나 행동장애가 일어날 수 있다. 대개의 경우 스트레스를 받으면 커피를 더 마시게 되는데, 결국 스트레스를 푼다는 것이 오히려 스트레스를 가중시키는 셈이다.

어린이들이 좋아하는 초콜릿, 콜라, 코코아는 과다섭취할 경우 불안감을 일으키고 학습능률을 떨어뜨린다. 또한 열량을 많이 내는 설탕이나 케이크, 파이, 캔디 등과 같은 당제품과 밀가루식품은 비타민 B를 빼앗아간다. 스트레스가 있을 때 이런 당이나 밀가루제품을 입에 대기가 쉬운데, 이렇게 되면 체내 비타민 공급에 엄청난 차질이 생긴다. 그래서 스트레스가 심할수록 비타민 B 결핍증은 더욱 심해지는 것이다.

더구나 스트레스 자체도 비타민 B와 비타민 C 등의 영양소를 빼앗아간다. 스트레스가 생기면 부신피질에서 코르티졸이란 호르몬이 만들어지는데, 이때 비타민 B와 비타민 C가 많이 소모되기 때문이다. 이런 비타민들이 부족하면 피로, 불안, 우울, 불면증, 근육 약화, 위장장애 등이 유발된다. 특히 임신, 수술, 화상 및 골절과 같은 신체적 스트레스 이후에 비타민 C가 부족하면 회복이 더뎌질 수 있다. 이 밖에도 스트레스는 장에서 칼슘의 흡수를 방해하여 칼슘이 몸 밖으로 빠져나가도록 한다. 이런 경우 뼈가 약해져 골절이 일어나기 쉽고, 골다공증이 생길 위험이 높아진다.

특히 스트레스가 심할 때 단기간에 당이 많이 들어 있는 음식물을 섭취하면 저혈당을 유발할 수 있다. 당을 많이 섭취하는 데도 저혈당이 되는 이유는, 처음에는 혈당이 올라가지만 나중에는 췌장에서 인슐린이 방출되어 혈당이 떨어지기 때문이다. 그래서 불안해지고, 머리가 아프거나 어지럽고, 몸이 떨리고 안절부절못하게 된다. 저녁식사 전에 과자를 먹거나 청량음료를 마시면 얼마 안 있어 더 심한 허기를 느끼게 되고, 눈앞이 아찔해지면서 더 이상 일하기가 어려운 것도 이 때문이다.

포화지방이 많은 붉은 살코기, 전유, 버터 등은 혈중 콜레스테롤의 양을 증가시켜 관상동맥질환을 일으키기 쉽다. 또한 포화지방이나 섬유질이 적은 음식물인 빵, 밀가루, 곡물, 팝콘 등을 많이 먹게 되면 유방암, 대장암, 전립선암 등에 걸릴 가능성이 높아진다. 그리고 소금은 체내에 수분을 축적시켜 몸을 붓게 하거나 때로는 고혈압을 일으킨다. 글루타민이나 티라민이 많이 들어있는 중국음식과 아이스크림 등은 편두통을 일으키기도 한다.

　따라서 우리는 이러한 음식물과 스트레스와의 상관관계를 잘 파악한 뒤 그 섭취를 제한하거나 조절해야 할 것이다. 그러면 스트레스로부터의 탈출이 한결 쉬워질 것이다.

약물이나 바이러스가 우울증을 일으킨다

　우울증은 보통 심리적 요인 때문에 일어나는 것으로 생각하기 쉽다. 예를 들어 승진을 못했거나, 자녀가 대입시험에서 떨어졌을 때, 배우자와 사별한 경우 등에 우울증이 찾아온다고 알고 있다. 그러나 이런 심리적 요인이 없더라도 우울하고 무기력해질 수 있다.

　20대 초반의 여자 한 명이 매사에 의욕이 없고 무기력한 상태로 정신과를 찾아왔다. 그런데 심리적으로 특별히 그럴 만한 이유를 찾아볼 수가 없었다. 다만 그녀는 어떤 이유로 계속 약을 먹고 있었다. 그래서 당장 약을 끊게 했더니 곧바로 우울증에서 회복되었다. 피부병 때문에 오랫동안 약물을 복용해 왔던 40대 남자와 관절염 약을 오래 복용해 오던 50대 초반의 여자도 우울증 증세로 정신과에 의뢰된 적이 있었다. 이 환자들은 모두 스테로이드 약물을 사용하고 있었는데 이 약물이 우울증을 유발한 것이다.

우리 나라 사람들은 보약이라면 무조건 좋은 것으로 알고 있는데 사실상 한약이나 보약에도 이 같은 스테로이드제제가 함유된 경우가 많다. 따라서 이런 약을 장기간 복용하다가는 우울증에 빠질 수도 있다. 때로는 고혈압 환자들이 복용하는 항고혈압 약물이 우울증을 일으키기도 한다. 또 감기의 원인균인 바이러스가 우울증을 일으켜, 의욕을 잃게 하고 무기력증에 빠지게 할 수도 있다. 이 경우 많은 사람들은 자기가 무엇 때문에 우울한지 그 이유를 모른다. 그러나 이렇게 신체적으로 면역기능이 떨어져도 심리적으로 우울해질 수 있는 것이다.

한편 우울증은 유전적인 요인에 의해 일어나기도 한다. 이란성 쌍생아보다 일란성 쌍생아에게서 우울증이 발생할 확률이 더 높고, 가족 가운데 우울증을 앓았던 사람이 있으면 그렇지 않은 경우보다 우울증이 발생할 위험도가 더 높다. 20대의 한 환자가 우울증으로 정신과를 찾아왔었는데, 이때 보호자로 동행했던 여동생이 얼마 후 목을 매어 자살하는 사건이 있었다.

이처럼 우울증이 반드시 심리적인 이유 때문에 일어나는 것은 아니다. 우리 자신과 주위에서 우울증과 무력감을 느끼는 사람이 있다면 먼저 몸에 이상이 있는 것은 아닌지 살펴보자. 최근에 감기 같은 바이러스에 감염된 적은 없는지, 다른 질병은 없는지 체크해 보자. 그리고 혹시 자신이 먹고 있는 약물 때문은 아닌지, 필요하다면 의사를 찾아가 확인을 받도록 하자. 특히 가족 중에 우울증으로 고생했거나 우울증 치료를 받은 경력이 있는 사람은 남들보다 각별히 우울증 예방에 더 신경 쓸 필요가 있다.

실직공포와 정신건강

IMF 직후 대기업은 물론 중소기업에까지 감원열풍이 불어 실직에 대한 공포가 전국적으로 확산되었다. 이미 실직한 사람들은 재취업의 어려움 때문에, 직장에 몸담고 있는 사람들도 언제 일자리를 잃게 될지 모른다는 불안 때문에, 하루하루 사는 일이 마치 살얼음판을 걷는 기분이 들 것이다.

20대 후반의 한 남자는 모 회사의 영업부 대리로 4년 동안 근무하다 소위 명퇴를 당했다. 분하고 황당한 마음이 들었지만, 처음 한달 동안은 쉬면서 그럭저럭 지낼 만했다. 그러나 날이 갈수록 불안하고 초조해졌다. 회사를 그만둔 지 3개월쯤 지난 어느 날, 그는 시내에 나갔다가 점심으로 7천원 하는 삼계탕을 시켰다. 그런데 옆에 앉은 젊은 남녀 한 쌍이 한참 망설이다가 3천원짜리 된장찌개를 시키는 것을 보았다. 그 순간 '내가 지금 삼계탕을 먹을 형편이 아닌데…' 란 생각이 들면서 갑자기 가슴이 두근거리고, 머리가 아프고 불안해지기 시작했다. 그 때부터 계속 가슴이 뛰고 어지럽고 식은 땀이 났다. 그리고 사는 재미를 찾을 수가 없고, 사람을 만나기가 두렵고, 가족들과 말하기도 귀찮아졌다. 불안하다 보니 하루에도 커피를 열 잔 이상 마시게 되고 담배도 하루 한 갑 넘게 피워댔다. 운전중에도 신호를 기다리느라 정지해 있으면, 때로는 앞차가 뒤로 밀려오는 느낌이 들기도 했다. 5개월이 지나서 다시 취직해 직장에 다니고 있으나, 언제 또 실직할지 모른다는 불안 때문인지 이전 증상들이 계속되고 있다고 했다.

이처럼 불황기의 샐러리맨들은 불확실한 장래 때문에 불안 속에서 전전긍긍한다. 그러다 보니 여러 가지 신체적·정신적 증상으로 고통을 받게 된다. 이런 고통에서 벗어나려면 우선 생활리듬을 유지하는 것이 중요하다. 어려운 때일수록 건강이 가장 귀중한 재산이다. 술과 담배를 과하게 하다 보면 몸은 물론 마음도 망가뜨리기 쉽다. 커피 역시 많이 마시면 불안이 가중된다.

마음과 몸이 모두 건강하려면 열심히 일하는 것 이상으로 좋은 것은 없을 것이다. 일이 없다면 책을 읽든지 운동이라도 열심히 하도록 하라. 그러다 보면 불안이나 걱정이 끼여들 틈이 없다. 또 사람들과 얘기할 때는 되도록 재미있는 화제를 꺼내도록 하라. 우울한 얘기는 기분을 더 우울하게 하기 때문이다.

한편으로 나보다 더 어려운 처지에 있는 사람들을 생각해 보자. 그러면 자신의 처지에 대한 비관적 시각이 줄어들 것이다. 30대 후반의 한 남자가 사업을 확장했다가 불황으로 인해 큰 손해를 보았다. 하루 종일 사업 생각만 하면 만사가 귀찮아지고 불안해져서 잠을 이룰 수가 없었다. 가슴이 울렁거리고, 숨이 가빠오고, 입맛도 나질 않았다. 그러다 교통사고로 병원에 입원한 친구를 문병하러 갔는데, 그 친구는 다리가 잘렸음에도 불구하고 자신을 보고 웃는 것이었다. 그 친구를 대하고 나니 자신의 일은 아무 것도 아니란 생각이 들었다. 그는 지금 자신감을 되찾고 재기를 위해 뛰고 있다.

작은 기쁨들을 많이 만들어 보자. 일상적인 일을 하나하나 이루어 가면서 즐거움을 만끽해 보자.

간병 스트레스 - 이렇게 극복하라

병원에 있다 보면 오랫동안 가족을 간호하던 보호자가 갑자기 불안해하고 우울증에 빠지거나, 안절부절못하면서 정신과로 뛰어 내려오는 경우를 종종 보게 된다. 여러 날 잠을 못 자고 간병하다가 때로는 병을 얻어 환자 곁에 나란히 눕는 사람도 있다. 외국에서는 이미 장기간 가족을 간병하는 사람들이 다른 사람에 비해 면역기능이 떨어져 병에 걸릴 확률이 높다는 연구결과가 발표된 바 있다.

우리 나라에서도 노인인구가 늘어감에 따라 치매를 앓는 환자를 둔 가족들이 적지 않다. 이런 환자를 돌보는 사람은 하루 종일 꼼짝도 못한다. 더구나 다른 가족이나 친지들이 간병인에게 전혀 관심을 보이지 않을 때 몸만 축나는 게 아니라 정신적으로도 큰 상처를 입게 된다.

오랫동안 시어머니를 간병하던 40대 후반의 여자가 있었다. 치매에 걸린 시어머니는 수족을 못 쓰고 대소변도 가리지 못했기 때문에 항상 옆에 붙어 있어야만 했다. 그러나 가족과 친지들 누구도 관심을 가져 주지 않았다. 혼자서 묵묵히 몇 년 동안 병수발을 들어 온 그녀는 시어머니가 돌아가신 뒤에 갑자기 가슴이 답답해지고, 숨이 막혀 죽을 것만 같은 불안감을 하루에도 수 차례 경험하였다.

또 5년째 백혈병을 앓는 남편을 뒷바라지하면서 직장생활을 하던 30대 초반의 여자는 늘 심신이 피곤하였다. 회사일은 점점 많아지는데다 집에 돌아와서도 남편을 돌봐야 되니 자신을 돌볼 수 있는 여유라곤 전혀 없었다. '나는 기계란 말인가? 날 위해 주는 사람은 아무도 없다. 돈 벌어다 바치고, 내 몸 돌볼 틈도 없이 남편 치다꺼리를 해야 하고, 도대체 나는 뭔가' 란 생각에 잠이 안 오고, 밥맛도 없고 일할 의욕도 나지 않았다. 게다가 회사일 때문에 늦게 귀가할 때면, 남편은 "나보다 회사가 더 중요하냐? 직장을 때려 치워라"며 성질을 부렸다. 그녀가 남편의 건강을 생각해서 대꾸하지 않고 속으로 삭이려고 하면,

남편은 자기를 무시해서 말을 않는다고 펄펄 뛰곤 했다. 냉가슴을 앓는 벙어리 신세로, 속으로만 삭였다. 그러다가 어느 때부턴가 자기도 모르게 입이 돌아가고, 입술 주위에 경련이 일고, 때로는 팔다리 근육이 경직되어 제대로 움직일 수가 없었다. 결국 직장에서 휴가를 얻어 며칠 동안 시골에서 요양을 하고서야 식욕을 되찾고 원기를 회복할 수 있었다. 그러나 다시 남편을 돌봐야 한다고 생각하니 마음이 무거워졌다. 자신의 모든 것을 희생하고 남편을 돌봐야 한다는 의무감 때문에 몸과 마음이 모두 너무 지쳐 있었던 것이다.

우리는 아픈 사람을 위해 자신의 건강을 돌보지 않고 희생하는 것을 미덕으로 생각한다. 그러나 환자를 제대로 돌보려면 우선 자신부터 건강해야 한다. 더구나 만성환자를 간호하는 경우에는 마라톤을 뛰는 마음자세로, 틈틈이, 일부러 시간을 내어서라도 심신의 리듬을 유지하려는 노력을 기울여야 한다. 이를 위해서는 환자의 가족과 친지들이 교대로 시간을 쪼개어 간병을 도울 필요가 있다. 이렇게 하면 간병하는 사람은 새로운 원기를 얻게 되어 환자의 간병에도 더 정성을 기울일 수 있게 된다. 결국 고통을 분담함으로써 서로의 건강을 지킬 수 있는 것이다.

매스컴 스트레스와 건강

신문, 텔레비전 등의 매스컴은 우리에게 세상 돌아가는 일은 물론 여러 가지 분야에서 교육적이고도 흥미있는 볼거리들을 많이 제공해 준다. 그래서 일부 초등학교에서는 신문을 교재로 채택해 쓰기도 한다. 더구나 산업사회에서 정보화사회로 접어들면서 매스컴의 영향력은 갈수록 맹위를 떨치고 있다.

현대 사회에서는 매스컴의 영향력이 권력보다 위에 있다고 할 정도로 막강하다. 어느 권력자도 무관의 제왕인 매스컴 앞에서는 맥을 못 춘다. 미국의 닉슨 대통령이 워터게이트 사건으로 물러난 것도 언론의 힘이 크게 작용한 결과다. 우리 나라 정치권의 비리가 계속 폭로되는 데에도 매스컴의 역할이 상당히 크다.

또한 매스컴은 하루 아침에 스타를 만들고, 몰락시키는 힘을 지녔다. 미국의 해군제독 한 명은 월남전에 참전해야만 달 수 있는 훈장을 달았다는 게 기자에게 발견되어 문제가 되자 자살을 하고 말았다. 명예를 무엇보다 중히 여긴 그는 자신이 불명예스럽게 매스컴에 오르내리는 것을 더 이상 참을 수 없었던 것이다.

현대인 중에는 텔레비전을 유일한 낙으로 삼는, 이른바 TV 중독증에 걸린 사람들이 의외로 많다. 그리고 특정 배우를 모방해서 행동하거나 아무런 비판 없이 방영되는 내용을 그대로 받아들여서 병을 만들어내기도 한다. 텔레비전에 나오는 슈퍼맨을 흉내내 고층 아파트에서 뛰어내리다 죽은 어린이도 있다. 때로는 청소년들이 텔레비전 드라마를 통해 본 잔인한 범죄수법을 모방하여 범죄를 저지른다. 한 30대 중반의 남자는 잡지에서 에이즈에 관한 기사를 보고서 자신이 에이즈에 걸렸다고 확신하고는, 온 가족을 불러놓고 유언을 하겠다며 소동을 피운 적도 있었다.

또한 매스컴에서는 모순되는 일들을 적지 않게 벌여 놓는다. 특히 우리 나라에서 크게 관심을 모으고 있는 대학입시에 관한 기사를 보면 정말 딱하다는 생각을 금할 수가 없다. 우리 나라 교육의 문제점을 바로 잡아야 한다고 역설하면서도 한편으로는 그것을 더 조장하는 일들을 다반사로 하기 때문이다. 연례행사처럼 반복해서 특정 대학의 합격예상 성적이나 수석 합격자를 대서특필하는 것이 한 예다. 그것이 가지는 부작용과 문제점에 대해서는 전혀 고려하지 않고 그저 일부 사람들의 호기심을 채워주는 것에 만족하는 듯한 인상을 준다. 나머지 다른 대학에 다니는 대다수의 학생, 학부형들과 일반 국민에게 공연한 마음의 상처를 안겨줘 국민건강을 해칠 위험이 도사리고 있는데도 말이다.

이렇게 매스컴은 우리에게 유익한 정보를 제공해주는 한편 해악을 끼치기도 한다. 알지 않아도 될 일, 오히려 모르는 게 좋을 일들을 알려 주어 공연히 심사를 뒤틀어놓는 것이다. 또 엉뚱한 개인을 희생양으로 만드는 경우도 있을 수 있다. 특히 우리 국민은 귀가 얇고 휩쓸리기를 잘하는 편이라 매스컴의 장단에 맞추어 춤을 추기 쉽다. 따라서 우리는 이 같은 매스컴의 해악을 인식, 나름대로 슬기롭게 여과하는 지혜를 가져야 할 것이다. 또한 매스컴 종사자들은 매스컴이 스트레스를 유발하여 국민의 건강을 해칠 수도 있다는 점을 고려하여 보다 신중한 태도로 임할 필요가 있다.

3

스트레스를 아는 방법

스트레스를 아는 방법

먼저 '스트레스가 무조건 건강에 나쁘기만 한 것은 아니다' 라는 것을 염두에 두자. 스트레스가 많아도, 또 너무 적어도 건강은 위협받는다. 건강은 스트레스를 적절하게 유지할 때에 지켜질 수 있다. 그러기 위해서는 다음과 같은 방법을 통해 자신에게 스트레스가 있는지의 여부를 평가하는 일이 우선되어야 한다.

첫째, 신체의 변화에 귀를 기울여라.
둘째, 체크리스트(자가평가표)를 이용하라.
셋째, 전문가와 상담하라.
넷째, 행동을 유발하는 생각의 틀을 찾아라.

신체의 변화에 귀를 기울여라

앞에서 스트레스가 무조건 건강에 나쁜 것은 아니라는 것을 언급한 바 있다. 그러나 우리에겐 스트레스라고 하면 반사적으로 건강의 적, 혹은 장수의 적으로 돌리는 경향이 있다.

만약 스트레스가 없다면 우리의 생활이 어떻게 될까? 무인도에 자신이 혼자 있다고 상상해 보자. 나는 공기 좋고 조용한 무의촌에 내려가 있던 전공의 시절, 아무리 공기가 나쁘고 시끌벅적하더라도 대도시를 얼마나 그리워했는지 모른다. 내가 아는 한 분은, 미국 북부 사우스 다코타란 주의 한 작은 도시에서 일년 가량 살다가 우울증에 걸렸다. 말동무해 줄 교포도 없었던 데다가, 겨울이 되어 눈이라도 쌓이면 밖에 나가지 못하고 집에 꼼짝없이 갇혀 혼자 지내야 했기 때문이다.

하기는 어느 병원의 의사 한 분은 스트레스를 받지 않으려고, 걸을 때도 넘어질세라 조심조심 걷고 환자나 보호자와도 가급적 큰 소리를 내지 않으며 산다고 들었다. 그러나 현대인들이 하루라도 스트레스 없이 지낸다는 것은 상상할 수 없는 일이다.

스트레스가 지나치게 많다든가 또는 너무 적기 때문에 문제가 되는 것이지, 스트레스 자체가 문제는 아니다. 따라서 스트레스를 적당히 유지하며 사는 것이 건강의 비결이다.

이를 위해서는 먼저 자신에게 스트레스가 있는지를 알아야 한다. 화가 난다든지 기분이 우울해진다면 '내가 스트레스를 받고 있구나' 라고 바로 알아챌 수 있지만, 그렇지 않은 경우에 자신이 스트레스를 받고 있는지 아닌지를 알아내기란 쉽지 않다. 스트레스가 "나 여기 있소" 하고 나서 주지 않는 이상 스스로 찾아보려고 노력하는 수밖에 없다. 이것은 암을 일찍 발견하려면 어떻게 하는 것이 좋은지 알아보는 것과 비슷하다. 암의 증상이 나타나지 않을 때라도 해마다 정기검사를 해서 조기에 암을 발견하는 것이 암의 예방 및 치료에 최상의 방법이 되듯이 말이다.

스트레스가 있는지의 여부를 확인하는 방법으로 가장 확실한 것은 신체적 변화를 살피는 것이다. 신체적 변화는 스트레스가 있음을 알려주는 첫 번째 신호가 될 수 있다. 그 변화가 나타나는 양상은 사람마다 다르다. 어떤 사람은 머리가 띵하거나 피로를 쉽게 느끼는가 하면 어떤 사람은 소화가 안 되고 속이 쓰려오기도 한다. 나의 경우는 샤워를 하다가 머리가 한 움큼씩 빠지면, '아, 내가 스트레스를 많이 받고 있구나' 생각하면서 하던 일을 멈추고 마음의 여유를 찾으려고 노력한다.

자기 몸에 이상이 생기면, 그 때는 '스트레스를 받고 있다'고 생각해도 무방하다. 그러면서 하던 일을 잠시 멈추고 머리를 식혀라. 스트레스는 그때그때 스스로 확인하고 즉시 해소하는 것이 상책이다. 이제부터라도 내 몸의 작은 변화에까지 관심을 기울이자. 마치 자동차에서 이상한 소리 하나만 들려와도 서비스센터를 찾아가 확인해 보듯이 말이다.

체크리스트를 이용하라

자신이 스트레스를 받는지의 여부를 확인하는 다른 방법은 일기나 체크리스트(자가평가지)를 이용하는 것이다. 여기서는 체크리스트를 이용해 스트레스를 측정하는 방법을 소개하겠다.

다음에 수록된 체크리스트에 지난 1개월 동안 자신이 경험한 스트레스가 어느 정도인지 해당되는 점수를 [ ]안에 적어 본다.

1. 뜻하지 않게 일어난 일 때문에 기분이 나쁜 적은 얼마나 있었습니까?

　[　] 　0 = 전혀 없다 　1 = 거의 없다 　2 = 때때로 　3 = 꽤 자주 　4 = 아주 자주

2. 중요한 일을 스스로 통제할 수 없다고 느낀 적은 얼마나 있었습니까?

　[　] 　0 = 전혀 없다 　1 = 거의 없다 　2 = 때때로 　3 = 꽤 자주 　4 = 아주 자주

3. 스스로가 신경질적이라거나 스트레스를 받았다고 느낀 적은 얼마나 있었습니까?

　[　] 　0 = 전혀 없다 　1 = 거의 없다 　2 = 때때로 　3 = 꽤 자주 　4 = 아주 자주

4. 자신의 개인적 문제를 처리할 때 자신감을 가졌던 적은 얼마나 있었습니까?

　[　] 　4 = 전혀 없다 　3 = 거의 없다 　2 = 때때로 　1 = 꽤 자주 　0 = 아주 자주

5. 일이 자신의 뜻대로 되어가고 있다고 느낀 적은 얼마나 있었습니까?

　[　] 　4 = 전혀 없다 　3 = 거의 없다 　2 = 때때로 　1 = 꽤 자주 　0 = 아주 자주

6. 화나는 것을 참을 수 있었던 적은 얼마나 있었습니까?

　[　] 　4 = 전혀 없다 　3 = 거의 없다 　2 = 때때로 　1 = 꽤 자주 　0 = 아주 자주

7. 자신이 해야할 일을 처리할 수 없다고 느낀 적은 얼마나 있었습니까?

　[　] 　0 = 전혀 없다 　1 = 거의 없다 　2 = 때때로 　3 = 꽤 자주 　4 = 아주 자주

8. 자신이 일(또는 상황)을 잘 처리할 수 있다고 느낀 적은 얼마나 있었습니까?

　[　] 　4 = 전혀 없다 　3 = 거의 없다 　2 = 때때로 　1 = 꽤 자주 　0 = 아주 자주

9. 자신으로서는 처리할 방도가 없는 일 때문에 화난 적은 얼마나 있었습니까?

[ ] 0 = 전혀 없다 1 = 거의 없다 2 = 때때로 3 = 꽤 자주 4 = 아주 자주

10. 어려운 일들이 너무 많이 쌓여서, 이들을 극복해내기 어렵겠다고 느낀 적은 얼마나 있었습니까?

[ ] 0 = 전혀 없다 1 = 거의 없다 2 = 때때로 3 = 꽤 자주 4 = 아주 자주

● 총점 – [ ]

총점이 높을수록 스트레스를 많이 받는 것이다.

스트레스를 받는 정도는 개인마다 다르게 마련이다. 다음은 연령이나 성별, 결혼 여부에 따른 스트레스의 평균점수를 나타낸 것이다. 자신의 총점과 비교해 보자. 만약 자신의 점수가 평균값보다 높다면 나중에 소개할 스트레스 관리기법을 더 열심히 익혀야 할 것이다.

연령	평균
18 ~ 29	14.2
30 ~ 44	13.0
45 ~ 54	12.6
55 ~ 64	11.9
65 이상	12.0

결혼상태	평균
과부/홀아비	12.6
기혼/동거	12.4
미혼/신혼	14.1
이혼	14.7
별거	16.6

성별	평균
남	12.1
여	13.7

이번에는 스트레스 반응지각척도의 축소판으로 자신의 스트레스를 측정해 보자.

지난 1주일 동안 다음의 사항을 어느 정도 경험했는지 해당되는 점수를 [   ] 안에 적어 본다.

1. 집중이 안 된다. [   ]

0 = 전혀 그렇지 않다   1 = 약간 그렇다   2 = 웬만큼 그렇다   3 = 상당히 그렇다
4 = 아주 그렇다

2. 안절부절못한다. [   ]

0 = 전혀 그렇지 않다   1 = 약간 그렇다   2 = 웬만큼 그렇다   3 = 상당히 그렇다
4 = 아주 그렇다

3. 소화가 안 된다. [   ]

0 = 전혀 그렇지 않다   1 = 약간 그렇다   2 = 웬만큼 그렇다   3 = 상당히 그렇다
4 = 아주 그렇다

4. 답답하다. [   ]

0 = 전혀 그렇지 않다   1 = 약간 그렇다   2 = 웬만큼 그렇다   3 = 상당히 그렇다
4 = 아주 그렇다

5. 배가 아픈 적이 있다. [   ]

0 = 전혀 그렇지 않다   1 = 약간 그렇다   2 = 웬만큼 그렇다   3 = 상당히 그렇다
4 = 아주 그렇다

6. 만사가 귀찮다. [   ]

0 = 전혀 그렇지 않다   1 = 약간 그렇다   2 = 웬만큼 그렇다   3 = 상당히 그렇다
4 = 아주 그렇다

7. 잡념이 생긴다. [   ]

　0 = 전혀 그렇지 않다　1 = 약간 그렇다　2 = 웬만큼 그렇다　3 = 상당히 그렇다
　4 = 아주 그렇다

8. 쉽게 피로를 느낀다. [   ]

　0 = 전혀 그렇지 않다　1 = 약간 그렇다　2 = 웬만큼 그렇다　3 = 상당히 그렇다
　4 = 아주 그렇다

9. 온몸에 힘이 빠진다. [   ]

　0 = 전혀 그렇지 않다　1 = 약간 그렇다　2 = 웬만큼 그렇다　3 = 상당히 그렇다
　4 = 아주 그렇다

10. 누군가를 때리고 싶다. [   ]

　0 = 전혀 그렇지 않다　1 = 약간 그렇다　2 = 웬만큼 그렇다　3 = 상당히 그렇다
　4 = 아주 그렇다

11. 울고 싶다. [   ]

　0 = 전혀 그렇지 않다　1 = 약간 그렇다　2 = 웬만큼 그렇다　3 = 상당히 그렇다
　4 = 아주 그렇다

12. 신경이 날카로워졌다. [   ]

　0 = 전혀 그렇지 않다　1 = 약간 그렇다　2 = 웬만큼 그렇다　3 = 상당히 그렇다
　4 = 아주 그렇다

13. 멍한 상태로 있다. [   ]

　0 = 전혀 그렇지 않다　1 = 약간 그렇다　2 = 웬만큼 그렇다　3 = 상당히 그렇다
　4 = 아주 그렇다

14. 한 가지 생각에서 헤어나지 못한다. [   ]

　0 = 전혀 그렇지 않다　1 = 약간 그렇다　2 = 웬만큼 그렇다　3 = 상당히 그렇다
　4 = 아주 그렇다

15. 두렵다. [   ]

　0 = 전혀 그렇지 않다　1 = 약간 그렇다　2 = 웬만큼 그렇다　3 = 상당히 그렇다
　4 = 아주 그렇다

16. 행동이 거칠어져 난폭 운전, 욕설, 몸싸움 등을 한다. [   ]

　0 = 전혀 그렇지 않다　1 = 약간 그렇다　2 = 웬만큼 그렇다　3 = 상당히 그렇다
　4 = 아주 그렇다

17. 머리가 무겁거나 아프다. [   ]

　0 = 전혀 그렇지 않다　1 = 약간 그렇다　2 = 웬만큼 그렇다　3 = 상당히 그렇다
　4 = 아주 그렇다

18. 가슴이 두근거린다. [   ]

　0 = 전혀 그렇지 않다　1 = 약간 그렇다　2 = 웬만큼 그렇다　3 = 상당히 그렇다
　4 = 아주 그렇다

19. 얼굴 표정이 굳어져 있다. [   ]

　0 = 전혀 그렇지 않다　1 = 약간 그렇다　2 = 웬만큼 그렇다　3 = 상당히 그렇다
　4 = 아주 그렇다

20. 나는 아무 쓸모 없는 사람이라는 생각이 든다. [   ]

　0 = 전혀 그렇지 않다　1 = 약간 그렇다　2 = 웬만큼 그렇다　3 = 상당히 그렇다
　4 = 아주 그렇다

● 총점 − [   ]

이 테스트에서도 점수가 높을수록 스트레스를 많이 받고 있는 것이다. 자신의 스트레스 반응지각 총점을 다음의 연령별·성별 ·결혼 여부에 따른 평균점수와 비교해 보라. 그리고 불안장애, 우울장애, 신체형장애, 정신신체장애와 같은 질환을 갖고 있는 환자들의 평균점수도 참고해 살펴보라. 만약 자신의 점수가 평균값보다 높다면 스트레스 관리기법에 대해 더 관심을 기울여야 한다.

연령	평균
18 ~ 29	17.5
30 ~ 44	14.9
45 ~ 54	15.3
55 ~ 64	15.8

환자 여부	평균
정상인	15.5
불안장애	27.0
우울장애	38.4
신체형장애	31.2
정신신체장애	22.9

성별	평균
남	13.3
여	17.7

결혼 여부	평균
기혼	14.0
미혼	22.9

전문가와 상담하라

　정신과 의사와 같은 전문가를 찾아가 상담하면, 자신의 스트레스 요인을 찾을 수 있음은 물론, 이를 해결하는 데 필요한 조언도 얻을 수 있다.

　사람들은 몸이 조금이라도 이상하다 싶으면 병원으로 부리나케 달려가면서도, 정신적으로 힘든 일은 가급적 혼자 해결하려고 애쓴다. 자신의 정신력과 의지로 버티려고 하다가 뜻대로 안되면 잠을 못 이루고 술과 약에 의지하려고 한다. 그러다 몸과 정신이 망가질 정도로 심해져서야 부랴부랴 정신과로 데려오는 경우가 적지 않다.

　스트레스가 원인이라는 것은 생각지도 못하고, 몸 여기저기가 아프다며 이 병원 저 병원을 찾아다녀도 병이 낫지 않아 고생하는 사람들이 의외로 많다. 이들 중에는 정신과에 와서 짧은 기간에 눈에 띄게 상태가 좋아지는 경우가 많은데, 이 때문에 사람들은 정신과를 신통하게 바라보기도 한다.

　자신이나 가족에게 남에게는 말 못할 심각한 문제가 있다면, 정신과 의사와 같은 전문가를 찾아가 상담을 받는 것이 스트레스를 줄이는 길이다. 또한 이로 인해 생길지도 모르는 병을 예방하고 치유할 수 있는 길이도 하다. 신체적 질병의 예방과 치료를 위해 정기검진을 받듯이, 정신건강을 지키기 위해서도 정기적인 검사가 필요하다. 정신과 의사를 가까운 이웃으로, 대화상대로 만드는 것도 삶의 질을 높이는 비결이다.

행동을 유발하는 생각의 틀을 찾아라

자기 자신이 어떻게 말하고 행동하는지 곰곰이 생각해 보자. 또 가족이나 주변 사람들의 말이나 행동을 유심히 살펴보자. 그러면 비슷한 상황에서나 비슷한 자극을 받을 때마다 똑같은 말이나 행동이 반복됨을 볼 수 있다. 이것은 우리에겐 일정한 사고의 틀이 있어서, 이 틀에 맞추어 행동하며 살고 있음을 증명해 주는 것이다.

무슨 일에서나 "나는 무능해"가 입에 붙은 30대의 한 직장인은 직장내 부서대항 축구대회에서 자기 부서가 우승하지 못하자, 자신이 '무능해서' 라고 자책하였다. 이런 사람의 경우 '완벽해야 한다. 100%를 달성하지 못하면 인정받지 못한다' 라는 생각의 틀을 가지고 살아가는 사람이다. 성적이 떨어졌다고, 또는 1등을 놓칠까봐 불안해서 자살한 학생들에게는 '성적이 떨어지거나 1등을 하지 못하면 실패자다' 라는 생각의 틀이 자살의 원인이 되었다고 할 수 있다. IMF 위기 이후 보험금을 노려서 자신의 팔이나 다리를 절단하는 사람들이 생겼다. 이들에겐 '몸보다 돈이 더 중요하다' 는 사고의 틀이 크게 자리잡고 있는 것이다.

세계 3위의 자동차 업체인 다임러크라이슬러의 유르겐 슈렘프 공동회장은, 35년 동안 같이 살아온 아내를 아직 사랑하고 있음에도 불구하고, 그녀와 헤어지기로 결심해 화제가 된 적이 있다. 독일의 다임러벤츠와 미국 크라이슬러 간의 합작을 이루어낸 후, 가정보다는 일이 더 중요하다고 생각했다는 것이 그 이유였다. 그에게는 '나에게 일 없는 삶은 존재하지 않는다' 라는 사고의 틀이 작용했던 것이다.

생각의 틀은 가정에도 존재한다. 예를 들어 '윗사람을 존경해야 한다' 라는 가훈을 가진 가정에서 자란 사람들이라면, 어른에게 불손한 태도를 보이는 사람을 그냥 보아넘기기 어려울 것이다.

그리고 개인과 가정뿐만 아니라 한 나라 안에도 국민성을 좌우하는 생각의 틀이 존재한다. 우리 나라와 일본의 예를 들어보자.

우리 나라에서는 이승만 전대통령의 특이한 육성으로도 기억되는, '뭉치면 살고 흩어지면 죽는다' 라는 생각의 틀이 국민을 움직이고 있다. 그래서인지 우리는 남들이 뭔가 한다 하면 무조건 따라 하는 경우가 많다. 옆집에서 자녀를 외국에 내보내 공부시킨다 하면 저마다 자녀들을 외국에 유학시키려 하고, 고액과외가 유행이라면 앞뒤 가리지 않고 자기 자녀에게도 고액과외를 시킨다. 또 어떤 외제 물건이 좋다는 소문이 돌면 너도나도 그 물건을 찾느라 정신이 없다.

직장생활에도 이런 사고의 틀이 버티고 있기 때문에, 한 개인이 아무리 올바른 방향으로 일하려고 해도 뜻대로 되지 않는 경우가 많다. 그렇게 살려는 사람은 독불장군으로 낙인 찍히기 십상이고, 직장에서 배겨내기가 어렵다. 맞춰 살든지 아니면 나가든지의 선택을 강요받기 때문이다. 제법 큰 통신관련 회사에 다니는 40대 중반의 직장인은 하청 업체에 나가서 감독하는 일을 맡게 되었다. 그는 업체의 문제들을 발견하는 족족 상사에게 보고하였기 때문에, 대상 업체들마다 불만이 대단하였다. 남들은 다 뇌물을 받고 적당히 넘어가는데 유독 이 사람만 원리원칙을 따진다고 동료들로부터도 눈총을 받게 되었다. 이 한 사람 때문에 자신들이 피해를 본다고 생각했기 때문이다. 결국 그는 다른 부서로 발령이 났고, 동료들로부터 따돌림을 당하는 등 많은 모욕과 고통을 감수해야 했다.

이렇듯 우리 사회에서는 아무리 의로운 일이라 하더라도, 개인이 집단의 이익과 배치되는 행동을 할 때에는 왕따가 되게끔 되어 있다. 이 때문에 우리 나라에서 부정이 뿌리 뽑히기 어렵다. 사람들이 저마다 '공범의식을 나누는 한 죄가 되지 않는다'는 묘한 논리에 따라 움직이고 있는 것이다. 이것이 우리 나라를 '부정공화국(Republic Of Total Corruption)'으로 낙인 찍히도록 하고, 튀는 아이디어를 가진 사람이 배겨나지 못하게 하는 이유이다. 또한 법과 질서가 잘 지켜지지 않는 이유도 된다.

그런가 하면 일본에서는 '절대 복종해야 산다'라는 생각의 틀이 국민성을 지배하고 있다. 천황에 대한 충성심 또는 사무라이 정신의 결과라고 볼 수 있다. 일본인은 세계에서 가장 친절하다는 평가를 받는다. 모르는 사람에게 길을 가르쳐 주는 경우 직접 목적지까지 데려다 줄 정도라고 한다. 어떻게 보면 과잉충성의 발로라고 볼 수도 있다.

그리고 일본인은 법과 질서를 잘 지키고 정확한 것으로도 정평이 나 있다. 어느 한국인이 일본에서 은행 지점장으로 근무하는 동안 차를 운전하다가 길거리를 지나던 일본 노인의 발을 치게 되었다. 그는 잔뜩 겁을 먹은 상태에서 그 노인을 병원으로 옮겨 치료를 받게 했다. 검사와 치료에 든 비용을 대주고 얼마 지나지 않아 귀국하였는데, 그 일본인이 치료비 중 보험적용으로 환급받은 돈을 한국으로 보내왔다. 이 이야기를 전해 들은 사람들은 모두 소름이 끼칠 정도라며 혀를 내둘렀다고 한다.

물론 우리 나라 사람들에게도 일본인들이 가지지 못한 좋은 점들이 있다. 한 가지를 들자면, 우리 민족은 인정이 많다. 반면 일본인은 냉정하고 이기적이다. 경주에서 식당을 하는 아주머니 말로는, 일본인들은 한자리에서 식사를 하더라도 각자 계산을 하고, 맥주를 마실 때에도 상대방에게 마시라고 권하는 법이 없다고 한다. 그러나 대체적으로 우리 국민을 움직이는 틀은 투명성과 신뢰성을 요구하는 국제화시대에는 적합하지 않다는 점에서 변화가 요구된다.

이번엔 성경에 나오는 사람들의 믿음의 틀에 대한 얘기를 해보자. 나는 사도신경에 나오는 '…본디오 빌라도에게 고난을 받으사 십자가에 못박혀 죽으시고…' 라는 구절을 대할 때마다 한 가지 의문이 들었다. 그것은 예수와 함께 입에 오르는 본디오 빌라도가 정말 예수에게 그토록 적대적이었을까 하는 점이었다. 그러다 기록을 살펴본 바로는 본디오 빌라도가 예수에 대해서 그렇게 적대적인 사람은 아니었다는 사실을 알 수 있었다. 오히려 예수가 죄가 없음을 알고 그를 동정하기까지 한 사람이었다. 그러나 그는 유대인의 요구를 들어주지 않으면 이스라엘 총독인 자신의 지위가 위태로울 것임을 먼저 계산했던 것이다. 그래서 자신에겐 죄가 없음을 애써 증명하려고, 손을 씻으면서 예수를 유대인들의 손에 맡겨 버렸던 것이다. 요즘 말로 하면 직무태만이라고 할까.

그런데 여기에서 이상한 것은 예수의 행동이었다. 그 당시엔 자신에게 죄가 없음을 주장할 수 있는 항소 제도가 구비되어 있었음에도 불구하고, 왜 예수는 살 길을 찾으려 하지 않고 죽음을 선택했을까? 그리고 과연 본디오 빌라도와 예수의 행동을 움직이는 사고의 틀은 무엇일까? 당시의 본디오 빌라도는 '권력 없이는 못 산다' 는 사고의 틀을 가지고 살았던 반면, 예수에게는 '죽는다 해도 하나님에게 가까이 간다', '영원히 하나님과 함께 한다' 라는 확신이 사고의 틀로 작용했다고 할 수 있다. 예수가 죽음에 임해서도 담담한 표정으로 "다 이루었다"며 평온을 유지할 수 있었던 것은 바로 이런 이유에서일 것이다.

'권력 없이는 살 수 없다' 는 틀에 맞춰 살아가던 본디오 빌라도는, 이후 관직에서 물러나 자살을 했다고 전해진다. 그것이 예수와 관련이 있는 것인지는 알 수 없으나, 자신을 지탱하는 힘이라고 믿었던 권력에서 물러난 것이 그로 하여금 더 이상 이 세상에서 살 가치를 느끼지 못하게 했을 가능성이 높다. 이에 반해 예수는 죽은 후에 '하나님과 같이 있을 수 있다' 는 보다 크고 든든한 빽을 믿었기 때문에 죽음을 담담하게 받아들일 수 있었던 것으로 생각된다.

순교자들이 어떠한 박해와 고난도 담담하게 받아들이고, 민족지도자들이 신념을 꺾기보다 죽음을 택하며 당당하게 처신하는 것을 보면 믿음의 틀이 인간의 행동을 얼마나 크게 좌우하는지 알 수 있다. 이처럼 믿음의 틀에 따라 인간의 행동은 다양하게 나타나는 것이다.

이런 사고의 틀은 한 번 형성되면 고정불변하는 것이 아니라 크게든 작게든 변화의 과정을 거치게 마련이다. 우리 주위엔 일반인의 상식으로는 이해하기 힘든 방향으로 진로를 바꾼 사람들이 있다. 예를 들면 잘나가던 의사가 스님이 되거나, 의과대학 교수가 교직을 떠나 신학공부를 한다든가, 성공한 기업가가 참선을 위해 절에 들어가는 경우다. 이러한 일들은 모두 개인의 믿음의 틀이 달라졌기 때문에 일어난다. 그들은 '삶의 가치가 결코 돈이나 지식이나 명예에만 있는 것은 아니다' 는 것을 깨달은 사람들이다. 다시 말해 그들은 지금까지 자신이 추구해 왔던 것보다 더 큰 가치, 즉 '자신의 내적 성찰이나 자아의 발견이나 영적인 것에 대한 추구' 의 중요성을 발견했기 때문이다. 이런 사고의 틀이 다른 어떤 사고의 틀보다 우리의 행동을 더욱 크게 변화시킬 수 있다.

골프에서 스윙을 가르치는 사람들은 비거리를 많이 내려면 작은 근육보다는 큰 근육을 사용하라는 말을 많이 한다. 결국 사람의 행동도 크게 변화시키려면 작은 생각보다는 큰 생각의 틀을 바꾸게 해야 한다. 그래야만 그 변화가 오래 지속될 수 있다. 때때로 지금 자신이 보이고 있는 행동이, 그리고 자신이 하고 있는 일이 진정으로 자신이 원하는 것인지를 스스로에게 물어 보자. 혹시 변화가 필요한 것은 아닌지를 자문해 보고, 만약 달라져야겠다는 결론이 내려진다면 작은 생각의 틀보다는 큰 생각의 틀을 찾아보기를 권하고 싶다.

먼저 자신이 반복하고 있는 말이나 행동을 눈여겨 보자. 그리고 나서 이런 행동을 유발하는 사고의 틀은 어떤 것인지를 생각해 보자. 그러다 보면 자신의 문제에 보다 깊이 접근할 수 있게 된다. 만약 자신에게 변화가 필요하다면 단순히 그 행동만 바꾸려 하기보다는, 더 근본적인 사고의 틀을 점검하고 이 틀을 바꾸는 것이 바람직할 것이다.

스트레스 관리의 목표와 기본원칙

지금까지 신체의 변화를 살피고, 체크리스트를 이용하고, 전문가와 상담하는 과정 등을 통해 자신이 갖고 있는 스트레스의 정체를 알아보았다. 이제는 스트레스를 관리하는 목표가 무엇이며, 어떤 원칙을 갖고 스트레스를 관리해 나가야 하는지를 간단히 살펴보자.

스트레스 관리의 목표는 첫 번째 단계가 병을 치료하는 것이고, 두 번째 단계가 병을 예방하는 것, 마지막 세 번째 단계는 건강을 증진시키고 삶의 질을 높이는 것이다. 따라서 일반인들이 추구하는 스트레스 관리의 최종 목표는 마지막 단계인 건강을 증진시키고 삶의 질을 높이는 것이라고 할 수 있다. 그리고 스트레스 관리의 기본원칙은 크게 스트레스 반응빈도를 감소시키는 것, 스트레스 반응강도를 감소시키는 것, 스트레스를 이용하는 것, 이렇게 세 가지로 나눌 수 있다.

첫째, 스트레스 반응의 빈도를 감소시키는 방법에는 사회적 관리와 인격관리가 있다. 사회적 관리는 스트레스 인자에 대한 노출을 최소화하는 방법으로서, 생활습관이나 환경을 변화시키는 것을 말한다. 예를 들면 상사의 요구가 많을 때 상사를 변화시키려고 노력하는 대신에 상사에 대한 자신의 입장을 바꾸는 것과 같은 대안추구의 방법을 취할 수 있다. 그 외에도 일 주일 중 하루는 '정신건강일'로 정하여 자신의 건강에만 관심을 쏟는다든가, 소음을 피하거나 스트레스를 일으키는 음식물을 삼가하는 방법 등이 이에 해당된다. 인격관리는 우울하거나 불안한 성격, 또는 남에게 지기 싫어하고 잘 참지 못하며 화를 잘 내는 성격을 지닌 사람들의 행동을 바꾸어보려는 시도다. 예를 들면 우울한 성격에는 긍정적 자기표현과 자기주장 훈련을, 불안한 성격의 경우에는 생각 중단하기를, 잘 참지 못하며 화를 잘 내는 성격의 사람에게는 시간관리 등을 적용하는 방법이다.

둘째, 스트레스 반응의 강도를 감소시키는 것으로는 근육이완법, 명상법 등이 있는데, 근육의 긴장을 완화시킴으로써 효과를 볼 수 있다.

마지막으로 스트레스를 이용하는 것으로는 운동이 대표적이다. 그러나 경쟁을 요하는 운동은 스트레스를 오히려 증가시킬 위험이 높기 때문에, 경쟁을 의식하지 않는 운동이 바람직하다.

스트레스 관리의 기본원칙에서 언급한 여러 방법들은 뒤에서 다시 자세하게 설명하도록 하겠다.

〈스트레스 관리의 기본원칙〉

1. 스트레스 반응빈도의 감소

— 사회적 관리 : 대안추구, 남에게 위임하기, 정신건강일 지키기,
일의 순서 정하기, 소음 피하기 등

— 인격관리 : 긍정적 자기표현, 자기주장 훈련법, 시간관리, 생각 중단하기 등

2. 스트레스 반응강도의 감소

— 명상, 근육이완법, 바이오 피드백

3. 스트레스의 이용

— 경쟁을 의식하지 않는 운동하기

4

정신적 스트레스 관리법

긍정적 사고 키우기

긍정적 생각이 건강을 지킨다

우리가 흔히 말하는 행복이니 불행이니 하는 것은, 실제 상황보다는 우리 자신이 어떻게 생각하느냐에 달린 것이다. 어떠한 상황도 좋은 점이 있는가 하면 그 이면엔 나쁜 점도 있기 마련이다. 어느 쪽을 더 생각하느냐에 따라서 그 결과는 전혀 달라진다.

생각하기에 따라서, 이 세상은 얼마든지 극락이 되고 천국이 될 수 있다. 그러나 '불행해질 것 같다' 거나 '안될 것 같다' 고 생각하는 일들은 실제로 그렇게 되는 경우가 많다.

근육의 긴장, 맥박 수, 혈압이 사람의 감정에 따라 달라지며, 심지어는 콜레스테롤을 올리거나 내리는 것과 같은 신체적인 변화도 생각을 어떻게 하느냐에 따라서 달라질 수 있다. 부정적이고 비관적인 생각을 갖고 사는 사람은 혈압이 올라가고, 심장이 빨리 뛰며, 콜레스테롤 수치가 올라가고, 면역기능이 떨어져 질병에 걸리기 쉽다.

우리 주변에는 하려던 일이 조금만 잘못되어도 금방 땅이 꺼질 것처럼 한숨을 내쉬는 사람들이 많다. 어느 20대 여자는 짝사랑하던 사람과 인연이 닿지 않자, '난 되는 게 없다', '난 살 가치가 없는 사람이다'라고 자포자기하면서 몇 차례 자살을 시도하기까지 하였다.

　우리는 운동경기에서의 성적이 조금만 나빠도 '우리는 아직 멀었다'며 한탄하곤 한다. 올림픽 아시아예선 축구경기에서 초반에 사우디아라비아와 비기고 카자흐스탄에 힘들게 이겼을 때만 해도, 매스컴에서는 한국축구의 앞날을 어둡게 전망하였고, 감독에 대해서도 비판의 목소리가 높았다. 나중에 감독은 그것이 작전이었노라고 밝혔다. 골프를 치는 사람이 앞에 있는 워터 해저드를 보면서, '저기 빠지면 어떡하나'라고 생각하면서 공을 치면 십중팔구는 빠지게 된다. 실패를 생각하면서 하는 일은 성공하기 어렵다.

　직장에서 똑같이 승진하지 못한 두 사람이 있다고 하자. 한 사람은 그 결과에 크게 실망하여 '나는 이제 끝났다'라는 생각에 매일 술만 마셔대고, 다른 한 사람은 비록 이번에는 승진하지 못했지만 좋은 직장에서 일하는 것을 감사하게 생각하면서 다음 기회에 대비해 실력을 쌓는다고 생각해 보자. 이 두 사람이 나중에 일궈내는 삶의 질은 큰 차이가 날 수밖에 없다.

　아무리 어려운 상황이 닥치더라도 그대로 주저앉지 않고 '어딘가에 살아날 구멍이 있다'는 믿음을 갖고 찾아보면 그 구멍이 실제로 보일 수 있다. 나치에 의해 수용소에 갇혀 있던 유대인 중 살아남은 사람들은 이처럼 삶의 긍정적 면을 보려고 애쓴 사람들이다. 1997년, 올림픽 아시아예선 결승 한·일전에서 막상막하의 실력을 보이다가 체력이 처져 있던 후반에 우리가 이긴 것도, 우리 선수들의 정신력의 승리라 할 수 있을 것이다.

　오늘날 우리가 경제적으로 이만큼 살게 된 데에는 '우리도 한번 잘 살아보자'는 목표를 갖고 긍정적으로 사고한 것이 큰 힘이 되었음은 말할 필요도 없다. '하면 된다'는 긍정적 생각은 '우리는 결코 선진국이 될 수 없다'는 비관적인 생각에서 벗어나게 하는 원동력이 되었다. 조금만 목표에 미치지 못해도 '우리는 어쩔 수 없어'라고 체념하던 우리가, 천연자원이 없는 가운데서도 이제는 세계에서 12번째로 교역량이 많은 무역대국이 되었다는 것은, 정신력이 무엇보다도 큰 힘이 되었다는 사실을 깨닫게 해준다.

　이처럼 생각의 선택은 우리의 건강과 행복, 그리고 운명까지도 결정한다. 결국 긍정적 사고가 건강을 지켜주고 성공을 이끄는 것이다.

생각하는 습관을 바꾸면 인생이 달라진다

　우리가 생활하면서 무심코 내뱉는 말이나 행동 중에는 습관적인 것이 많다. 이것은 의식을 하고 있건 아니건 간에 우리의 생각에는 어떤 틀이나 규칙이 있기 때문이다. 자신이 갖고 있는 틀, 혹은 규칙에 따라서 같은 말이나 행동이 자기도 모르게 반복적으로 나타난다. 이 생각하는 습관이 어떤 사람을 성공하게 하는가 하면, 어떤 사람에게는 실패를 안겨 주기도 한다.

　한 30대의 직장인은 상사에게 야단맞을 때마다 자기의 잘잘못을 따져보지도 않고, 항상 '난 무능해'하며 무력감에 빠지곤 하였다. 부하 직원이 자기 말을 따라 주지 않을 때에도 '난 무능하다'고 자학하고, 심지어는 직장내 부서대항 축구대회에서 자기 팀이 꼴찌를 한 것에 대해서도 '내가 무능해서 졌다' 며 자책하였다. 그야말로 '난 무능해' 가 입에 붙은 사람이다.

내 아내는 아이들이 말을 안 들을 때마다, "여보, 애들이 공부 안 해요", "여보, 애들이 텔레비전만 봐요" 하고 습관적으로 말하곤 한다. 야단치는 일이라면 혼자서도 충분히 할 수 있을 텐데도 언제나 '여보' 를 물고 늘어진다. 나도 모르게 해결사(?)로 나서기도 많이 했었다. 그러나 요즘은 '여보가 아주 입에 붙었구나' 라고 생각하며 못 들은 척 흘러버리고 있다.

나 역시 스스로는 깨닫지 못하면서 내뱉는 입버릇이 있는 모양이다. '미쳤군' 이 그것이다. 아이들이 옆에서 듣다가 지적해 주었다. 아마도 누군가가 다른 사람이 잘못한 것을 얘기할 때 맞장구치면서 하는 표현인가 본데, 나는 그 상황들을 잘 기억하지 못한다. 내 직업의식의 발동일까? 어쨌든 아이들이 듣기에 별로 좋은 말이 아닌 것 같다.

많은 사람들이 툭하면 '죽겠다' 란 말을 내뱉는다. 처음에는 정말 죽을 것처럼 아플 때나 썼던 말이었을 텐데, 이제는 습관이 되어 그냥 일상적으로 쓴다. 그래서 자녀들이 말을 안 들어도 "죽겠어" 하고, 심심하고 재미없어도 "죽겠다"고 한다.

또 어떤 사람은 술자리에서 항상 상대방 비위를 건드리는 말만 골라서 한다. 그러다 보니 몇 번 당했던 사람들은 그 사람과 함께 하는 술자리를 피하려고 한다.

사적인 일에서건 공적인 일에서건 문제가 생기면 "내 탓이오"를 내뱉는 습관이 몸에 밴 교수 한 분을 알고 있다. 그 분은 퇴근할 때마다 책을 한 꾸러미씩 가지고 다니면서도, 늘 자신이 교수로서 부족하다고 느끼며 고민하곤 했다. 그래서 누군가는 그에게 '살아있는 예수' 라는 별명을 붙여 주었다. 이렇게 이 세상 모든 짐을 혼자 지고 살아가려고 하다 보면, 심장에 엄청난 부담을 주게 된다. 그 분은 나중에 심근경색증으로 돌아가셨다.

생각하는 습관은 우리의 말과 행동을 지배하고, 우리의 건강까지도 좌우한다. 생각이 씨가 되어 말과 행동으로 나타나고 마침내는 우리의 운명마저 결정한다고 해도 과언이 아니다. 이제부터는 자신이 무심코 반복적으로 내뱉는 말을 관찰해 보자. 그리고 그것이 내 건강을 해치고 남을 괴롭히는 것이라면 의식적으로 바꾸어 보자. 그렇게 하는 것이 건강과 장수에도 도움이 될 것이다.

긍정적 언어습관을 키워라

낙관주의자들이 비관주의자들보다 사회에서 더 성공하고 우울증이나 신체적 질병에도 덜 걸린다는 보고가 있어, 낙관주의 예찬론이 끊이지 않고 있다. 비관주의자들은 남들이 괜찮다는 일에도 불만을 표시하고, 자주 우울증에 빠진다. 또한 조금만 어려운 일을 당해도 슬럼프에 빠져버린다. 이에 반해 낙관주의자들은 희망이 넘치고 모든 것이 즐겁기만 하다. 남들이 보기엔 평범한 일도 이들의 눈에는 매우 즐겁고 보람있는 것으로 비친다. 이런 태도가 이들을 건강하게 만들 뿐만 아니라, 설령 좋지 않은 일을 당하더라도 곧 그 늪에서 빠져 나올 수 있는 활력소를 제공한다.

낙관적인 사고는 실패했을 때 부정적인 생각에 빠져서 스스로를 포기하는 것을 예방하고, 나아가서는 어려움을 극복할 수 있는 힘을 얻게 해준다. 실패를 경험한 사람이 비관주의자일 경우 숙달된 무력감은 총체적인 우울증으로 바뀌게 된다. 반면에 낙관주의자에게 실패는 잠깐 동안의 사기저하 요인으로 작용할 뿐이다.

그러나 정작 어떻게 해야 낙관주의자가 될 수 있는지에 관해 잘 알고 있는 사람은 많지 않다. 아무리 그런 생각이 좋다는 것을 알고 있다 하더라도, 어려운 일에 실제로 부딪히는 경우에 자신의 습관적인 틀에서 벗어나는 것이 쉽지 않기 때문이다. 어렸을 때부터 낙관주의 또는 비관주의의 틀을 갖추어 왔기 때문에 무슨 일이 일어나면 그런 틀에 따라서 낙관적으로, 또는 비관적으로 반응하게 되는 것이다. 이러한 틀의 형성에 있어서는 특히 부모의 역할이 크다.

누구나 인생에서 가끔은 좌절을 경험하게 된다. 그 때마다 스스로에게 있을지도 모르는 파괴적인 생각이나 말하는 태도를 바꾸어 나가는 것이 낙관주의자가 되는 지름길이다.

셀리그만(Seligman)은 사람들에겐 저마다의 고유한 언어습관이 있다고 하였다. 다시 말해서 좋지 않은 일을 당했을 때, 자기 자신에게 그 이유를 설명하는 언어를 가지고 있다는 것이다. 이 언어습관에 따라 낙관주의자가 되는가 하면 비관주의자가 되기도 한다. 비관주의적 변명 스타일이 무력감을 확산시키는 데 비해 낙관주의적 변명 스타일은 무력감을 중단시킨다. 일상적으로 저지르는 실수나 좌절에 대해 자신이 어떻게 설명하고 변명하느냐에 따라서, 무력해지기도 하고 활력을 얻기도 한다. 평소 자신의 변명 스타일이 자신의 가슴 속에 있는 말을 하고 있다고 보아도 무방하다.

비관주의자들의 언어습관을 보면, 나쁜 일에 대한 변명은 개인적("그건 내 잘못이야")이고, 지속적("일이 항상 이 모양이야")이고, 확산적("그것 때문에 내 생활이 전부 엉망이 될 거야")인 특징을 갖고 있다. 만약 자신의 실패를 지속적이고 확산적으로 얘기한다면, 현재의 실수를 미래에도 계속해서 반영하는 결과를 낳게 된다. 비관적인 사람이 사랑하는 사람에게 무엇인가를 요구했다가 거절당했다고 가정해 보자. 그는 "여자들이 날 싫어해", "난 앞으로 여자와는 상대하지 않을 거야"라고 말하게 될 것이다. 전자는 확산적이고, 후자는 지속적인 특징을 지닌 언어습관이다. 두 가지 요소가 모두 자신이 계속해서 거절당할 것으로 생각하게 만든다. 즉 자신의 애인만 자기의 요구를 거절하는 것이 아니라, 세상 모든 여자가 다 거절하리라고 생각하는 것이다.

비관적인 언어습관을 가진 사람은 우울증에 걸릴 확률이 높다. 따라서 비관주의자에게 우선 필요한 일은 언어습관을 바꾸는 것이다.

만약 당신이 직장에서 진급이 되지 않는 것에 대해 '난 이제 끝장이다. 더 이상 직장에 있을 수도 없다. 가족들과 잘 지낼 자신도 없다' 는 식으로 반응하는 비관주의자라면, 이제 언어습관을 바꾸어 보자. 한가지 일에서의 실패가 자신의 생활 전체에 영향을 미치게 해서는 안된다. 이렇게 바꾸어 말해 보도록 하자. '지금은 진급이 안되어 기분이 안 좋지만, 더 노력을 해 보자. 그래도 안된다면 다른 길을 찾아보겠다' 는 식으로 말이다.

실패도 성공의 한 과정이다

우리 주위에는 진급하지 못했다고 해서 직장을 그만두려는 사람들이 있다. 그리고 상사로부터 야단을 맞을 때마다 '나는 무능하다' 고 자책하면서 우울해 하는 사람들도 보게 된다. 심지어는 시험성적이 떨어졌다고 고층아파트에서 투신자살한 여고생의 이야기도 들려온다.

입시철이 되면 대학 입시에서 실패한 학생들과 그 부모들이 초주검이 되는 모습도 흔히 볼 수 있다. 이 모두가 한 가지 일에서의 실패를 인생의 실패로 보기 때문에 일어나는 일들이다.

한 술 더 떠서 아직 결과도 나오기 전에 미리 일의 실패를 단정하고 불안해하는 경우도 있다. 오래 전에 세칭 일류대에 수석으로 입학한 여학생이 1학년 때 과에서 1등을 유지하다가, 2학년에 올라가서는 자살한 사건이 신문에 보도된 적이 있었다. 1등의 자리를 뺏길까 봐 불안했기 때문이었다. 그 여학생에게는 1등이 인생의 목적이었다. 공부에서 1등 하는 것 외에 다른 일에서는 사는 즐거움을 발견하지 못했던 것이다.

이렇게 한 번의 실패를 극복하지 못하고 인생을 포기하는 사람이 있는 반면, 실패나 시련을 성숙의 기회로 활용하는 개인이나 민족이 있다. 그러한 민족의 대표적인 예가 유대인이다. 그들에겐 유월절에 '맛소'라는 딱딱한 빵과 쓴 잎사귀와 삶은 달걀을 먹는 풍습이 있는데, 이것은 그들이 이집트에서 노예로 살았을 때의 고통을 잊지 않기 위해서라고 한다. 이렇게 과거의 시련을 기억하고 분발했기 때문에 오늘의 이스라엘이 굳건하게 유지될 수 있는 것이다.

인생이 언제나 순풍에 돛단 듯이 순탄할 수만은 없다. 처음에 잘 풀리다가도 중간에 좌절하는 사람들이 있고, 처음 시작은 힘들었지만 끝에 가서 좋은 결과를 얻는 사람도 있다. 인생은 마라톤과 같다. 일이 생각대로 안 풀릴 때, '나는 할 수 없어' 하며 비관적인 사고에 젖어 있어서는 안된다. 우선은 스스로의 시간과 노력이 부족해서 빚어진 결과임을 자각하자. 그리고 앞으로 훈련을 쌓고 노력을 아끼지 않는다면 얼마든지 성공할 수 있으리라 믿고 다짐을 해보자.

실패는 성공의 어머니다. 태어나자마자 걸을 수 있는 아기는 아무도 없다. 자라면서 몇 번이고 일어섰다 넘어졌다 하는 과정을 거쳐야만 걷게 되는 것이다. 대개의 발명품들은 수없이 많은 실험과 실패를 겪고 나서야 이 세상에 나와 빛을 보게 된다. 실패의 경험을 삶에 잘 적용할 수 있다면 그 실패는 실패가 아니다. 오히려 더 큰 성공을 가져다 줄 수 있고, 또 성숙된 삶을 살게 하는 촉진제가 되기도 한다.

학교에서 선생님에게 꾸중을 들었다고 집단자살소동을 벌인 여학생들을 보면서 오늘의 우리 젊은이들은 나약해질 대로 나약해졌구나 하는 생각을 했다. 그런 반면에, 어려운 생활을 막노동으로 버텨가면서 열심히 공부해서 모 대학에 수석으로 합격한 것이 큰 화제가 되고 있는 젊은이도 있다. 실패를 어떻게 활용하느냐에 따라 인생의 성패가 결정된다고 해도 결코 지나친 말이 아니다.

직장이나 공부 외에도 개인적으로 성취감을 맛볼 수 있는 방법은 얼마든지 있다. 취미생활이나 운동, 친구와의 교제를 통해서, 혹은 종교적 활동에 참가함으로써 개인적인 만족을 얻는 방법도 있다. 이렇게 일 외에도 관심의 폭을 넓히는 것이 우리의 삶을 더 기름지게 한다.

일부러라도 웃어라

우리 나라 사람들은 대체적으로 보약에 돈을 아끼지 않는다. 그러나 돈이 전혀 들지 않는 웃음에는 비교적 인색한 편이다. 그 이유는 '웃음이 헤프면 경박해 보인다'는 교육을 오랫동안 받아왔기 때문이고, 한편으로는 은연중에 아직도 양반티 내느라고 목에 힘을 주기 때문인지도 모른다. 근엄한 표정으로 사람을 대하는 것이 마치 인격적으로 무게를 더하는 것인 줄 생각하면서 말이다.

그러나 웃음이 없다는 것, 웃음을 잃어간다는 것은 그만큼 늙어간다는 증거이다. 웃음을 잃으면 안면근육의 탄력도 떨어진다. 우리 주변에는 심각한 표정을 지은 사람들이 너무도 많다. 가까이 사는 이웃끼리 또는 같은 직장의 동료끼리, 잘 아는 사이임에도 불구하고 서로 웃음은 커녕 인사조차 주고받지 않는 경우도 적지 않다. 어른을 만나도 인사할 줄 모르는 젊은 사람들, 인사해도 인사 받을 줄 모르는 어른들, 마치 목에 기브스를 하고 다니거나 안면마비 증세가 있는 사람들 같다.

어떻게 보면 웃음은 일종의 강장제이고 보약이라고 할 수 있다. 웃음은 불안과 긴장을 완화시켜 주는 효과 외에도, 혈액순환을 원활하게 하고, 체내에서 만들어지는 통증억제물질인 엔도르핀을 많이 증가시키며, 면역기능을 강화시켜 질병을 예방해준다. 장수하는 사람들의 얼굴에선 웃음이 떠나지 않는다. 반대로 비관적이거나 우울한 사람은 면역기능이 떨어져 질병에 걸리기 쉽다. 특히 잘 웃지 않고 감정표현을 아끼는 사람들은 암에 걸리기 쉽다는 보고도 있다.

50대 초반의 한 여자는 젊어서 바람을 많이 피운 남편 때문에 속이 무척 상했다. 그녀는 얼마 전까지도 그 생각만 하면 머리가 아프고 살 맛이 나질 않았다. 그러다가 '살면 얼마나 산다고' 하는 생각으로 웃으며 살기로 마음을 고쳐먹었다고 했다. 그 후로는 절로 웃음이 나와 항상 즐거운 마음으로 산다는 것이었다. 가끔은 암으로 고생하는 이웃 사람을 찾아가 궂은 일을 도와주는데, 힘든 줄을 모른다고 한다.

걸레스님이라는 분이 있다. 그림이 세계적으로 알려진 유명한 화가이기도 하다. 그 분은 하루에 세 가지씩 매일 좋은 일을 하기로 마음을 먹었다고 한다. 그 중 하나는 남에게 좋은 인상을 주려고 노력한다는 것이다. 그래서 그 스님은 늘 싱글벙글하고 있다. 마치 소년 같은 얼굴이다. 그렇게 웃으며 살다보면 얼굴도 젊어지는 모양이다. '일로일로 일소일소(一怒日老 一笑日少)'란 말이 괜한 말이 아니구나' 하는 생각이 새삼 든다.

미국에는 웃음경연대회도 있다. 웃어 보라. 웃다 보면 근심걱정이 모두 사라진다. 남을 미워하는 마음도 사라진다. 특별히 웃을 일이 없다 하더라도 하루에 몇 번씩 웃다 보면 자기도 모르게 웃음이 나오면서 마음이 즐거워진다. 과거에 재미있었던 경험이나 재미있는 사람의 얼굴을 떠올려 보자. '못생겨서 미안하다'는 말 한 마디로 인기를 모은 코미디언을 연상해 보자.

웃으며 일하면 힘든 일도 힘든 줄 모른다. 가능하면 직장에서 동료들과 유머가 깃들인 대화를 많이 하자. 특히 점심 때만큼은 심각한 일에 관한 얘기는 피하라. 그리고 바쁘고 일이 잘 안 풀릴 때라도 일부러 웃어보자. 매일 거울을 보면서 웃는 연습을 하다 보면 자기도 모르게 절로 웃음이 나온다. 이렇게 웃음 짓는 연습을 해서 안면근육을 이완시키는 것이 스트레스를 해소하는 데에 크게 도움이 된다. 돈 안들이고 쉽게 효과를 볼 수 있는 스트레스 해소법이다.

과거는 작게, 미래는 크게

좋은 일이건 나쁜 일이건 과거의 기억에서 헤어나지 못하는 사람은 자신이 힘든 것은 물론이고 가족들까지도 고통스럽게 한다. 광복 후에 월남한 어떤 사람은, 북한에 두고 온 많은 땅과 재산을 생각하면서 남북통일이 될 날만 기다리며 하는 일 없이 살다 저 세상으로 갔다. 남한에는 잠깐 머물다 곧 고향으로 돌아갈 수 있을 것으로 생각했으나 어느덧 수십 년이 흘러가버린 것이다. 그래서 이웃 사람들은 모두 열심히 일해 웬만큼 살게 되었을 때에도, 그의 가족들은 여전히 가난에서 벗어나지 못했다.

　중년기에 자녀들을 다 키우고 나면 슬그머니 닥쳐오는 외로움 때문에 부부간의 애정이 어느 때보다 깊어지기도 한다. 그래서 부모나 자녀들보다 배우자에게 더 관심을 보이게 되고 서로 많은 대화를 나누게 된다. 그러나 한편으로 중년기는 상실을 많이 경험하는 시기이기도 하다. 그 동안 자녀교육 때문에 묻어 두었던 과거의 문제들이 자녀들이 대학에 들어가거나 부모 곁을 떠나면서 되살아나기 시작한다. 이 때문에 평온해 보였던 가정이 바람 앞의 등불처럼 갑자기 위태로워지는 경우도 있다.

　또한 이 시기의 여자들은 젊어서 했던 고생을 떠올리고, 그에 대한 보상이 없음을 발견하면서 사는 맛을 잃기 쉽다. 지난 날 남편이 외도를 했다든가, 고부간에 갈등이 있었을 때 남편이 시어머니의 편을 들었다든가, 남편이 일이나 친구와의 교제에만 몰두하고 자신에게는 너무 소홀히 대했다든가, 남편이 술에서 헤어나오지 못했다든가 했던 기억을 떠올릴 때, 그동안 눌러왔던 분노와 적대감이 한꺼번에 폭발할 수 있다.

　50대의 한 여인은 남편이 술을 마시고 들어와서는 자신을 때리고 집안 기물들을 부수던 지난 일들을 떠올리면, 몸이 떨리고 기분이 우울해지면서 입맛을 잃고 '내 잃어버린 청춘을 어디서 찾을 것인가?' 하는 생각에 눈물을 흘리곤 하였다. 5년쯤 전부터 남편이 달라져 그녀에게 잘해주고 있지만 여전히 과거의 악몽에서 벗어나지 못했다. 그 때의 후유증으로 아직 머리가 아프고 팔과 가슴이 떨리는 증상이 계속 되고 있다.

40대 초반의 한 여자는 시어머니한테 당했던 일 때문에 지금도 힘들어하고 있다. 친정에 다녀온 자신을 보고, 당시 신경통을 앓고 있던 친정어머니의 안부를 물으면서 "그런 병은 죽어야 낫지"라고 말한 시어머니의 얘기가 아직도 뼈에 사무친다고 했다. 그리고 종가집 며느리로 시집와서 1년에도 몇 번씩 있는 제사를 혼자서 도맡아 준비했는데도, 남편은 수고했다는 말은 못할망정 오히려 "네까짓 게 한 일이 뭐 있어?" 하며 매몰차게 쏘아붙였다는 것이다. 그 후로는 부엌에 들어서기만 해도 남편의 말이 떠오르면서 그만 속이 뒤집혀질 것처럼 부글부글 끓으며 쓰려온다고 했다.

과거는 현재와 미래의 발전을 위한 교훈이나 디딤돌로만 삼아라. 그리고 잃어버린 것에 집착하기보다는 현재와 미래의 발전에서 활력을 찾도록 하자. 과거의 악몽이 스칠 때마다 미래의 꿈을 그려라. 그래서 마음 속에 과거는 작게, 미래는 크게 자리잡도록 해보자.

열심히 일하면 우울을 모른다

일을 하면 건강하고 젊어진다. 일이 단순히 먹고살기 위한 수단만은 아니다. 열심히 일하다 보면 사는 맛을 느낄 수 있고 흥이 난다. 그래서 열심히 일하는 사람들은 우울을 모른다. 아무리 나이를 많이 먹었더라도 일하는 사람은 늙어 보이지 않는다. 반대로 젊은 사람이라도 일을 하지 않고 빈둥빈둥 놀면서 시간을 보내면 겉늙어 보인다.

미국에서 일흔 살이 넘은 한국인 할아버지가 부인과 함께 옷 만드는 공장에 나가 일해서 돈을 벌고, 승용차도 직접 운전하면서 재미있게 사는 것을 보았다. 또한 시어머니와 며느리가 한 집에 살면서 갈등을 겪는 경우에도, 직장에 다니는 여자가 직장에 다니지 않는 쪽보다 고부간 갈등으로 인한 스트레스를 더 잘 견뎌내고, 더 건강한 것으로 알려져 있다.

사람은 할 일이 없으면 우울해지고 허무감을 느끼기 쉽다. 그래서 정년퇴직한 후에 일이 없는 사람들이 빨리 늙는다. 이런 예도 있다. 회사일에 너무 신경이 쓰여 머리를 식히려고 오랫동안 몸담았던 직장을 그만둔 50대의 남자가 있었다. 그는 재산도 어느 정도 모았고 자녀들도 모두 대학을 마쳐 경제적으로는 어려움이 없었다. 직장을 그만둔 뒤 얼마 동안은 무겁던 머리도 가벼워지고 답답하던 가슴도 개운해졌다. 그러나 한두 달이 지나면서부터는 즐기던 운동을 해도 좋은 줄 모르겠고 오히려 허탈해지고 피로감을 더 느끼고, '무엇 때문에 사는 건지' 하는 허무감만 늘게 되었다. 자리를 지키지 못하고 서둘러 사표를 낸 것이 후회되기 시작했다. '역시 일이 있어야겠다' 며 주변에 일자리를 알아보고 있으나, 자리를 선뜻 마련해 주며 오라는 곳은 없었다.

중년기의 여자들은 자녀들이 모두 성장해 더 이상 자기의 도움을 필요로 하지 않는다고 느낄 때 우울해진다. 일일이 챙겨주어야만 했던 자녀들이 군입대나 학업을 위해서, 혹은 결혼을 해서 하나 둘 자신의 곁을 떠나고 나면, '이제는 내가 아무 필요도 없는 존재가 됐구나' 라는 생각이 든다. 이렇게 되면 공허해지고 우울증에 빠지기 쉽다. 자녀들이 떠난 빈 집을 혼자 지키다 생긴 증상들이라 해서, 이런 경우를 '빈 둥지 증후군' 이라고 부르기도 한다.

굳이 돈을 벌지 않더라도 일을 하는 것이 건강을 유지하는 데 큰 도움을 준다. 할 일을 못 찾아 집에서 빈둥거리며 지내던 어떤 20대의 여자는 사는 재미를 못 느껴서 자주 죽고 싶은 충동에 휩싸였고, 몇 차례 자살을 시도하기까지 했다. 그처럼 하루하루를 지내다가 얼마 전부터는 환자들끼리 모이는 곳에 나가 회보를 찍고 우표 붙이는 일을 하면서 사는 즐거움을 새롭게 맛보고 있다.

일을 많이 저지르자. 바쁘면 우울한 감정이 자랄 틈이 없다. 일하는 과정이 힘들더라도 나중에 그 결실을 대하게 되면, 일하면서 가졌던 스트레스가 말끔히 가신다. 또한 일을 열심히 하다 보면 기회가 주어질 때 그것을 성공으로 이끌 확률도 높아진다. 같은 일이라도 마지못해 하면 건강에 해롭다. 이왕 하는 일이라면 즐거운 마음으로 하라. 아무리 힘든 일이라도 즐겁게 받아들인다면 삶의 활력소가 될 수 있다.

우울증을 극복하는 방법

통계적으로 우울증 증세를 보이는 사람들은 대부분 비관적인 언어 습관을 가지고 있다. 그러므로 우울증 환자를 비관주의로부터 벗어나 낙관주의로 인도하는 데에는 언어습관을 바꾸도록 하는 인지치료가 도움이 된다.

그 방법을 간략하게 소개하겠다.

첫째, 기분이 좋지 않을 때 머릿속에서 떠도는 생각이 어떤 것인지 찾아내라. 무의식적인 생각은 우리가 무심코 내뱉는 말 속에 들어 있다. 예를 들어 상사에게 야단을 맞을 때마다 "난 병신이야! 무능해." 한다면, 이 사람에게는 "무능해"가 무의식적인 생각의 표현인 것이다.

이런 말을 찾아내려면 연습이 필요하다.

둘째, 반증을 통해 무의식적인 생각을 저지하는 법을 배워라. 과장에서 부장으로 승진하지 못한 사람이 있다고 하자. 그는 이번에 비록 승진의 기회를 잡지는 못했지만, 입사동기들 중 과장자리에 있는 소수에 그가 포함되어 있다는 사실로 보아, 그 자신은 '결코 무능한 사람이 아니다'라는 사실을 확인할 수 있다.

셋째, 새로운 언어습관으로 대체하라. 다시 말해 예전과는 반대의 방법으로 말해 보는 것이다. 첫째 항목의 예에서 말한 "난 무능해"를 "그래, 나도 하려고 마음만 먹으면 할 수 있어!"라고 바꾸어 본다.

넷째, 우울한 생각에서 벗어나 기분 전환하는 법을 배워라. 어떤 상황이 부정적인 생각을 일으킨다면 그 표현을 잠시 보류하라. 안 좋은 일이 생겨 "난 무능해"가 입에서 튀어나오려고 할 때, '조금 있다가 집에 가서 생각해보자' 하고 그런 생각의 표현을 잠깐 미뤄보는 것이다.

다섯째, 우울증을 일으키는 언어습관에 반박하는 연습을 하라. "난 무능해"라는 언어습관에 대해 "아냐, 난 해냈어! 그건 별 거 아니었어" 하고 말해 본다. 다시 말해 부정적인 생각을 반박하라는 것이다. 실망을 안겨주는 일들에 무력하게 굴복하거나 쉽게 수긍하지 말라. 부정적인 생각에 대해서는 철저하게 반박하는 언어습관을 기르도록 노력해야 한다.

사람의 욕심은 끝이 없다. 그러나 끝없는 욕망을 추구하면서 그것이 충족되지 못하고 있다는 불만의 늪에서 허우적댈 것이 아니라, 소박한 삶 속에서 희망을 끊임없이 추구하는 것이 더 현명한 태도이다.

물론 낙관주의가 무조건 좋기만 한 것은 아니다. 비관주의자가 사건의 실체를 정확히 파악하는 데 비해, 낙관주의자는 어떠한 상황에 처해도 낙관성을 유지하기 위한 환상을 가지려고 한다. 이런 점에서 상황에 따른 절충적인 낙관주의가 필요하다. 난관에 봉착했을 때에는 낙관주의를 활용하고, 어려운 일에서 벗어난 다음에는 현실을 냉정히 파악하는 비관적 시각을 적절히 사용하는 지혜가 필요하다.

'꿩 대신 닭' 전략

자신에게는 물론 남에게도 너무 크게 기대를 걸다 보면, 실망도 그만큼 커지는 법이다. '나는 이번에 꼭 진급할 것이다', '내 딸은 좋은 학교에 들어갈 것이다'라고 믿다가, 그대로 되지 않으면 믿는 도끼에 발등 찍힌 기분이 되어 절망의 늪에서 헤어나기 힘들다.

40대 초반의 한 주부는 3년 전쯤부터 왼쪽 머리가 심하게 아파서 줄곧 진통제를 복용해 왔다. 그러다가 최근에는 진통제도 잘 듣지 않을 정도로 두통이 악화되었다. 그녀는 평소 빈틈없고 남에게 지기 싫어하는 성격이었다. 게다가 늘 할 일이 많아 환자 자신의 말을 빌리자면 '마음이 항상 바쁜 사람'이었다. 또한 학창시절에도 공부든 운동이든 못하는 게 없는 팔방미인이었다고 했다. 환자에게는 딸만 넷이 있었는데, 그 딸들을 아들 못지않게 키우겠다는 일념에 사로잡혀 있었다. 그중에서도 특히 맏딸에게 거는 기대가 컸었는데, 중학교 때까지는 전교에서 1, 2등을 다툴 정도로 공부를 잘해 그 기대에 부응하는 듯 했다. 그런데 고등학교에 진학하고부터는 딸의 성적이 점차 떨어지면서 환자는 불안하고 초조해졌다. '요즘에 공부는 하지 않고 잠만 잔다', '너무 태평하다'면서 맏딸에 대한 걱정이 태산같았다. 그 후로는 어딘가로 놀러가도 즐거운 줄을 모르겠고, 친구들과 어울리는 자리에서도 쉽게 피로를 느껴 오래 있을 수가 없었다. 기분전환을 위해 가구들을 여기저기 옮겨 보아도 아무런 효과가 없었다.

이 환자의 편두통은 환자의 높은 욕구와 목표에 한때 기대를 갖게 했던 큰 딸이 미처 따라오지 못해서 일어난 것으로 볼 수 있다. 이런 경우 채울 수 없는 욕구와 이룰 수 없는 목표 때문에 좌절을 반복해서 경험하기보다는, 자신이 성취할 수 있는 수준으로 목표를 재조정하는 것이 바람직하다.

이렇게 목표달성에 차질이 생길 때 느끼게 되는 좌절에 대해 효과적으로 대응하는 방법은 적절한 대안을 찾는 일이다. 대안을 찾으려면 자신이 정말로 원하는 것이 무엇인지를 먼저 알아야 한다. 만약 당신이 좌절감을 느끼고 있다면 우선 자신이 그 일을 왜 하려고 했는지를 구체적으로 열거해 보라. 아마도 그런 일들을 하는 것은 당신에게 어떤 보상이나 즐거움을 주기 때문일 것이다. 그 다음에는 각 보상에 대해 1점부터 10점까지 점수를 매기도록 한다. 그런 뒤에 다른 방법에 의해서도 그와 비슷한 보상을 얻을 수 있는지 알아본다. 이렇게 함으로써 최대한의(점수가 가장 높게 나온) 보상을 얻을 수 있는 방법을 선택할 수 있다. 이것이 결국 당신의 좌절된 목표에 대한 최선의 대안인 셈이다.

예를 들어, 당신이 가장 좋아하는 운동이 테니스라고 하자. 그러나 팔꿈치에 이상이 생겨 더 이상 테니스를 칠 수 없다면 어떻게 할 것인가? 이 경우 우선 테니스를 좋아하는 이유가 무엇인지를 찾아보라. 그 이유가 단순히 밖에 나가는 것 때문일 수도 있고, 민첩한 행동이 요구되는 운동이라서 좋아할 수도 있다. 이 외에 경쟁을 즐긴다는 것도 하나의 이유가 될 수 있다. 그리고 나서 테니스를 대신할 만한 운동을 찾아 보자. 가령 낚시와 골프 중에서 테니스의 대안을 선택한다고 할 때, 당신이 추구하는 보상과 관련해 본다면 낚시보다는 골프가 테니스에 더 가까울 것이다. 이것이 바로 '꿩 대신 닭' 전략이다.

자신감 키우기

긍정적 자기 암시를 활용하라

우울증에 걸려 있는 사람들은 대개 스스로에게 '난 안돼', '난 머리가 나빠', '난 몸이 약해' 라는 부정적인 암시를 주는 경향이 있다. 때로는 몸의 사소한 이상을 불치의 병으로 자가진단하여 쉽게 절망하기도 한다. 20대 중반의 한 여자는 몇년 전 성폭행을 당한 후, 피부에 난 반점을 보고 스스로 에이즈라고 단정하고는 고층빌딩에서 투신자살하였다. 어떤 60대 후반의 여자는 "아들과 함께 살면 아들에게 안 좋다"는 점쟁이의 말 때문에, 함께 살고 싶은 마음은 굴뚝같으면서도 아들과 떨어져 혼자 살아간다.

옛날에 할머니들은 손자들이 배가 아프다고 하면 "내 손이 약손이다"라면서 배를 쓰다듬어 주곤 하셨다. 그러면 정말로 언제 아팠던가 싶게 통증이 깨끗이 가시는 것을 경험할 수 있었다. 또한 특별한 원인을 찾을 수 없는데도 배가 몹시 아프다는 사람들에게는 본래 진통효과가 없는 약을 주었는데도, 진통제를 투여한 만큼의 효과를 보게 되는 경우가 적지 않다. 이런 약을 위약(가짜 약)이라고 부르며, 이를 이용한 위약요법은 정신과에서 흔히 사용되는 치료법이다.

오 헨리가 쓴 단편소설《마지막 잎새》의 여주인공은 폐렴이 악화되자 삶의 의욕을 잃는다. 그녀는 창밖 담쟁이 넝쿨의 잎들이 한 장 한 장 떨어지는 것을 보면서 '저 나무의 잎사귀가 다 떨어져 버리면 나도 죽겠구나' 하며 자포자기 상태에 빠진다. 마침내 마지막 잎새 하나만이 남은 날, 세찬 비바람이 불자 주인공 소녀는 그 날이 마지막이라고 생각하고 있었다. 그때 옆집에 살던 알코올중독자 화가가 환자가 잠든 사이에 유리창에 잎사귀를 그려놓음으로써 주인공은 안도하며 절망감에서 빠져나온다. 결국 잎사귀 하나에 대한 자기암시가 삶과 죽음의 길을 가른 것이다.

한 여대생은 많은 사람들 앞에 서기만 하면 몸이 부들부들 떨리고 말이 제대로 나오지 않았다. 고등학교 때 사소한 일로 오빠한테서 "너 정말 형편없는 애구나!"라고 크게 야단을 맞은 후부터는, 남들 앞에 서면 자신의 몸이 오그라드는 것을 느꼈다. '난 안돼. 난 말 못해'라는 자기 암시 때문이었다. 심지어는 함께 공부하는 친구들과 얘기할 때조차 손이 떨리고 말이 막히는 경우도 있었다. 그러던 중 한번은 미리 연습을 충분히 한 후 용기를 내어 학생들 앞에서 발표를 했다. 그 때는 몸도 떨리지 않았고 말도 또렷하게 잘할 수 있었다. 그후 그녀는 해낼 수 있다는 확신을 갖게 되었다. 대학을 졸업하고 나서 입사시험 면접을 치를 때, 그 경험을 떠올리면서 '난 그때 해냈으니까'라고 속으로 되뇌었다. 그것이 효과가 있어서 면접관 앞에서 전혀 몸이 떨리지 않았고 대답을 자신있게 할 수 있었다고 한다. 그 동안 사람들 앞에서 주녹들어 있었던 옛날에 비하면 정말 큰 발전이었다.

이처럼 자기암시가 우리의 건강에 미치는 영향은 엄청나다. 긍정적인 암시를 주느냐 부정적인 암시를 주느냐에 따라 사람의 운명이 크게 달라질 수도 있다. 이왕이면 자기발전을 위해 긍정적인 자기암시를 활용해보자. 주위에 사람들이 없다면 큰 소리로 "난 할 수 있어!"라고 외쳐보자. 그러다 보면 정말로 힘이 솟구친다. 긍정적인 자기암시는 때때로 불가능해 보이는 일을 가능하게 할 정도의 위력을 발휘하기도 한다.

성공하려면 장점을 살려라

'장점은 살리고 단점은 고쳐라'. 이것은 세상살이의 기본이라고 할 수 있다. 그런데 우리는 자신의 나쁜 점을 발견하고 고치는 데에 필요 이상의 노력과 시간을 들이는 경향이 있다. 자신의 장점을 살리는 것보다 약점을 고쳐야 한다는 믿음이 강하기 때문이다. 그러나 나쁜 습관을 고치는 데만 열중하다 보면 다른 일에 신경 쓸 겨를이 없어진다. 또한 나쁜 습관을 점차 고쳐갈지는 몰라도 뿌리째 뽑기란 쉽지 않은 일이다.

내가 환자들에게 자신의 장점과 단점을 각각 열 개씩 적어 오라고 하면, 단점은 열 개를 다 채워 와도 장점을 그만큼 적어오는 사람은 드물다. 그 이유를 물어 보면 아무리 생각해도 장점은 단점처럼 쉽게 떠오르지 않는다는 것이다. 집에서 온가족이 식탁에 둘러앉아 먼저 자신의 장점과 단점을 얘기한 다음에, 다른 사람의 장·단점을 얘기하도록 했을 때 보인 가족들의 반응도 비슷했다.

이처럼 우리는 자신이나 상대방의 단점을 지적할 때에는 술술 말하다가도, 장점을 얘기하라면 한참 뜸을 들이는 경향이 있다. 또 그 가짓수에 있어서도 단점에 비해 적은 경우가 많다. 이를 통해 우리는 자신에게는 물론 남에 대해서도 장점보다 단점을 찾아내는 데에 더 익숙하다는 결론에 도달하게 된다.

환자들이 장점과 단점이라고 써 온 것들을 살펴보면, 비슷한 내용들이 장점으로 분류될 때도 있고 단점으로 적혀 있을 때도 있다. 그것은 보는 관점에 따라서 개인이 장점이라고 느낀 것이 단점이 될 수도 있고, 그 반대의 경우도 가능하다는 증거가 된다. 자신의 단점으로 '고집이 센 것'을 든 사람이, '끈기 있고 참을성이 많은 것'을 장점으로 꼽았다. 고집과 끈기, 비슷한 성격이 어떻게 표현하느냐에 따라서 단점이 되기도 하고 장점이 되기도 한다. 고집을 좋게 표현한 것이 끈기라 할 수 있다. '고집이 세다'는 것에 연연하기보다는 '끈기가 있다'는 장점을 최대한 살리는 것이 빠른 성공의 비결이다.

어떤 부모는 "내 아들이 내성적인데 앞으로 크게 문제가 되지 않겠느냐?"고 몹시 걱정하고 있었다. 그러나 내성적인 성격도 얼마든지 장점이 될 수 있으며 그런 성격이 적합한 분야의 일도 많이 있다. 미국의 에드워드 윌슨이라는 사람은 남들과 잘 어울리지 못하는 소심한 성격이었다. 그래서 어려서부터 친구들과 노는 대신 자연을 벗삼으며 곤충, 뱀, 개구리 등을 관찰하는 것을 즐겼다. 이것이 계기가 되어 곤충연구에 흥미를 붙인 그는 금세기 최고의 생물학자가 되었다.

일찍부터 천재성을 보인 어린이를 대상으로 연구를 한 미국인 심리학 교수에 따르면 높은 지능이 남다른 성공을 보장하는 것은 아니라고 했다. 큰 성공을 거둔 사람들은 대부분, 평생 하고 싶은 일에만 열중했다고 한다. 다시 말해 장점을 최대한으로 살린 사람들이 큰 성공을 이루어냈다고 결론을 내릴 수 있다.

우리는 다른 민족보다 참을성이 많고 끈기가 있다. 당장 먹을 끼니를 걱정하던 시절에도 자녀들을 공부시키려고 허리띠를 졸라 매며 살아왔다. 우리가 이만큼 세계의 주목을 받고, 다른 나라의 부러움을 살 정도로 높은 경제발전을 이룬 것도 이러한 끈기와 참을성의 결과라고 할 수 있다. 우리는 성공한 민족이다. 20여 년이란 짧은 기간 동안 남들이 100년 걸려 이룰 일을 해냈다. 지금 세계 어느 곳에서나 한국인은 열심히 뛰고 있다. 이것이 우리의 장점이다.

비록 단점이 많더라도 장점을 크게 보고 달리자. 그래서 자신의 장점을 꾸준히 발전시켜 가다 보면, 단점은 저절로 작아진다. 그리고 한 가지 장점을 살려가다 보면 모든 일에 자신감이 붙는다. 이것이 큰 성공을 이루는 원동력이다.

작은 성공을 소중히 여겨라

우리는 커다란 성공을 기대하면서 살아간다. 돈을 많이 번다든가, 직장에서 빨리 진급하거나 중요한 직위에 오른다든가, 어려운 시험에 합격한다든가 하는 일 등이 그런 성공의 예가 될 것이다. 그러나 평생을 통틀어도 크게 성공을 거둘 수 있는 일은 얼마 되지 않는다. 이렇게 큰 성공만 쫓는 사람은 사는 즐거움을 맛보기 어려울 뿐더러, 자칫하면 인생의 실패자로 전락하기 쉽다.

내가 아는 사람 중에 큰 성공을 단숨에 거머쥐려다 실패해 절망에 빠진 젊은이가 있다. 20대 초반인 이 청년은 돈을 많이 벌고 싶단 생각으로, 고등학교를 중퇴하고 이일 저일 하면서 몇년 동안 뛰어다녔다. 열심히 일해서 돈을 좀 모았으나, 욕심이 생겨 사업을 벌이다 가진 돈을 몽땅 날리고 말았다. 다시 취직을 하려 하니 학력이 뒷받침되지 않고, 익혀 놓은 기술이 있는 것도 아니어서 살아갈 길이 막막했다. 그제서야 고등학교를 마치지 않은 것을 후회했다. 그런 생각을 할 때면 잠을 이룰 수가 없고, 불안이 엄습해오고 가슴이 조여들어 숨쉬기조차 힘들었다.

때로는 작은 성취감이 절망감을 극복하게 해 주고 인생의 전환점이 되기도 한다. 40대 초반의 한 여자가 당뇨병의 합병증인 말초신경염에 걸려 병원에 입원한 적이 있었다. 그녀는 30대에 당뇨병에 걸려 어느 대학병원을 찾았다고 한다. 거기에서 당뇨병에 관한 팜플렛을 보았는데, '당뇨병은 완치되는 병이 아니다' 라는 구절을 읽게 되었다. 그 때부터 '이제 병이 낫기는 다 틀렸으니, 어차피 죽을 거 실컷 먹고나 죽자' 는 생각으로 닥치는 대로 먹었다. 그러다 합병증이 생겨, 손발을 쓸 수 없어 일흔이 넘은 노모가 대소변을 받아 주어야 하는 상황에 이르자 하는 수 없이 병원에 입원하였다. 입원하고서도 그녀는 무절제하게 먹어대던 10년 동안의 습관을 버리지 못해 매일 매점에서 도넛을 사 먹었다. 그 사실을 알게 된 의사가 회진 때마다 "그렇게 먹으면서 어떻게 병을 고쳐요?" 하고 주의를 주었지만 소 귀에 경읽기였다. 마침내 그 환자는 정신과에 의뢰되어 나와 상담을 하게 되었다. 그녀는 "먹는 것을 절제할 수 있는 환자는 진짜 당뇨병 환자가 아네요!"라며 절규하였다. 그렇다. 당뇨병은 낫지 않는다는 생각으로 이미 삶을 체념한 환자에게, 건강을 위해 도넛을 먹지 말라고 호통쳐 봐야 먹혀들리가 만무했다. 그래서 나는 "좋습니다. 그러면 일 주일에 한 개씩만 줄여 봅시다" 하고 제안했다. 환자도 그 정도라면 할 수 있을 것이란 생각이 들었다. 이후 환자는 나와의 약속을 지켰다. 나중에는 치료에 잘 협조하면서 평온한 마음으로 성경을 읽는 모습을 볼 수 있었다.

이런 얘기가 있다. 한 남자가 매일같이 송아지 한 마리를 들어 올리며 체력단련을 했다. 송아지는 나날이 성장해 체중이 불어났다. 그래도 그 남자는 그 송아지를 매일 들어올렸다. 그러는 동안 그는 어느새 장성한 소도 번쩍 들어올릴 만큼 강한 힘의 소유자가 되었다.

이런 작은 성공체험의 반복이 실패회로를 차단한다. 작은 일에 자신이 붙으면 큰 일도 작게 보인다. 작은 기쁨, 작은 성공을 많이 만들어 보자. 그러면 사는 게 즐거워진다.

남다른 재주를 키워라

우리 주변에는 승부근성이 유달리 강한 사람이 적지 않다. 이런 사람들은 어떤 일에서건 남에게 지면 큰일 나는 것으로 생각하는 경향이 있다. 이들의 눈엔 자기 떡보다 남의 떡이 항상 더 커 보인다. 이처럼 남과 비교하면서 사는 사람들은 일생을 열등감 속에서 살기 쉽다. 한 중년 여성은 "아무리 친구라 하더라도 나보다 똑똑하고, 그 집 아이가 우리 애보다 공부를 더 잘하고, 그 친구의 집에 우리가 갖고 있는 것보다 더 나은 가구가 있으면, 괜히 기가 죽고 그 친구의 얼굴을 쳐다보기도 싫다'고 말했다.

모든 일에서 일등을 하려고 하다가는 중요한 것들을 많이 잃게 된다. 세칭 일류대학을 졸업한 40대 초반의 한 여자는 시댁 식구들과 잦은 충돌을 일으켰다. 그 때마다 지지 않으려고 말싸움, 몸싸움으로 버텄다. 이로 인한 남편과의 갈등의 골이 깊어지면서 결국은 원치 않는 이혼에 이르게 되었다. 공부에 있어서 남에게 져본 적이 없었던 승부 근성이 대인관계에까지 연장되어 결국에는 삶에서 중요한 것을 잃고 만 것이다. 이와 비슷한 예로, 학교공부에서 일등을 놓친 적이 없었던 한 중년 남자가, 자동차를 몰면서도 남에게 지지 않으려 하다가 앞차를 들이받고는 크게 다쳐 병원에 입원한 어처구니 없는 일도 있다. 학교성적이 전교에서 1등인 중고등학교 학생들 중에는 갑자기 '학교에 다니기 싫다' 면서 휴학하려는 학생들이 간혹 있다. 혹시 2등으로 떨어질 지도 모른다는 불안 때문이다. 이들에겐 공부의 목적이 자기 발전보다는 1등 자체에 있다. 이렇게 공부를 하다보면 성취감을 느끼기는 커녕 항상 불안감에 쫓겨 탈진하기 쉽다.

유대인들은 자녀들이 무엇이든지 남보다 잘 해내기보다는, 한 가지라도 남과 다른 능력을 계발하는 교육을 시킨다고 한다. 아인슈타인, 프로이트, 스필버그 등 각 분야에서 두각을 나타낸 사람들도 결국은 그런 교육이 길러낸 것이다. 우리는 이 점을 배워야 한다. 시인 김동환씨가 딸들에게 "학교에서는 낙제하지 않을 정도로만 공부하라"고 했다는 말은 한번쯤 새겨볼 필요가 있다. 학교공부에서 1등을 하는 사람이 반드시 사회의 우등생이 되는 것은 아니기 때문이다.

예전에 어느 초등학교에서 학생들 모두에게 근면상, 봉사상, 산수상, 운동상, 글짓기상, 웅변상, 노래상 등을 주어 화제가 된 적이 있었다. 학교가 학생들 각자의 차이를 인정해 준 것이다. 이것은 공부에서도 한 학생이 누구보다 점수를 더 많이 받아서 등수를 올리는가보다, 어느 과목을 잘하고 어떤 특기를 가졌느냐에 비중을 크게 둔다는 의미이기도하다.

때로는 단순히 남과의 경쟁에서 이기려고 애쓰는 것보다 자기 자신과의 싸움에 몰두하는 것이 자아성취에 더 도움이 된다. 마라톤에서도 상대 선수를 의식하면서 지지 않으려고만 애쓰고 자기 나름대로의 전략이 없다면 기록경신이 요원해진다는 것은 이미 알려진 상식이다.

결국 우리가 경쟁력을 갖추려면, 남과 구별되는 능력을 한 가지라도 갖추어야 한다. 남과 다른 능력이 있으면 자신감이 생긴다. 바로 이 자신감이 우리의 건강을 지켜 주는 밑거름이 된다. 자기가 잘 할 수 있는 한 가지, 그 일에 있어서는 최고가 되도록 노력하자.

대인공포를 극복하는 방법

어떤 이는 사람들 앞에만 서면 얼굴이 굳어지고 떨면서 불안해한다. 그런가 하면 대화할 때 상대의 얼굴을 마주 보지 못하는 사람들도 있다. 이런 대인공포증을 가진 사람들은 많은 사람들 앞에서 자존심이 손상당한 쓰라린 경험을 갖고 있다.

40대 중반의 한 여자는 사람들이 자신을 보고 있으면 불편해져 눈을 마주치는 것조차 두렵다고 했다. 그녀는 왠지 사람들이 자신을 보면 괜한 흉을 볼지도 모른다는 걱정 때문에 은행에 가는 것도 주저한다. 한번은 고등학교에 다니는 아들의 담임선생님을 만나러 가야 하는데 두렵고 불안한 마음이 앞섰다. 자신보다 똑똑하거나 잘 사는 친구를 대하면 주눅이 들고, 친구들과 자녀들 얘기를 할 때도 '저 친구의 아이들이 내 아이보다 낫다'는 느낌이 들면 가슴이 꽉 막히고 우울해졌다. 그녀의 가슴 속에는 어렸을 때 어머니가 유달리 자기에게만 쌀쌀맞게 대한 것이 응어리로 남아 있었다. 언니가 학교에서 돌아와 안

기면 꼭 안아주면서도 자신이 달려가 안기려 하면 뿌리쳤던 일, 또 초등학교 때 어머니가 학교에 와서는 언니와 오빠네 반만 들여다보고 자기 반 교실에는 들리지 않아 서운했던 경험, 심지어 언니, 오빠의 도시락과 자신의 도시락을 다르게 싸준 일 등, 어렸을 때부터 어머니로부터 차별받은 경험이 결혼하여 자녀들을 대학에 보낸 지금까지도 그녀를 괴롭히고 있었던 것이다. 그래서 남들이 좋아하는 어머니를 자신은 좋아할 수가 없었다. 가장 믿고 싶고, 기대고 싶은 어머니로부터 배척받은 상처가 사람에 대한 두려움의 근본적인 원인이 되고 있는 셈이다.

이처럼 과거에 누군가로부터 거절당한 경험이 대인공포증을 유발한다. 특히 현재 자신이 처한 상황이 힘들다고 느낄 때면 더더욱 과거의 악몽이 되살아나 사람을 대하기가 싫어지는 것이다.

우리는 어떤 행사의 진행을 매끄럽게 하거나 무대에 서서 노래를 잘 부르고 춤을 잘 추는 사람들을 보면 곧잘 감탄한다. 얼핏 이런 사람들이 천부적인 재능을 갖고 태어난 것처럼 생각하기가 쉬운데, 실상은 그렇지 않은 경우가 대부분이다. 우리 눈에는, 사람들 앞에 서기 전에 피나는 노력을 한 과정이 생략되어 있는 것이다. 어느 외국인 학자는 학술대회에서 논문을 발표할 때 스무 번도 넘는 연습을 하고서야 청중들 앞에 선다고 한다. 그러나 사람들은 대개 눈앞에 보이는 것만 놓고 '저 사람은 저렇게 쉽게 잘 하는데, 나는 왜 못할까' 하고 열등감에 빠지곤 한다.

사람을 대하는 기술도 남모르게 노력한 결과가 우리의 눈에 비치는 것이다. 대인관계에서 두려움을 느끼는 사람들도, 연습을 통해서 한 단계 한 단계씩 기술을 쌓아 가다 보면 언젠가 타인을 두려워하지 않고 자연스럽게 대할 수 있게 된다. 사람을 대할 때 어떻게 해야 할지를 미리 생각하고, 말할 내용을 메모하거나 외운 다음 실제 상황에 적용해보는 것도 대인공포를 극복하는 한 가지 방법이다. 과거에 아픈 상처가 있었더라도 현재의 상황에서 자신감을 얻는다면, 그 상처는 능히 치유될 수 있다.

내적 성장에 힘써라

대부분의 사람들은 다른 사람들을 자기 마음대로 부리거나 권력을 휘두르고 싶은 욕망을 갖고 있다. 어떤 대학교수에 관한 이야기가 생각난다. 그는 자기 아들을 학교 스태프로 남게 하려고 무척이나 애를 썼다. 그래서 그 자리에 적합한 사람이 있었는데도 채용하지 않고 비워두었다고 해서 논란이 된 적이 있었다. 심지어 성직자인 스님이나 목사들도 돈을 주무르고 인사를 좌우할 수 있는 자리를 놓고 치고받는 육탄전을 벌이기도 한다.

지구촌 대부분의 나라들에서는 여자의 평균수명이 남자보다 길다. 여자들의 수명이 긴 이유에 대해서는 여러 견해가 있는데, 그 중 하나는 여자들이 권력 지향적이 아니라 안전 지향적이기 때문이라는 것이다. 대체로 남자들이 권력을 쟁취하기 위해 치고받고 싸울 때 여자들은 가정의 안전을 지키고 남편과 자녀를 돌보는 일에 힘을 쏟으면 되었다. 권력다툼할 일이 없다 보니 그만큼 남의 눈치도 적게 보게 되고, 따라서 스트레스도 적게 받을 수 밖에 없다.

스트레스를 가능한 한 줄이고 오래 살고 싶다면 권력에 대한 욕심을 버려야 한다. 사후에까지 많은 사람들의 존경을 받고 있는 성철스님은 조계종 종정으로 있는 동안, 해인사에 머무르면서 오직 참선에만 힘썼지 행정적인 일로 서울에 올라온 적은 한 번도 없었다고 한다. 다시 말해 권력을 쥐고 있으면서도, 권력행사를 마다하고 오직 수도에만 정진했던 것이다. 그래서 그는 권력투쟁에 휘말리는 오점을 남기지 않을 수 있었다.

권력을 쥐는 과정에서 쌓이는 정신적 스트레스도 만만찮지만, 권좌에 있던 사람이 자리에서 물러난 뒤 느끼게 되는 허탈감과 우울증도 결코 가볍지 않다. 손에 쥐고 흔들던 힘을 상실했기 때문이다. 대학교수들도 힘을 쓰던 보직에서 밀려나면 오랫동안 의기소침한 상태에서 벗어나지 못한다. 더욱이 보직에 있다 보면 자연히 연구에는 소홀할 수밖에 없어 자기 분야에서 뒤처질 수밖에 없다. 그러다 보니 더 살맛을 잃게 되고 겉늙어 보이게 마련이다.

언젠가 미국에서 여론 조사를 했는데 현직 대통령의 이름을 대지 못하는 사람들이 엄청나게 많은 반면, 운동 선수나 연예인의 이름은 잘 기억하고 있었다. 또한 이들의 일거수일투족에 관심이 더 많은 것을 보면 미국은 확실히 권력자 지향이라기보다는 전문가 지향의 나라라고 할 수 있다. 일본에서도 앞으로 경제대국으로의 발전을 가속화하려면 미국의 빌 게이츠와 같은 인물을 많이 만들어내야 한다고 야단이다. 이렇게 우리는 사람 위에 군림하는 권력자보다는 자기 분야에 자신있는 전문가들을 많이 배출해야만 세계와의 경쟁에서 살아남을 수 있는 시대에 살고 있다. 영화감독 스티븐 스필버그, 농구선수 마이클 조던, 바둑기사 이창호, 명창 박동진 등과 같은 사람들이 어느 때보다 더 절실히 필요하다고 하겠다.

이제부터 남을 쥐고 흔드는 것보다 자기 분야에서 최고의 실력을 쌓는 데 노력을 기울여 보자. 최선을 다하면서 느끼는 즐거움은, 사는 동안 오래오래 간직할 수 있다. 남을 지배하는 권력을 위해 싸우기보다 자신의 내적 성장에 힘쓰는 것이 건강을 유지하거나 장수하는 데는 물론 나아가서는 나라 발전에도 보탬이 된다.

"아하" 경험을 많이 살려라

우리는 뭔가 일이 풀리지 않아 골똘히 생각하다가 갑자기 해답을 찾으면 "아하!" 하고 탄성을 내며 무릎을 탁 치게 된다. 그런 경험은 경이롭게 느껴지기도 한다. 이런 일이 잦을수록 그만큼 우리는 창조에 더 눈을 뜨게 되는 것이다. 지금까지 많은 발견과 발명들이 대개 이런 과정을 거쳐 나왔다.

아르키메데스에 관한 유명한 일화가 있다. 그는 새로 만든 왕관이 순금으로 되었는지 알아내라는 왕의 명령을 듣고는 며칠 동안 그 방법을 찾지 못해 끙끙대고 있었다. 그러다가 목욕탕 욕조 안에서 자기 몸의 부피만큼 물이 빠져나가는 걸 보고서야, "아하, 바로 이거구나!" 하면서 해결의 실마리를 찾았다. 이것이 아르키메데스의 원리가 탄생한 과정이다. 이처럼 의식과 무의식이 만나는 순간 번뜩이는 생각이 떠오르거나 경이로운 발견이 이루어진다.

이제 인류는 달나라에 사람이 착륙하고, 화성에 탐사선을 보내 그곳의 풍경을 텔레비전을 통해 볼 수 있을 정도로 과학을 발달시켰다. 컴퓨터와 이동통신 또한 갈수록 발달하여 지구촌을 같은 시간대에 묶었다. 예전에 꿈꾸었던 것들이 하나하나 현실화될 때마다, '인간은 과연 만물의 영장이구나' 하는 생각을 다시 하게 된다.

이러한 과학의 발달도 따지고 보면 인간의 정신으로부터 시작된 것이다. 이처럼 끊임없이 창조하고자 하는 욕구는 우리의 무의식 속에 깊이 자리잡고 있다. 평소에는 지각하지 못하는 무의식의 욕구가 밖으로 드러나면 엄청난 힘을 발휘하는 것을 우리는 수없이 경험했다. 이것은 금이나 다이아몬드가 땅속에 묻혀 있을 때에는 그 빛이 숨을 죽이고 있다가, 그것들이 밖으로 나와 사람들에게 선을 보일 때에는 엄청난 빛을 발하는 것에 비길 수 있다.

우리는 한때 자원이 없다고 불평하며 가난을 운명으로 받아들이기도 했었다. 그러나 이제는 여러 분야에서 세계의 대국들과 어깨를 견줄 만큼 성장하여, 무역에서도 세계 10대 교역국으로 올라섰다. 이렇게 된 데에는 우리의 정신력이 크나큰 밑천이었음은 의심의 여지가 없다. 과학은 단순히 논리에 의해서만 발전하는 게 아니다. 오히려 아무 가치가 없는 듯이 널려 있는 무의식의 조각들이 과학발전에 큰 몫을 해낸다. 다시 말해 무의식과 의식이 결합하고 조화를 이룸으로써 과학이 완성된다고 할 수 있다.

우리의 뇌 속에 잠재하고 있는 무의식을 풀가동시키자. 거기서 나오는 상상력은 우리의 꿈을 실현시키고, 위대한 발견과 발명을 가능하게 한다. 무의식의 확대가 경쟁력을 높여 준다.

그러나 요즘 우리는 이런 경험을 자주 접할 수 없다. 그저 기계적으로 암기하게 하고 틀에 맞추어 행동하도록 강요하고 있는 교육체계 때문에 "아하!" 체험을 하기가 쉽지 않은 것이다. 이제 우리의 교육은 보다 많은 "아하!"의 경험이 가능하도록, 창의성을 키우는 방향으로 나가야 한다. 과거 어느 때보다 창의력이 더욱 요구되는 시대에 우리는 살고 있다.

부족함을 채워가면서 살아라

나이가 든 사람이라면 누구나 한 번쯤 "돈 나와라, 뚝딱! 금 나와라 뚝딱!" 하고 두드리면 돈이 나오고 금이 쏟아지는 도깨비 방망이가 있었으면 하는 꿈을 꾼 적이 있을 것이다. 그러나 실제로 그런 방망이를 가진 거나 진배없이, 써도 써도 표나지 않는 재산을 가지고 돈을 물쓰듯하며 살아가는 사람들 중에는 의외로 사는 즐거움을 못 느끼고 방황하는 경우가 적지 않다. 강남이 한창 개발될 무렵, 땅값이 갑자기 뛰어 큰 부자가 된 사람들이 알코올중독으로 정신과를 찾는 경우가 더러 있었다. 농사짓던 사람이 일손을 놓으니, 그저 술 마시고 노는 일 외에 다른 즐거움을 찾을 수 없었기 때문이다. 사람들은 배가 부르면 게을러지는 생리를 가졌다. 일이 없어지면 술을 마시고, 고스톱을 치고, 마리화나와 같은 마약에 빠져든다. 강남의 모 부동산 재벌의 아들처럼 명문대학을 나왔으면서도 경마와 마약에 손을 댔다가 패가망신한 예도 있다.

미국의 보스턴 공항으로 가는 길목에 버트란드 러셀이 말한 '부족을 느끼는 것이 행복에 없어서는 안 될 요소다' 란 글귀가 적힌 대형간판이 걸려 있는 것이 무척 인상적이었다. 부족함을 느낄 때 우리는 그것을 채우려고 열심히 노력한다. 아주 편안할 때보다는 약간 불안할 때 더 안전을 추구하게 된다. 부족을 느끼는 사람들이 일을 많이 저지르게 되고, 그러다 보면 성공할 확률도 높아진다. 최근에는 약간 불안을 느끼면 면역기능이 올라간다는 연구결과도 나온 적이 있다.

키케로는 어려서는 말더듬이었는데, 이를 극복하기 위한 각고의 노력 끝에 유명한 웅변가가 되었다. 대개 사람들은 건강할 때보다는 건강을 잃었을 때 건강의 소중함을 더 깊이 인식한다. 이럴 때 자신의 지난 날을 돌아보게 되고, '남에게 잘못한 것은 없는지'를 반성할 시간을 갖는다. 그래서 아프고 난 다음에, 절대로 용서할 수 없다고 이를 갈았던 상대를 용서하는 마음이 생기기도 한다. 그래서 아픈 만큼 더 성숙해진다고 하지 않는가?

몇년 전에는 어려서 소아마비를 앓았던 청년이 세계적인 피겨스케이팅 선수가 되어 화제가 된 적이 있었다. 또 미국에서는 두 팔이 모두 없는 여성이 발로 글을 쓰고 음식을 만드는가 하면, 심지어는 운전까지 하는 것을 보았다. 이처럼 인간이란 신체적 결함이 있더라도 노력하기에 따라서는 얼마든지 자신의 결함이나 부족함을 극복하고 채울 수 있는 것이다.

또 일생을 삯바느질이나 김밥 장사를 해서 모은 수십억원의 돈을 아낌없이 교육기관에 기증하는 할머니들도 있다. 어떻게 보면 이런 사람들은 물질적인 부족을 각고의 노력으로 채우고, 나아가 정신적인 부족까지 채워나가는 사람들이라고 할 수 있다.

아무리 맛있는 음식이라 하더라도 너무 자주 많이 먹게 되면 식상하기 쉽다. 인생의 맛도 마찬가지다. 살아가는 데 아무런 부족함이 없다면 채워가는 즐거움을 맛보기 어렵다. 정신분석가 애들러(Adler)는 '사람은 누구나 태어날 때부터 열등감을 가지고 있다'고 하였다. 바로 이런 열등감을 극복하는 과정이 성공과 행복으로 이끈다. 항상 약간의 부족함을 느끼면서, 그것을 채워가는 즐거움을 만끽해 보자. 그러면 정신적으로 성숙해짐은 물론, 건강을 유지하는 데도 도움이 된다.

약점을 인정하면 강해진다

대부분의 사람들에겐 자신의 약점을 숨기려는 경향이 있다. 만약 자신의 약점이 드러나는 상황에 놓이게 되면, 상대방을 외면하거나 상황을 벗어나려고 애를 쓰게 된다. 그러나 자신의 약점을 스스로 인정하는 것이 오히려 자신감을 키워줄 수도 있다.

내 대학동창생 중 한 친구는 의대를 졸업하고선 미국으로 건너갔다. 재상봉 행사에서 25년 만에 그를 만났는데, 너무 달라진 모습에 무척 놀랐다. 우선 턱수염을 기른 것이 그랬고, 동행한 여자가 금발의 서양인이라는 점에 더욱 놀랐다. 동기들이 모인 자리에서 그는 자기 아내를 소개하면서 그간의 사정을 이야기하였다. 그는 성격차이로 첫 번째 아내와 헤어진 후 춤을 배우다가 현재의 아내를 만났다고 했다. 양쪽 다 자녀가 셋씩 있는 상태에서 2년 전에 결혼했다는데, 그녀는 미국 남부 출신으로 아주 보수적인 성격이고 한국 여자와 크게 다를 바 없다고 담담하게 말했다. 그러면서 덧붙이는 말이 "이번에는 끝까지 잘 살았으면 한다"고 했다. 그 자리에 있던 사람들은 모두 뜨거운 박수로 두 사람의 결합을 축복해 주었다. 이런 경우 만약 그 친구가 자신의 처지를 창피하게 생각하며 숨기려고만 했다면, 우리는 그 친구에게 막연히 동정이나 연민의 감정을 보였을지도 모른다. 그러나 진솔하게 자신을 표현하는 모습을 보면서 그가 서양여자와 건강하고 행복한 결혼생활을 하고 있음을 피부로 느낄 수 있었다.

어려서 아버지를 여의고 홀어머니 밑에서 자란 50대의 한 남자는, 편모슬하에서 자란 인상을 주지 않으려고 무던히도 애썼다. 사람들에게 강한 인상을 주기 위해서 술도 많이 마시고 군대도 일부러 해병대에 지원하였다. 그러나 그는 자신의 그러한 행동들이 편모슬하의 외아들이란 컴플렉스로부터 벗어나기 위한 몸부림이었다는 사실을 스스로 깨달았다. 더구나 그런 행동이 자신의 건강을 해치고 있다는 것을 알게 되면서부터는 술을 줄이고 과격한 행동을 자제하면서 교회에서 맡은 일에만 열중하였다. 전과 다르게 사는 모습을 볼 수 있었다. 이제는 아버지 없이 자란 외아들이란 콤플렉스에서 벗어난 것이다.

나는 내 자신이 우유와 술을 못 먹는 체질이라는 걸 알게 되면서 이 두 가지를 모두 피하게 되었다. 우유를 마셨다 하면 반드시 설사를 했다. '곧 괜찮아 지겠지' 하는 마음으로 계속 마시다가 우유가 내 몸에 맞지 않는 이유를 알고부터는 가까이 하지 않았다. 내 몸엔 우유분해효소가 부족해서 우유를 제대로 분해하고 흡수하지 못했던 것이다. 술에 대해서도 내가 술을 못 마시는 체질이란 것을 인정하지 않고, 마시다 보면 늘게 마련이란 생각을 갖고 있었다. 그러나 어느 날 TV에서 우리 나라 사람들 중 상당수가 알코올분해효소가 부족하다는 얘기를 듣고부터는 생각이 달라졌다. '체질적으로 나는 알코올분해효소가 부족해서, 술만 마시고 나면 그렇게 고생을 했구나' 하는 데에 생각이 미치자, '이젠 더 이상 술을 마시면 안되겠구나' 라는 쪽으로 결론을 내리게 되었다. 남보다 빨리 얼굴이 붉어지고, 쉽게 취하고, 숙취상태가 오래 지속되는 것이 체질적인 이유에서라면, 자꾸만 마신다고 해서 해결될 일이 아니라는 확신이 섰기 때문이다.

누구든 자신의 약점을 인식하고 인정하기란 쉽지 않다. 왜냐하면 그렇게 하는 것이 자존심이 상한다고 생각하기 때문이다. 그러나 일단 인식하고 인정하기만 한다면 전보다 더 강해진 자신을 발견할 수 있을 것이다. 더구나 자신의 약점을 자신의 인격발달과 관련해서 이해할 수만 있다면, 약점을 덮어두고 가리려는 과도한 노력으로 인해 건강을 해치는 것을 피할 수 있다.

자유와 통제의 조화를 이루어라

자유를 존중하는 것이 민주주의의 기본정신이다. 그러나 자유를 마냥 허용한다면 민주주의는 존립 자체부터 위협받는다. 우리의 지난 날을 보더라도 4.19의거를 통해 민주주의를 쟁취했으나, 자유의 남용으로 무질서상태에 빠지게 되었다. 이것은 바로 5.16쿠데타를 유발해, 민주주의의 싹이 짓밟힌 쓰라린 경험을 한 바 있다. 이처럼 소중한 자유도 그에 따른 책임을 등한시하다 보면 민주주의를 위협할 수 있다.

개인의 건강문제에 있어서도 지나친 자유는 위험하다. 먹고 싶은 게 많다고 해서 지나치게 많이 먹다 보면 배탈이 나고, 술을 과음하면 몸과 마음이 망가지고, 씀씀이가 지나치면 가계가 무너질 수밖에 없다. 건강은 자유와 통제의 균형에 의해서 유지된다. 그러나 가능한 한 많은 자유를 누리려고 하는 것이 인간의 본능이다. 바로 이 점이 자유 못지않게 적절한 통제가 필요한 이유이기도 하다.

우리 나라에서 경제적으로 웬만큼 여유가 있는 부모들은, 어렸을 때 자신이 누리지 못했던 것이나 하고 싶었지만 못했던 것들을 자녀들이 대신 누리게 하려고 애를 쓴다. 이런 경우 그 자녀들은 절제된 생활을 배우기가 어렵다. 자유를 누릴 줄만 알지, 자신을 통제하는 방법을 누구에게서도 배우지 못한 탓이다. 어느 대학 교수는 자녀들에게 가능한 자유를 만끽하도록 해 주었다. 그 결과 딸은 대학을 다니면서 이성관계에서 절제를 잃었고, 때때로 환각제를 사용하고, 술과 담배에 자신을 내맡겼다. 결혼상대도 자신의 의사대로 결정했고, 얼마 안 가 이혼하였다.

반면 적절한 통제를 받으면서 자란 자녀들은 대부분 부모의 기대에 걸맞게 잘 큰다. 우리 주변에는 엄한 아버지 밑에서 어린 시절을 보낸 자녀들이 장성해서 사회적 성공을 거둔 예가 많이 있다.

이처럼 참된 자유를 맛보기 위해서는 어느 정도 자신의 욕구에 대한 통제가 필요하다. 다시 말해 절제된 자유가 진정한 자유라고 할 수 있다. 우리가 흔히 경험하는 것으로 예를 들어보자. 거나하게 취한 상태에서 마냥 들이키는 맥주보다는, 운동을 해서 땀을 흠뻑 흘리고 난 후 마시는 한 잔의 맥주에서 참맛을 느끼게 되는 것과 같은 이치다. 마찬가지로 일한 뒤 쉬는 휴식이 진정한 휴식이다. 매일 빈둥거리며 살고 있는 사람에게 휴식은 오히려 권태만 불러일으킬 뿐이다.

경제위기로 나라 전체가 갑자기 얼어붙었다. 이것도 따지고 보면 정치지도자와 경제관료, 국민 모두가 자제력을 잃을 정도로 자유에 탐닉하다 생긴 일이다. 결국 저마다 자유를 누리려고만 했을 뿐 통제와 절제를 외면한 것이 IMF 구제금융을 불러왔다고 해도 과언이 아니다. 개인이든 국가든 자유와 통제를 적절히 조화시킬 수 있어야, 건강도 유지하고 발전도 이룰 수 있는 법이다.

분노를 다루는 법

우리가 살아가면서 가장 많이 느끼는 감정이 분노다. 그만큼 화나는 일을 많이 겪는다고 볼 수 있다. 하고자 하는 일이 잘 안 풀려서, 남편이 늦게 귀가해서, 자녀가 말을 안 들어서, 시어머니와의 갈등 때문에, 상사와의 마찰이나 친구의 배신 때문에 화가 난다. 때로는 다른 사람들이 내뱉는 불친절한 말 한마디에 우리의 가슴이 멍들기도 한다. 심지어는 자기 차를 추월했다고 해서 상대 운전자에게 공기총을 발사하는가 하면, 공중전화 부스 앞에서 차례를 기다리다가 시비가 붙어 몸싸움에 이르는 경우도 있다. 이런 크고 작은 다툼과 사고들은 대부분 분노를 다스리는 법을 몰라서 일어나는 것이다.

그런가 하면 화를 푸는 방법도 사람들마다 제각각이다. 술로 푸는 사람이 있는가 하면, 담배를 피우며 삭이기도 하고, 애꿎은 사람에게 화풀이를 하는 경우도 있다. 또 그저 참는 게 약이라고 생각하고 오직 참기만 하는 사람도 있는데, 이런 유형은 화병으로 건강을 해칠 우려가 있다.

화를 참으면 병이 된다

화는 독이다. 그러므로 화날 때 무작정 참기만 하는 것은 건강에 좋지 않다. 감정을 발산하지 않고 속으로 삭이기만 하다 보면 화병은 물론이고 암, 과민성 대장증후군, 고혈압, 긴장성 두통 등 많은 신체질환이 일어나기 쉽다. 또한 적대감이 많은 사람들은 관상동맥 질환에 걸릴 확률이 높다고 알려져 있다. 한 연구결과에 따르면 고혈압 환자들이 정상인들에 비해 화를 더 많이 참는 것으로 밝혀졌다. 표현하지 못한 화는 결국 몸 어딘가에 쌓여 몸을 병들게 한다. 마치 대변을 밖으로 내보내지 못하면 배가 부글부글 끓으면서 아픈 것과 같은 이치이다.

우리는 '인내가 미덕이다' '참는 자에게 복이 있다'는 말처럼 자나치게 참을성을 강조하는 사회적 분위기 때문인지 화를 참는 데 너무 익숙해 있다. 그러나 무조건 참는 것을 능사로 여기다가는 병에 걸리기 쉽다. 우리 나라의 장년·노년층에서 자주 발견되는 화병은, 참아야만 생존할 수 있었던 시절의 유산이라고 할 수 있다.

몇 가지 예를 들어 보자. 남편이 외도하여 낳은 아들을 20년이나 키워온 50대의 여자가 있다. 지금은 오랜 세월 그녀를 거들떠보지도 않던 남편과 함께 살고 있으나 계속 아랫배가 아프고 설사를 하여 병원을 찾았다. 각종 검사를 해보았지만 특별한 신체적 이상은 찾아낼 수가 없었다. 환자가 그간 자신을 외면한 남편에 대한 분노를 표현하지 못하고 속으로 눌러온 것이 그만 장에서 폭발하고 만 것이다.

한 중년 여인은 남편에 대한 불만이 있어도 입밖에 내지 못하고 참고 살아야 했다. 그런 그녀는 자동차를 운전하다가 자기 비위를 건드리는 차를 보면 가서 부딪치고 싶은 충동을 느꼈다. 꼭 그래야만 자신의 속이 시원해질 것 같아서 실제로 들이받은 적도 있었다. 이처럼 화를 발산하지 못하고 억누르게 되면 예측할 수 없는 엉뚱한 행동이 유발되기도 한다.

30대 초반의 한 남자는 큰 회사의 대리였다. 그가 결재를 받으러 갈 때마다, 부장은 꼬투리를 잡아서 질책하고 윽박지르기 일쑤였다. 그럴 때면 대꾸할 말이 있어도 제대로 못하고 슬그머니 밖으로 나오곤 했다. 얼마 지나지 않아 머리 한 쪽이 빠개질 듯 아파오곤 해서, 견디다 못해 정신과를 찾았다.

물론 화를 참아야 하는 경우도 있다. 하지만 너무 참기만 하다가는 마음을 멍들게 하고 몸에도 병을 불러 온다. '항상 화를 참는 것이 좋다'는 인식은 이제 바꿀 필요가 있다.

화에는 중독성이 있다

화는 중독성이 있어서 자꾸 내다 보면 습관이 된다. 그리고 분노는 또 다른 분노를 낳는다. 또 적대감이 심한 사람과 함께 생활하다 보면 자신도 적대적인 사람이 되기 쉽다. 그만큼 분노는 전염성이 강하다.

화를 처리하는 방법 중 가장 나쁜 것이 엉뚱한 사람에게 화풀이하는 경우다.

40대 후반의 한 여자가 소화가 안되고 배가 아프기도 해서 내과에 입원하였다. 여자 인턴이 환자에게 병력을 물어보자, 그녀는 "내가 동네북이냐? 왜 똑같은 질문을 이 사람 저 사람 던지고 야단이야?" 하면서 발끈 화를 냈다. 환자의 태도에 당황한 인턴도 화를 참지 못해 "그럴려면 도대체 왜 입원했어요?"라고 맞서자, 환자는 씩씩대며 "뭐 이

따위 의사가 다 있어?" 하며 금방 싸울 기세였다. 상황이 이렇게 험악해지자 이를 수습하려던 내과의사는, 환자가 혹시 정신적 문제를 갖고 있지는 않은가 해서 환자를 정신과에 의뢰했다. 환자는 최근 남편이 바람을 피우는 사실을 알고 몹시 화가 난 상태였다. 어디에 하소연할 데도 없이 속으로만 끙끙거리다 몸에 이상이 생긴 것이다. 정신적인 문제가 신체적인 문제보다 더 심각한데도 불구하고 정신과를 찾아 가면 '정신병 환자'로 취급받을 것 같아, 배가 아프다는 구실로 내과에 입원한 것이다. 결국 환자가 남편에 대한 분노를 억누르면서 참아왔던 것이 그만 인턴에게 폭발되었음을 알 수 있었다.

20대 중반의 한 기혼여성은 간섭이 심한 시부모에게 불만이 많았다. 그녀의 시부모는 "나가 돌아다니려면 무엇 때문에 시집왔느냐?"고 하면서 직장생활도 못하게 하고, 친구들을 만나는 것도 탐탁지 않게 여겼다. 그저 가만히 들어앉아서 집안살림만 하라는 것이었다. 그녀는 시부모에게서 그런 말을 들을 때면 화가 치밀어올라 물건을 부수거나 아이를 때렸다. 그러다 잠시 후면 죄없는 아이를 때린 것이 후회되어 눈물을 쏟기 일쑤였다.

이처럼 종로에서 뺨맞고 한강에다 눈흘기는 일은 하지 않았는지 되돌아보자. 엉뚱한 데에다 하는 화풀이는 또 다른 스트레스를 불러 온다. 이러다 보면 스트레스 사슬로부터 벗어나기가 점점 더 어려워진다.

내적 대화를 하라

대부분의 사람들은 화나는 일을 많이 경험하면서도, 그것을 처리하는 방법에 관해서는 잘 모르고 있는 것 같다. 더구나 화가 건강에 어느 정도로 안 좋은 영향을 미치는지를 아는 사람은 드물다.

앞으로 화나는 일이 생긴다면 이렇게 자신에게 속삭여 보자. 먼저 자신을 화나게 하는 일이 '과연 내가 계속 관심을 둘 만큼 중요한 것인가?' 를 물어 보라. 우리를 화나게 하는 일의 대부분은 사소한 것들이다. 거리를 지나다 거지한테서 욕설을 듣는 경우를 가정해 보자. 듣는 그 순간 화는 나겠지만 계속 관심을 쏟을 만큼 중요한 일은 아니다. 그런 정도의 일이라면, 마음 속으로 '저 사람 좀 이상하군' 하면서 그냥 지나쳐 버릴 수 있다.

그 다음에는 '자신이 정당한지' 를 자문해 본다. 만약 직장에서 동료가 자신을 모욕적으로 대한다면 화가 날 것이다. 더구나 그것이 매일 겪어야 하는 상황이라면, 이것은 계속 관심을 가져야 할 만큼 중요하고, 또 화를 낼 정당한 사유라 할 수 있다.

화나는 일이 자신에게 중요하고, 또 자신의 입장이 정당하다면 마지막으로 다음과 같은 질문을 던져 본다. '과연 내 생각을 표현해서 효과를 볼 수 있을까?' 여기서 긍정적인 대답이 나온다면 자기 주장을 해 보자. 그러나 이런 시도는 마지막으로 하는 것이 좋다. 앞의 예에서 동료의 태도를 바꿀 수 있다는 확신이 서면 그런 시도는 효과적일 것이다. 그런데 만약 상대가 상사라면 자기 주장보다는 자신의 입장이나 태도를 바꾸는 것이 더 나을 수도 있다. 때때로 자기 주장으로 혹을 떼려다 혹을 하나 더 붙일 수도 있기 때문이다.

어느 40대 초반의 여자는 결혼 초부터 줄곧 '검은 머리 파뿌리 될 때까지 함께 살아야지' 라고 생각하면서 남편이 뭐라고 잔소리를 해도 그저 듣기만 하고 참아왔다. 그러나 일 년 전부터는 '최악의 경우 이혼할 수도 있다' 는 쪽으로 마음이 바뀌어 자신의 일에 남편이 참견할 때면,

하고 싶은 얘기를 다 하고는 "안 살겠어요!"라고 소리를 질렀다. 그랬더니 속이 후련해졌음은 물론, 남편의 간섭도 많이 줄어들었다고 했다.

비슷한 예로, 남편의 말이라면 무조건 따르며 살아오던 40대의 한 여자가 있었다. 결혼하고부터 한번도 남편에게 대들거나 의견을 거스른 적이 없던 그녀가 어느 날 눌러왔던 불만을 표현했고, 이런 태도에 당황한 남편에게 뺨을 맞았다. 그러나 이상하게도 맞아서 기분이 나쁘기보다는 되레 후련해지는 느낌이 들더라고 했다. 때로는 그저 '나 죽었소' 하고 참는 것보다는 매를 맞는 한이 있더라도 이렇게 가슴 속에 담아둔 얘기를 하는 것이 자신의 정신건강을 지키는 데에는 훨씬 도움이 될 수 있다.

화를 참을 수 있다면 참아라. 그러나 참는 데에는 한계가 있고, 참기만 하면 나중엔 속으로 병들기 쉽다. 그러므로 무조건 참기보다는 상대방에게 일시적으로 불쾌감을 줄 우려가 있더라도 표현하는 게 낫다.

《분노가 죽인다(Anger Kills)》의 저자인 윌리엄스(Williams) 부부가 분노를 줄이는 두 가지 기본 원칙을 제시하였다. 한 가지는 '작은 일에는 땀을 흘리지 않는다'이고, 다른 하나는 '대부분의 문제는 작은 일이다'라는 것이다. 사소한 일은 그냥 지나치도록 하자. 화를 내게 하는 상황이 계속 되고 화를 낼 만한 정당한 사유가 있다면, 그때 자신의 의견을 상대방에게 전달하자.

앞으로는 화가 날 때마다 우선 문제의 중요성, 자신의 정당성, 자기표현의 결과가 효과가 있을지에 대해 내적 대화를 나누어라. 이때 '아니다'라는 대답이 나온다면 자신을 설득하는 편이 낫다. 그래도 화가 사그러지지 않는다면 생각 중단하기, 관심 돌리기, 명상하기 등과 같은 방법을 이용한다. 그리고 남의 입장에 서보려는 노력도 필요하다.

그런 예로는 공감 늘리기, 인내심 키우기, 용서하기 등이 있다. 이 외에 유머로 웃어 넘기기, 좀더 종교적으로 살기, 오늘을 인생의 마지막 날로 생각하기와 같은 태도도 필요하다.

유방암에 걸린 30대 후반의 한 여자는 자신이 너무 적대감이 많다는 것을 알고 나서, 화를 내기 전에 스스로를 설득하는 연습을 했다고 한다. 그랬더니 화를 내는 횟수나 남편에 대한 불만을 많이 줄일 수 있었다. 화날 때 무조건 참는 것도, 앞뒤 재지 않고 발산하는 것도 좋은 방법이 아니다. 이제부터는 내적 대화를 통해서 처리하는 습관을 가져보자.

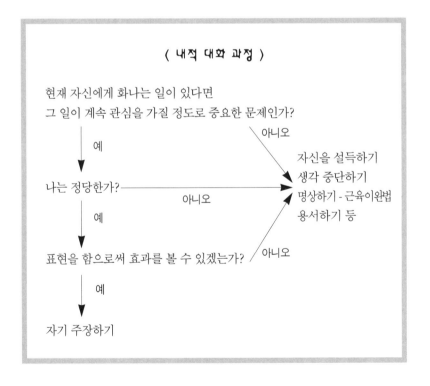

(내적 대화 과정)

현재 자신에게 화나는 일이 있다면
그 일이 계속 관심을 가질 정도로 중요한 문제인가?

예 ↓   아니오

나는 정당한가? → 아니오

예 ↓

표현을 함으로써 효과를 볼 수 있겠는가? 아니오

예 ↓

자기 주장하기

자신을 설득하기
생각 중단하기
명상하기 - 근육이완법
용서하기 등

효과적인 자기주장법

지금은 표현의 시대이다. 그리고 우리의 삶은 도전의 연속이다. 그런데 제대로 표현하고 도전하기 위해서는 꾸준한 훈련이 필요하다. 고기도 먹어본 사람이 그 맛을 알 듯이, 자기 주장도 꾸준히 해본 사람이 자기 의사를 제대로 표현할 수 있다. 즉 평소에 연습해서 갈고 닦아놓아야 필요한 때에 효과적으로 사용할 수 있는 것이다. 미국에서는 스트레스 관리법의 하나로 경영자에게 급료인상을 요구하는 방법이라든가, 화난 상점 점원과 대화하는 방법 등을 가르치고 있다고 한다.

우리는 자기 주장을 하는 데 익숙하지 않은 편이다. 오랫동안 윗사람의 눈치를 보는 것이 몸에 배었기 때문이다. 그러나 자기는 나름대로 열심히 했는데도 제대로 평가해주지 않고 오히려 엉뚱하게 계속 당한다고 느낀다면, 그러한 생각을 표현하는 것이 건강에 좋다. 30대 초반의 한 남자는, 상사가 자기의 학교 후배는 빈둥거리는데도 일을 잘 한다고 칭찬하고, 일요일에도 나와서 일하는 그에겐 일을 잘 못한다고 질책하곤 하여 차별받는다는 생각 때문에 화가 치밀고 머리가 아팠다. 그는 몇 번을 참다가 상사를 찾아가, "저는 나름대로 열심히 하고 있는데 무엇 때문에 꾸짖습니까? 제가 잘못한 게 있으면 구체적으로 지적해 주십시오"라고 자기 생각을 밝혔다. 그 후에는 가끔씩 찾아오던 두통도 사라졌고, 일방적으로 당하고 있다는 생각도 덜 하게 되었다고 한다.

그러나 자기 주장을 잘못하면 득보다는 실이 되기 십상이다. 공연한 화풀이는 혹을 떼기보다는 되레 혹을 붙일 수 있기 때문이다.

우리가 자기 주장에 익숙하지 않다는 것은 세미나에 참석해 보면 실감할 수 있다. 대체로 나이 든 사람들만 의견을 내놓고, 젊은 사람들은 눈치만 보면서 입을 열지 않는다. 그것은 오랜 타성 때문이기도 하나 혹시 질문을 했다가 엉뚱한 소릴 한다고 타박을 놓으면 어쩌나 하는 두려움이 크기 때문이다. 실제로 어떤 사람은 질문이 마음에 들지 않으면 "그런 걸 질문이라고 하나?" 하면서 젊은 사람들의 기를 꺾어 놓기도 한다.

그런데 요즘은 세태가 바뀌어서 젊은 층으로 갈수록 자기 주장을 펴는 데 주저함이 없는 것 같다. 예전에 우리 집에선 이런 일이 있었다. 제법 쌀쌀한 날이었는데도 아이들이 덥다며 러닝 셔츠만 입으려고 해서 "얘들아, 감기 들겠다. 아빠도 이렇게 긴 옷을 입지 않았니?" 하고 말했다가, 그 애들이 "아빠하고 저희가 똑같아요?"라는 대꾸를 해오자 답변이 궁색해졌던 것이다.

그러나 어떠한 일에도 양보를 모르고 자기 주장만 하는 사람은 스스로 감정의 노예가 되기 쉽다. 자기 주장의 남용은 얻는 것보다 더 많은 것을 잃게 한다. 외국에서 오랫동안 공부하고 귀국한 20대 후반의 한 여자는 결혼하고 나서 친정식구와 언쟁이 잦아졌다. 아버지가 한 말이 틀린 것을 발견할 때마다 "아버지 말이 틀렸어요." 하고 직설적으로 지적하곤 했는데, 이에 아버지는 딸을 버릇없게 키웠다고 혀를 차곤 했다. 이렇게 상대방의 감정을 고려하지 않고 자기 기분만 생각하는 자기 주장은, 설혹 그 내용이 옳다 하더라도 저항을 받기 마련이다.

일단은 상대방 말에 귀를 기울이고 나서 자기 생각을 표현하도록 하자. 아무리 흥분한 상태의 사람이라도 상대방이 자신의 얘기를 잘 들어주고 있다고 생각하면 감정이 수그러든다. 몹시 격한 감정으로 응급실을 찾은 정신병 환자들이 정신과 의사 앞에서 갑자기 양처럼 순해지는 것도 바로 이런 이유 때문이다.

앞에서 언급한 내용을 되새겨 보자. 자신의 감정을 상하게 하는 일이 일어나면 그 일이 자신에게 중요한지, 자신의 입장이 정당한지, 그리고 그 기분을 표현하는 것이 효과적인지를 자문해 보자. 이 세 가지 질문 모두에 '그렇다' 라는 대답이 나오면 자기 주장을 해 본다. 이런 과정을 거친 적절한 자기 주장은 자신감을 갖게 해 주고, 무엇보다도 자신의 건강을 지켜 주는 버팀목이 된다.

5

신체적 스트레스 관리법

근육이완법

많은 사람들이 스트레스가 쌓일 때 근육을 이완시키는 것이 효과가 있다고 말한다. 그러나 근육을 이완시키려면 정작 어떻게 해야 하는지에 관해서 얘기해 주는 사람은 별로 없다. 따라서 여기서는 효과적으로 근육을 이완시키는 방법을 알아보도록 하자.

근육이완법은 일단 방법을 익히기만 하면 스트레스를 해소시키는 데 그렇게 좋을 수가 없다. 우선 근육이완법은 시간과 장소의 제약을 별로 받지 않고, 돈 안 들이고 쉽게 할 수 있다는 장점을 가지고 있다. 보통 휴식이라고 하면 그저 눕거나 의자에 앉아서 마냥 쉬는 것으로 생각하기가 쉬운데, 그것만으로는 충분하지 못하다. 우리가 미처 깨닫지는 못하더라도 우리 몸에 긴장이 남아있을 수 있기 때문이다. 따라서 가만히 앉아서 쉬기보다는 이완법을 통해서 긴장감을 풀어주면 휴식의 효과를 훨씬 높일 수 있다. 이 방법은 불안, 불면증, 두통, 요통, 고혈압 등 여러 가지 신체질환 및 정신장애의 치료에 효과적인 것으로 알려져 있다. 근육의 긴장은 정신적 긴장과 밀접한 관계를 맺고 있어서 신체적 이완이 이루어지면 정신적 이완도 따라서 나타나기 마련이다.

또한 근육의 긴장은 힘이 작용하고 있음을 나타내는 동시에 에너지가 소진되었음을 알려주는 신호이기도 하다. 장시간 의자에 앉아 있다가 일어서려 하면, 허리가 잘 펴지지 않고 통증이 오는 것을 경험한 적이 있을 것이다. 또 오랫동안 강의를 듣는다든가 일에 몰두하고 있을 때, 머리가 갑자기 쑤셔오는 것도 적지 않게 경험할 수 있는 일이다.

한편 근육이완법은, 특정한 일을 수행해야 할 때 어떻게 선택적으로 긴장할 것인지를 알게 된다는 점에서 힘을 키우는 방법이기도 하다. 또한 중요한 일을 위해서 에너지를 저장시키는 것도 가능하기 때문에 불필요한 에너지의 낭비를 막을 수도 있다. 간혹 이런 것을 배우는 데에 기울이는 노력을 시간과 에너지의 낭비, 또는 비생산적인 활동이라고 생각하는 사람들이 있으나 그것은 매우 잘못된 생각이다. 이완법을 실행하고 나면 이전보다 더 능률적이고 생산적이며 활기찬 생활을 할 수 있기 때문이다.

근육의 긴장과 이완의 차이를 느껴라

근육이완법은 큰 근육들을 긴장시켰다가 이완시키는 것으로 시작한다. 이렇게 근육을 긴장시켰다가 이완시키는 과정은 스트레스에 대한 근육의 반응을 인식하는 데 도움이 된다. 즉 이런 긴장 ─ 이완 과정을 통해 근육의 긴장을 스스로 감지할 수 있고, 긴장될 때와 이완될 때의 차이를 알 수 있게 된다.

우리 신체 중에서도 특히 머리나 얼굴, 목과 어깨의 근육들이 스트레스와 밀접히 연관되어 긴장이 많이 쌓이는 부위이다. 이 외에 팔, 손, 가슴, 허리, 복부, 엉덩이, 다리, 발의 근육긴장도도 살펴볼 필요가 있다.

처음에는 어떤 근육이 계속 긴장되어 있는지를 아는 것이 중요하다. 잠시 거울을 보면서 화가 나거나 불안할 때 자신이 어떤 모습인지 떠올려 보자. 그런 다음 자신이 긴장하고 있을 때 다리에 힘이 들어가는지, 턱이 굳어지는지, 아니면 눈에 힘을 주는지 등을 살펴본다. 또한 이 과정에서는, 근육을 긴장시켰다가 풀어주면 근육이 더 크게 이완된다는 점을 인식하는 것이 중요하다. 그 이유는 근육의 긴장과 이완의 차이를 경험함으로써 근육이완감을 더 크게 느낄 수 있기 때문이다.

근육이 제대로 이완되었는지를 알아보는 한 가지 방법은 팔을 가슴 높이까지 위로 올린 상태에서 팔꿈치를 굽혔다 펴보는 것이다. 만약 팔이 움직임에 저항하거나 의도적으로 도와주려 한다면 그것은 아직 제대로 이완된 상태가 아니다. 팔이 부드럽고 쉽게 상하로 움직일 수 있어야만 제대로 이완된 상태라고 할 수 있다.

기본적 이완기술을 연습하라

만약 여러분이 살아가면서 화를 낼 만한 상황에 맞닥뜨리게 된다면, 이런 이완법이 있음을 상기하라. 화를 터뜨리기 전에 깊이 숨을 들이마시고, 숨을 잠시 멈추었다가 천천히 내쉬면서 낮은 목소리로 '이완' 하고 말해 보기 바란다. 연습을 통해서 익숙해지면, 스트레스를 느낄 때마다 이 방법을 사용하면 어렵지 않게 기분을 전환시킬 수 있다.

이제 구체적으로 근육을 긴장시키고 이완시키는 방법들을 알아보자.

몸의 어느 한 부위를 긴장시킬 때는, 다른 부분의 근육들을 축 늘어뜨리도록 한다. 2, 3초 동안 그 부위를 긴장시킨 후에 이완시킨다. 그리고 나서 깊이 숨을 들이마셨다가 잠깐 숨을 멈춘 후에 천천히 내쉬면서 '이완' 하고 조용히 말해 본다.

먼저 몸 전체의 근육을 긴장시켜보자. 턱, 눈, 팔, 손, 가슴, 등, 복부, 다리, 발을 긴장시켜라. 이런 긴장을 몸 전체가 느끼도록 한다. 긴장을 잠깐 유지했다 조용히 '이완' 하며 숨을 내쉰다. 이때 몸 전체가 이완되도록 한다. 긴장을 풀면서 평온한 파도가 밀려오는 것을 느껴본다.

얼굴과 머리 근육을 이완시키려면 다음 동작을 반복한다. 눈을 감았다 뜬다. 이마를 찡그렸다 편다. 입을 크게 벌렸다 다문다. 혀를 입천장에 밀어 붙였다가 뗀다. 이를 세게 다물었다가 살며시 놓아본다.

어깨의 근육이완은 어깨를 치켜 올렸다가 내리는 동작으로 해본다. 팔의 근육을 이완시키려면 팔을 가슴 앞으로 쭈욱 뻗었다가 원위치시키거나, 팔을 어깨 위쪽으로 올렸다가 원위치시킨다. 손의 근육이완은 손으로 주먹을 불끈 쥐었다가 펴보는 동작만으로도 가능하다.

가슴, 폐의 이완은 깊이 숨을 들이마시면서 시작한다. 숨을 멈추면서 늑골 주위의 긴장을 느낀 다음 숨을 내쉬면서 '이완' 하고 조용히 말한다. 이때 부드럽고 자연스러운 리듬으로, 일정하게 호흡을 유지한다.

등의 이완은 등을 뒤쪽으로 활처럼 둥글게 구부리는 동작을 취하면 되는데, 앉아 있다면 앞으로 숙였다가 펴는 동작을 취해도 무방하다.

복부의 이완은 배를 앞으로 쭈욱 밀어냈다가 원위치시키거나 안쪽으로 들이밀었다가 원위치시키는 동작을 취하면 된다.

엉덩이, 다리, 발의 이완은 엉덩이와 다리로 발 뒤꿈치를 내리눌렀다가 풀어주면 된다. 발가락을 이완시키려면 발가락을 아래 또는 위로 구부렸다가 펴 본다.

〈기본적 근육이완법 요약〉

1. 근육을 긴장시킨다.
2. 긴장을 약 2, 3초 동안 유지한다.
3. 긴장을 서서히 풀어주면서 동시에 조용히 "이완" 이라고 말한다.
4. 깊이 숨을 들이 마시고 잠시 숨을 멈춘다.
5. 숨을 내쉬면서 조용히 "이완" 하고 말한다.

수시로 긴장을 체크하라

근육이완법은 몸 전체는 물론 긴장이 두드러지게 나타나는 특정 근육을 인식하는 데에도 도움을 준다. 이 방법을 이용하면 자신이 필요 이상으로 긴장하고 있는 신체부위를 발견할 수 있다. 그리고 근육의 긴장을 적당하게 유지하는 방법을 터득하는 것도 가능하다.

이완법을 실행하기 전에 우선 근육의 긴장도를 알아야 한다. 이를 위해 자신의 긴장도를 측정할 수 있게끔 도와주는 보조물이 필요하다. 예를 들면 우리가 수시로 접하게 되는 시계나 전화, 자동차 백 미러 등이 보조물로서 기능을 할 수 있다. 그런 물건들에 눈에 띄는 색깔의 테이프를 붙여 놓고, '긴장을 체크하라' 는 신호로 사용하라. 즉, 시계를 보거나 전화를 받거나 백 미러를 보다가 그 표시가 눈에 들어오면, 즉시 자신의 신체 어느 부분이 긴장되어 있는지를 체크해 보라는 것이다. 사람들은 흔히 긴장 상태이거나 짜증나는 일이 있을 때 시계를 쳐다보는 습관이 있는데, 이때 "몇 시지?" 하며 긴장하는 습관을 이처럼 창조를 위한 이완습관으로 바꾸는 데 이용하는 것이다. 이런 방법은 긴장에 대한 통제감을 높이는 데 도움이 된다.

또는 화장실 거울이나 책상, 자동차 계기판 위에 "이완하고 있나?", "이완하라!"고 적은 쪽지를 붙여 놓거나 사무실에 여행중에 찍은 사진을 걸어두는 것도 이완을 연상시키는 좋은 방법이다.

이완하기 연습은 숨쉬는 일처럼 자연스러워질 때까지 해야 한다.

비서로 일하는 한 여자는 과도한 업무스트레스로 인한 긴장성 두통에 시달려 왔다. 그러나 두통 전에 나타나는 목과 어깨 근육의 긴장은 전혀 인식하지 못했었다. 그러다가 근육이완법에 관심을 갖고 실행하면서부터 근육의 긴장과 두통이 밀접한 관련이 있다는 것을 알게 되었다. 그녀는 사무실 책상 위에 자명종을 갖다 놓고, 한 시간마다 울리게 하고는 자신의 긴장수준을 체크하였다. 아침과 오후에 잠깐씩 커피를 마시는 시간에도 몸의 긴장도를 체크하고 이완연습을 하였다. 그 결과 몇 주일 후부터는 두통의 횟수도 줄고, 강도도 예전보다 훨씬 덜하였다. 더불어 스트레스를 스스로 관리할 수 있다는 자신감까지 갖게 되어 생활에 활력을 얻었다.

이렇게 이완법은 시간이 날 때마다 틈틈이 하는 것이 좋다. 엘리베이터를 기다리거나, 길에서 신호등이 바뀌기를 기다릴 때, 전화를 걸 때 등등 자신이 어느 정도 긴장하고 있는지를 수시로 체크해 본다. 그결과 긴장하고 있다고 느끼면 이완법을 시행한다. 이런 경우 이완을 유지하기 어려운 일부 근육을 긴장시켰다가 풀어주는 것만으로도 효과를 볼 수 있다. 매일 수 차례 이런 연습을 하다 보면 어떤 근육이 가장 문제가 되는지를 알 수 있게 된다. 나중에는 숨을 깊이 들이마시면서 '이완' 하고 속으로 말하고 나서 숨을 내쉬는 것만으로도 문제가 되는 근육을 이완시키는 것이 가능해진다. 중요한 것은 이런 이완법을 일상화시켜서 자동적으로 이루어지게 하는 것이다.

사람이 살다 보면 크든 작든 긴장과 불안을 느끼게 하는 문제들과 부딪히게 마련이다. 이것들이 풀리지 않고 쌓이다 보면 나중에는 감당하기 어려운 지경에 이른다. 그러나 매일 몇 번씩 이완법을 실행한다면 스트레스의 누적을 막을 수 있다. 비록 5분 이내의 짧은 시간일지라도 긴장완화에 큰 도움이 된다. 아무리 일이 많고 바쁘다고 해도 이완법을 실행할 정도의 휴식시간은 최소한 가져야 한다.

원래 이완법은 매일 오전, 오후 같은 시각에 20~30분 동안 하루 2번 이상 시행하는 것이 가장 좋다. 이완법을 하기 위한 장소는 조용하고 너무 밝지 않은 곳이 적당하다. 필요하다면 문밖에다 '조용히 해 주십시오' 라는 팻말을 걸어 놓을 수도 있다. 전화가 자주 걸려와 방해가 된다면 아예 전화 수화기를 내려놓아라. 의자는 뒤로 젖혀지는 편안한 것이 좋다. 옷은 꽉 끼지 않는 편안한 것으로 입고, 벨트를 느슨하게 하고, 넥타이를 풀고, 신발과 안경, 손목시계를 벗은 다음 시작한다.

신체를 주시하라 – 신체는 마음의 거울

근육의 긴장 정도를 알려면 항상 자신의 몸을 주시하고 있어야 한다. 신체를 주시하는 것은 거울을 들여다보는 일에 비유할 수 있다. 거울은 우리의 외모가 어떤지 살피는 데 유용한 도구이다. 넥타이를 똑바로 맸는지, 머리카락이 흐트러지지는 않았는지 등을 우리는 거울을 통해서 체크할 수 있다. 그러나 우리의 근육이 긴장되어 있는지 아닌지를 비춰줄 거울 역할을 해주는 것은 찾기 어렵다. 이럴 때 마음의 거울인 신체를 통해서 그 변화를 확인할 필요가 있다.

우리 몸의 변화를 확인하기 위해서 거창한 준비가 필요하거나 많은 시간이 요구되는 것은 아니다. 시간이 날 때마다 틈틈이 점검해 보면 된다. 예를 들어 차를 타고 가다가 교통신호에 걸려 잠깐 멈추어 있을 때나 엘리베이터가 올 때까지 기다리는 몇 분간을 마음의 거울을 들여다보는 시간으로 활용한다. 또한 휴식시간이나 점심시간을, 일을 시작하거나 마칠 때를 근육의 긴장을 점검하는 기회로 이용할 수도 있다.

신체에 대한 점검이 끝났으면, 긴장해 있는 근육을 풀어줄 차례다. 이 때 호흡의 조절을 이완의 수단으로 이용할 수 있다. 숨을 들이마시면서 얼굴, 목, 어깨, 팔 근육의 긴장을 점검하고, 숨을 내쉬면서 긴장을 날려보낸다. 다음에는 가슴, 폐, 배, 엉덩이, 다리, 발의 근육 순으로 이완시켜 보자.

근육의 이완을 좀더 깊게 하고자 한다면, 근육을 긴장시키지 않은 상태에서 천천히 숨을 깊이 들이마신 후, 속으로 "이완" 하고 말하면서 숨을 내쉰다. 숨을 내쉴 때마다 이완시키고자 하는 근육에 신경을 집중시킨다. 머리부터 발가락끝까지 해도 되고, 긴장을 느끼는 특정 부위를 반복해서 이완시키는 것만으로도 이완효과를 보는 데는 손색이 없다. 이때 몸이 부드럽게 마사지받고 있다는 상상을 하면서, "편안하다", "좋다"라고 중얼거려 본다. 이 과정을 진행하면서 하나, 둘, 셋을 세어본다. 하나를 셀 때는 이완됨을 느끼고, 둘에는 정신이 깨어나게 하고, 셋을 세면서는 기분이 상쾌해짐을 느끼도록 한다.

시각적 연상법을 병행하라

대개의 사람들에겐 예전의 좋지 않은 기억들이 떠올라 일이 손에 잡히지 않았던 경험이 있을 것이다. 그리고 나쁜 기억들은 쉬거나 놀 때에도 영향을 미쳐, 우리를 불편하게 하고 즐거움을 앗아간다. 이럴 때 도움을 줄 수 있는 것이 시각적 연상법인데, 이것은 자신이 전에 경험했던 기분 좋은 일이나 장면들을 다시 떠올리는 방법이다. 이왕이면 그런 장면들을 몇 개 준비해 놓는 게 좋다. 그래서 안 좋은 일들이 닥치면 그 일에 대한 생각은 일단 중단하고, 즐거운 장면들을 머릿속에 그려 보라. 아마도 기분이 새롭게 바뀔 것이다.

음악은 이런 연상법의 효과를 높여준다. 감미로운 음악이나 파도소리가 우리의 마음을 평온하게 만든다. 눈을 감고 깊이 숨을 들이마셨다가 잠시 멈춘 후 다시 내쉬면서, 즐거웠던 일을 되살리고, 추억에 남는 경치를 그려보자. 휴가지에서 들었던 파도의 철썩임, 바다 위를 날고 있는 갈매기떼, 시원한 폭포소리 등등. 이런 연상을 이어가다 보면 기분을 나쁘게 하는 일들에서 벗어날 수 있게 된다.

어느 기업체 사장의 비서로 일하고 있는 한 여자는 보고서 작성을 재촉받을 때마다 맥박이 빨라지면서 불안감을 이길 수가 없었다. 그러던 중 그녀는 이완법을 알게 되었고, 어린 소녀가 그네를 타는 모습을 그려보는 시각적 연상법을 실행하면서 안정을 찾을 수 있게 되었다.

만약 시각적 연상법을 이용해 이완을 하고 있는 중에 나쁜 일들이 떠올라 방해하려고 하면, "그만" 하고 외치고, 다시 좋은 경치나 장면들을 상상하면서 숨을 내쉬도록 해보자. 그렇게 하면 마음이 평온해질 것이다.

호흡조절기술을 연습하라

스트레스나 불안, 분노와 같은 감정상태에서 가장 크게 변화를 보이는 신체증상 중 하나가 호흡이다. 특히 불안장애의 일종인 공황장애 환자들은 갑자기 숨이 막혀 죽을 것 같다며 호흡곤란을 호소한다. 이런 환자들 중에는 사람들이 많은 곳에 있으면 증상이 더욱 심해지는 사람도 있는데, 이것은 광장공포증이 동반된 경우이다.

우리 인체는 호흡이 힘들어지면 반사적으로 숨을 빨리 쉬려고 서두르게 된다. 그러다 보면 숨이 더 차고 호흡이 가빠지는 악순환이 되풀이된다. 이를 과호흡이라 하는데, 대개의 경우 불안장애나 공황장애를 더 악화시킨다. 이런 경우는 물론이고, 근육이완을 효과적으로 하기 위해서도 호흡법은 꼭 필요하다.

먼저 호흡의 메커니즘을 살펴보자. 우리가 숨을 들이마시면 산소가 허파로 들어가서 혈액 속의 헤모글로빈과 결합하게 된다. 이 헤모글로빈은 산소를 운반해 세포에 공급하는 역할을 한다. 세포는 산소를 에너지원으로 이용하고, 그 결과 생성된 이산화탄소를 배출한다. 이산화탄소는 혈액을 따라 허파로 갔다가 호흡을 통해 몸 밖으로 배출된다. 이런 산소의 흡입과 이산화탄소의 배출이 균형을 이루어야 신체가 제 기능을 발휘할 수 있다.

만약 들이마시는 산소의 양만 일방적으로 증가한다면, 이산화탄소와의 균형이 깨져 혈액의 산성도가 떨어져 혈액이 알칼리화된다. 과호흡으로 인한 변화 중 특히 심각한 것은 체내 혈관의 수축이다. 혈관이 수축되면 특히 뇌로 가는 혈액량이 감소한다. 그리고 헤모글로빈과 산소 사이의 결합력이 강해져 신체 특정 부위에 도달하는 혈액의 양이 감소할 뿐만 아니라, 이 혈액에 의해 운반되는 산소도 조직 내로 잘 들어오지 못한다. 따라서 산소를 많이 흡입하려는 수단인 과호흡이, 실제로는 뇌를 비롯한 신체기관에 공급되는 산소량을 감소시키는 역설적인 결과를 가져온다.

인체에 전달되는 산소의 양이 모자랄 때 나타나는 증상은 크게 두가지로 구분할 수 있다. 하나는 대뇌로 공급되는 산소량의 감소가 유발하는 중추증상으로서 현기증, 혼란감, 시야 흐려짐, 비현실감 등이 나타난다. 다른 하나는 신체 특정 부위로 공급되는 산소량의 감소로 인한 말초증상으로 심박동의 증가, 사지의 감각둔화와 저림, 한기, 근육긴장 등이 나타날 수 있다.

호흡은 사람들이 굳이 의식하지 않아도 자동적으로 이루어지는 신체활동이긴 하나, 의도적으로 조절할 수도 있다. 후자의 인위적인 호흡운동에서 유의할 점은 다음의 두 가지이다. 첫째는 호흡을 천천히 하는 것이다. 부드럽게 천천히 숨을 쉬면서 자신의 호흡에 집중해야 한다. 둘째는 명상이다. 이것은 집중력을 강화시키는 역할을 한다. 강한 집중력은 불안하거나 공황이 밀려올 때, 마음을 안정시켜 주고 호흡에 집중할 수 있도록 하기 때문에 매우 중요하다.

이런 운동을 하루에 두 번, 10분 정도씩 연습해 보자. 처음에는 조용하고 편안한 장소에서 시작하는 것이 좋다. 편안한 의자에 앉아서 몇 초 동안 마음을 안정시킨다. 숨을 쉴 때마다 숫자를 헤아린다. 즉, 숨을 들이마실 때 마음 속으로 "하나" 하고, 숨을 내쉬면서 "편안하다" 하고 말하는 것이다. 열까지 세면서 이 과정을 반복한다. 그 과정이 끝나면 이제 거꾸로, 열부터 하나까지 세면서 해본다. 가능하면 호흡 이외에는 생각하지 않기로 한다. 때로는 한 손은 가슴에, 한 손은 배 위에 올려놓는 게 도움이 되기도 한다. 호흡운동은 배 위에서만 이루어지도록 해야 한다.

〈호흡조절방법 요약〉

1. 조용하고 편안한 장소에서 실시한다.
2. 숨을 들이마시면서 속으로 '하나'를 세고, 내쉬면서 "편안하다"고 말해 본다. 이렇게 숨을 들이마시면서 숫자를 열까지 세고, 내쉬면서는 "편안하다"는 말을 반복한다.
3. 자신의 호흡과 숫자를 세는 데 정신을 집중한다.
4. 부드럽게 호흡하면서 정상적인 호흡 횟수와 깊이를 유지한다.
5. 가슴은 가만히 놔두고 배로 숨을 쉰다.
6. 열까지 세고 나면 다시 거꾸로 열부터 하나까지 세어 본다.
7. 7일 동안 하루 두 차례, 한 번에 10분 이상 연습한다.
8. 연습결과를 관찰한다.

효과적 운동방법

운동의 효과

대부분의 사람들은 막연히 '건강에 좋다니까' 하는 생각으로 운동을 한다. 그러다 보니 효과도 생각만큼 얻지 못하고, 조금만 힘들어도 쉽게 포기하게 된다. 그러나 운동을 하려는 동기가 뚜렷하다면 좀더 적극적일 수 있다. 다시 말해 운동이 어디에 좋고 왜 좋은지를 알게 되면, 운동에 임하는 자세가 달라질 수 있는 것이다.

먼저 운동의 신체적 효과를 살펴보자. 규칙적인 운동은 말초혈관의 저항을 감소시켜, 혈압을 떨어뜨리고 혈액 내의 지방의 비율을 낮춘다. 이렇게 되면 심장발작을 일으킬 가능성이 적어지고, 심장이 효율적으로 기능한다. 그리고 폐활량이 증가하고, 근육이 강해지며, 면역기능이 높아진다. 결국 운동은 인내심을 키우고 피로를 이기는 원동력이 된다. 최근의 연구에 따르면 당뇨병, 고혈압, 심장병, 골다공증 등 성인병의 치료와 예방에 운동요법이 효과적인 것으로 밝혀졌다.

한 친구는 몇년 전에 심장병으로 죽을 뻔했던 경험을 하고부터는 거의 매일 산에 오른다. 오랫동안 산을 다니다 보니, 어느새 산사람이 되어 버렸다. 그와 산행을 같이 한 친구들의 말을 들어보면 그 친구의 날다시피 하는 걸음을 도저히 따라 잡을 수가 없단다. 그 전에는 거의 매일 퇴근하고 나면 동료들과 술 마시느라 운동할 틈이 없다고 하던 친구였다. 그래서 한때는 몸을 가누기조차 힘들 정도로 몸이 비대했다. 그러나 지금 그의 모습은 그 때와는 판이하게 달라졌다.

운동에는 이 같은 신체적 효과 외에 심리적 효과도 있다. 우선 체중 조절을 도와주고 건강미가 넘치는 외모를 갖게 함으로써 자신감을 키워준다. 그리고 수면을 돕고 집중력을 높이며 불안과 우울, 분노 같은 감정으로부터 벗어나도록 도와준다. 특히 운동은 스트레스에 의해 생기는 독성 호르몬인 노르아드레날린을 제거하는 데 커다란 역할을 담당한다. 또한 엔도르핀을 분비시켜 기분을 좋게 하고 근육을 이완시키는 기능도 하는데, 진정제보다 운동이 더 이완효과가 있는 것으로 밝혀졌다. 이 외에도 운동은 창의력을 키워 준다. 운동을 하는 중에 새로운 아이디어가 떠올라, 그간 막혔던 문제의 실마리가 풀리는 경우도 적지 않다. 특히 과중한 업무나 충격으로 인한 스트레스 상황으로부터 벗어나는 데는 운동이 안성맞춤이다.

한 40대 중반 여성은 대인공포증이 있었다. 그녀는 대화할 때에도 상대방을 똑바로 쳐다보지 못했고, 사람들이 많은 곳에 가기를 두려워했다. 그러나 매일 에어로빅을 하면서 그런 두려움이 거의 가셨다. 한때 체중이 90kg에 육박하면서 깊은 우울증에 빠졌던 20대 후반의 여성도 어머니와 함께 수영을 하면서 체중감소는 물론, 우울증을 털어버릴 수 있었다.

어쨌든 이제 우리는 운동이 이렇게 몸과 정신 모두에 좋은 영향을 미친다는 것을 알게 되었다. 그리고 신체적 질병은 물론 정신장애의 치료와 예방에도 큰 몫을 담당한다는 사실도 확인하였다. 그렇다면 이제 무슨 운동을, 어떻게 할 것인지 계획하고 실행에 옮겨 보자. 다만 나이가 마흔을 넘었거나 질병이 있다면, 의사로부터 진찰을 받고 조언을 들은 후에 운동의 종류나 강도를 정하는 게 바람직하다.

운동 효과를 극대화시키는 전략

운동이 스트레스 해소와 건강을 위해 좋다는 것은 의심할 여지 없는 사실이다. 그러나 무작정 운동만 한다고 무병장수할 수 있는 것은 아니다. 운동 효과를 극대화시키기 위해서는 전략이 필요하다.

첫째, 재미있게 해야 한다. 심각한 표정으로 마지 못해 하는 운동은 그다지 효과를 볼 수 없다. 즐겁게 웃으면서 해야 운동의 효과가 높아진다. 체조나 에어로빅에 몰두하고 있는 사람들을 보라. 몸은 땀에 흠뻑 젖고 숨은 차오르지만, 표정들은 모두 밝지 않은가? 음악에 맞춰 신나게 몸을 흔들고 뛰다 보면, 걱정은 어느새 저 멀리 사라져 버릴 것이다.

둘째, 운동을 같이 할 수 있는 동료를 만들어라. 가능하다면 배우자나 친구와 함께 할 수 있는 운동을 선택하라. 함께 운동을 즐기는 사람이 있으면, 혼자 할 때보다 재미있고 대화도 나눌 수 있어 플러스 효과가 나타난다. 그리고 혼자 하면 쉽게 포기하는 경향이 있는 반면에, 서로 격려하고 이끌어주는 동료와 함께 하는 운동은 꾸준히 지속된다.

셋째, 너무 심한 스트레스가 있을 때는 잠시 운동을 피하라. 전에 내가 가까운 친척과 다투고 난 다음 골프로 기분을 전환해 보려고 애쓴

적이 있었다. 그러나 골프를 치는 내내 머릿속에서 언짢은 생각이 떠나지를 않아 운동에 집중을 할 수가 없었다. 그러니 즐겁기는커녕 짜증만 더 났다. 이런 때는 스트레스를 해소할 수 있는 다른 방법을 찾아야 한다.

넷째, 무리하지 말라. 의욕만 앞세워 너무 긴 시간 운동을 한다든가, 자신의 체력에 무리가 가는 운동을 해서는 안된다. 무리한 운동은 몸을 상하게 하고, 금방 지치게 해 도중하차하게 만든다. 특히 경쟁을 해야 하는 운동은 몸과 마음을 모두 해칠 수 있다. 운동을 처음 하는 사람이라면 경쟁이 요구되지 않는 빨리 걷기, 달리기, 수영과 같은 운동부터 시작하는 것이 좋을 것이다.

다섯째, 몸에 통증이 생기면 운동량을 줄여라. 운동을 하다가 생긴 통증을 근육이 강해진 것으로 착각하는 사람들이 있다. 그러나 통증이 생긴다는 것은 운동을 무리하게 했다는 증거이다. 무리한 운동은 건강을 위협하고 일의 능률을 떨어뜨린다. 운동을 웬만큼 해본 사람이라면 운동을 하고 나면, 어깨나 팔다리가 쑤셔서 잠을 이루기가 힘들고, 다음날 일이 손에 잡히지 않았던 경험이 있을 것이다. 이런 부작용을 방지하려면 우선은 운동량을 줄여야 한다. 그리고 운동 후에 적절히 몸을 풀어주는 것이 바람직하다.

여섯째, 목표 심장박동수를 정해놓고 운동하라. 운동효과를 잴 수 있는 신체적 기준 중에 대표적인 것이 심장박동수이다. 심장박동수의 평균은 나이별로 다르기 때문에, 운동 전에 미리 계산해서 목표치를 정해놓고, 운동중에 확인해 보는 것이 좋다. 목표 심장박동수를 정하려면 먼저 최대 심장박동수를 알아야 한다. 최대 심장박동수는 220에서 자기 나이를 뺀 수치다. 이 최대 심장박동수의 70~85%가 목표 심장박동수에 해당된다. 예를 들어 자기 연령이 50세라고 한다면 최대 심장박동수는 1분에 170번이 된다. 따라서 나이가 50세인 사람의 목표 심장박동수 범위는 1분에 119~144번이 된다. 운동을 시작하는 단계에 있는 사람은 목표 심장박동수의 최저치부터 시작하는 것이 좋다.

이상 여섯 가지 전략대로 실행해 보자. 무리는 금물이다. 아무리 좋은 약도 남용하면 독이 되듯이, 운동도 지나치면 병을 만든다. 직업선수를 목표로 하는 게 아니라면 운동에 너무 빠지지 않도록 하라. 스트레스 해소와 건강유지가 목적이라면 그저 즐거움을 맛보는 정도가 적당하다.

〈운동 효과를 극대화시키는 방법〉

1. 재미있게 해야 한다.
2. 운동을 같이 할 수 있는 동료를 만들어라.
3. 너무 심한 스트레스가 있을 때는 잠시 운동을 피하라.
4. 무리하지 말라.
5. 몸에 통증이 생기면 운동량을 줄여라.
6. 목표 심장박동수를 정해놓고 운동하라.

운동을 즐겁게 생활화하라

바쁜 생활이 반복되다 보면 자신이 언제 스트레스를 받는지를 알아내기가 쉽지 않다. 그래서 일부러라도 스트레스를 벗어나기 위한 기회를 만들 필요가 있다. 이런 방법의 하나로 운동의 생활화가 바람직하다.

지금 당장, 운동을 하기 위한 계획표를 짜보자. 1주일에 세 번 정도를 하되 한 번 할 때마다 20분 정도씩 꾸준히 할 수 있도록 해보자. 그리고 거창한 목표를 세우기보다는 가볍게 즐긴다는 마음으로 시작하자. 운동을 인생에서 꼭 이루어야 할 하나의 목표로 삼을 필요까지는 없다. 단지 몸과 마음을 평온하게 해주면 그것으로 족하기 때문이다.

이제 건강을 위해서만 운동하던 시대는 지났다. 요즘의 운동은 일종의 레크리에이션이다. 운동을 즐기면서 하는 사람은 항상 활기차고, 자신의 삶을 스스로 통제할 수 있다는 자신감으로 당당하다. 운동은 사기를 북돋워주고, 신체적·정신적·사회적 스트레스 모두를 어렵지 않게 극복할 수 있게 한다.

대부분의 직장인들은 평소 일에 지치고 피곤에 찌들어 있기 때문에, 휴일에는 온종일 잠을 자거나 TV를 보면서 지낸다. 그런데 휴일을 이렇게 보내고 나면 몸이 그다지 개운하지 않고, 기분도 가라앉기 쉽다. 그래서 다소 피곤하더라도 주말이면 바깥에 나가서 바람을 쐬며 운동을 하라고 권하고 싶다. 운동은 생활의 활력소이며, 장기적으로는 피로를 더는 데도 도움을 주기 때문이다.

너무 바빠서 운동하기 어렵다고 생각하는 사람이라도 시간관리를 통해서 운동할 수 있는 시간을 만들어라. 일하다가 쉬는 시간이나 점심시간에 짬을 낼 수도 있을 것이다. 꼭 헬스클럽을 이용하거나 넓은 운동장에 나가야만 운동이 가능한 것은 아니다. 적당한 운동을 하는 데는, 생각만큼 시간과 돈이 많이 드는 것도 아니고, 직업선수처럼 심한 훈련을 받을 필요도 없다. 체조, 팔굽혀펴기, 줄넘기 등 손쉽게 할 수 있는 운동은 얼마든지 있다.

만약 어떤 특정한 운동을 하기가 부담스럽다면, 우선 몸을 많이 움직일 수 있는 기회를 찾는 것부터 시작하자. 돈과 시간에 대한 부담감 없이 쉽게 시작할 수 있는 운동은 얼마든지 있다. 고층건물의 높은 층에 올라갈 일이 있다면 승강기를 타지 말고 계단을 이용하자. 그리고 앉아있기보다는 서있는 습관을 들여라. 지름길로만 가려고 하지 말고, 먼 길로 돌아가는 여유도 가져보자. 승용차는 집에다 두고 대중교통수단을 이용하는 것도 좋겠다. 가끔은 목적지에서 한 정거장 먼저 내려 남은 거리를 걸어서 가보자. 집 근처 음식점이나 슈퍼마켓 정도는 걸어서 다녀오자. 백화점에서도 에스컬레이터를 타지 말고 계단으로 올라갔다 내려오자. 화장실도 가까이 있는 곳보다는 멀리 떨어진 곳을 이용하자. 기꺼운 마음으로 행한다면 이런 것들이 전혀 힘들거나 어려운 일이 아니다.

이처럼 운동은 일상생활의 한 부분이 되어야 한다. 즐거운 마음으로 운동을 생활화하자. 운동이 생활화되면 힘도 솟고, 정신도 맑아지고, 긴장도 풀린다. 더불어 일의 능률이 오르고 사는 즐거움을 만끽할 수 있다.

자신에게 맞는 운동을 선택하라

　산업화시대를 거치고 정보화시대를 사는 현대인에겐 스트레스가 많이 쌓인다. 이 스트레스를 해소하기 위한 방법으로 운동이 주로 권장된다. 또 많은 사람들이 운동을 스트레스 해소법의 대명사로 인식하고 있기도 하다. 그러나 역설적으로 스트레스를 해소하려고 시작한 운동이 오히려 스트레스를 더 일으키기도 한다. 특히 승부근성이 강한 사람은, 너무 승부에 집착하기 때문에 경기에서 지면 화를 내고 짜증을 부린다. 또한 운동을 하는 중에 상대방이 야유를 보낸다든가 신경에 거슬리는 행동을 하면, 크게 충돌하지 않더라도 뒤끝이 개운치 않게 된다.

　만약 자신이 승부근성이 지나치게 강하다고 생각되면 경쟁을 요구하는 운동은 피하는 것이 좋다. 전에 캐나다에서 골프를 칠 기회가 있었는데, 지는 것을 몹시 싫어하는 사람과 한편이 되어 같이 카를 타게 되었다. 그는 뒤에서 남이 공을 치기도 전에 카를 타고 그린을 둘러보는 습관이 있었다. 그날도 어김없이 상대보다 앞서 가다가 하마터면 뒤에서 날아오는 공에 뒤통수를 맞을 뻔했다. 이런 사람들은 등산, 수영, 달리기, 체조 등 경쟁이 필요 없는 운동을 선택하는 것이 바람직하다.

　이 외에도 운동할 때의 분위기가 스트레스를 일으킨다면, 그 운동은 즉시 중단하고 다른 운동을 선택하는 것이 좋다. 예를 들어 수영복을 입고 남들 앞에 서기가 거북하다면 굳이 수영을 고집해야 할 이유가 없다. 내가 아는 선배 한 명은 골프를 시작했다가 스트레스가 더 쌓인다며 곧 그만두었다. 우선 예약도 쉽지 않은데다 때로는 캐디의 눈치를 보느라 운동의 즐거운 맛도 모르겠더라는 것이다. 또, 쉬는 동안 이 것 저것 먹다 보니 체중이 줄어들 기미가 보이지 않았다는 것도 그만 둔 이유 중의 하나였다. 게다가 집에 돌아오면 주말을 가족들과 함께 보내지 못한 데 대한 자책감도 들어 찜찜한 기분이 오래 가더라고 했 다. 요컨대 운동은 부담없고 즐거운 마음으로 해야 한다. 그래야 기대 했던 효과를 거둘 수 있는 것이다.

한편, 자신의 체력을 고려하지 않고 운동을 하다 보면 몸에 무리가 오기 쉽다. 특히 나이가 들어서도 젊었을 때의 운동량을 그대로 유지 하다가 어깨나 허리를 삐어 고생하는 사람들이 있다. 이런 점에서 반 드시 자기 나이와 몸에 적합하고 성격에도 맞는 운동을 선택할 필요 가 있다.

스트레칭을 생활화하라

하루 종일 사무실 책상 앞에 앉아 일하는 사람들은 주로 머리, 허리, 어깨 등에 통증을 느낀다. 이런 사람들은 틈틈이 짬을 내어 스트레칭 을 하는 것이 좋다. 스트레칭은 통증을 예방하고, 긴장을 풀어주어 기 분 전환을 하는 데에도 큰 도움을 준다. 또한 운동전후로 근육을 풀어 주는 스트레칭을 하면 유연성도 길러진다. 스트레칭은 나이 든 사람들 이 호소하는 어깨통증, 일명 오십견이 오는 것을 막아주기도 한다.

스트레칭의 방법은 아주 다양한데, 앉은 자리에서 간단하게 할 수 있는 방법 몇 가지를 소개하겠다.

■ 먼저 고양이가 기지개 켜는 것을 연상하면서 여유를 가지고 팔

을 천천히 쭉 뻗어 본다.

■ 그 다음 천천히 숨을 깊이 들이마시고 잠시 호흡을 멈추었다가 서서히 숨을 내쉬면서 스트레칭을 시작한다.

■ 양손을 깍지 낀 상태에서 팔을 앞으로 쭉 내밀어 가능한 한 길게 뻗는다.

■ 깍지 낀 양팔을 머리 위로 쭉 당겨 올린다.

■ 팔을 등 뒤로 하고 양쪽 손가락들로 깍지를 낀 다음에 바깥 쪽으로 쭉 민다.

■ 한 쪽 팔을 머리 위쪽 옆으로 올려놓고 어깨 쪽으로 쭉 당겨본다.

■ 의자에 앉아서 한 발은 바닥에 닿게 하고 다른 발은 의자와 같은 높이로 올려놓고 앞으로 쭉 뻗는다. 발을 바꿔서 한 번 더 실시한다.

이를 한 번 할 때마다 한 가지에 10초씩, 5~10회 반복해서 실행해 본다. 하루에 두세 차례씩 거르지 않고 계속해 나간다면 스트레스 해소와 건강유지에 적지 않은 도움이 될 것이다.

6

스트레스와 생활습관

생활리듬

생체리듬을 잘 살려라

　우리 나라 40대 남자들의 성인병으로 인한 사망률이 세계에서 가장 높다고 한다. 이들 중 상당수는 오랜 기간 자신의 생체리듬을 무시하고 생활한 것이 화근이 되었다. 매일 저녁 늦게까지 일에 시달리면서 근무 중에는 담배로, 퇴근길에는 술로 스트레스를 푼 뒤 한밤중이나 되어서야 휘청휘청 집에 들어간다. 이런 생활이 반복되다 보니 잠이 부족하고, 운동할 여가도 없어 체력관리를 제대로 할 수가 없다. 이런 생활을 10년, 20년 계속해 왔다고 해보자. 40대에 들어서면 몸이 자신의 생각대로 움직여 주지 않고 몸 여기저기에 이상이 오기 시작한다.

　우리의 몸은 결코 무쇠가 아니다. 인간의 몸과 마음은 일정한 생물학적 리듬에 따라 움직인다. 건강한 사람에서는 맥박이 1분에 70~80번으로 일정하게 뛰고, 체내 호르몬이 일정한 간격으로 적절하게 분배되고, 여자인 경우 월경이 주기적으로 일어난다. 또 하루 중 잠자고 깨어나 활동하는 시간도 일정하다. 이러한 생체리듬이 깨지면 자연히 여러 질병이 발생한다. 맥박이 불규칙하게 뛰는 부정맥, 호르몬 분비의 이상으로 생기는 당뇨병이나 갑상선기능항진증 등이 이런 질병에 해당된다. 흔히 해외여행시 경험하게 되는 시차적응장애도 생체리듬의 이상에서 오는 것이다.

건강은 건강할 때 지켜야 한다. 이 당연한 사실을 모두 알고는 있으면서도 제대로 실천하지는 못하는 것 같다. 남들은 다 늙고 병들어 죽더라도 자기만은 만년청춘으로 살 것이라는 착각을 하기 때문이다. 마흔 살이 넘어서도, 밤새 술 마시고 놀아도 끄떡 없던 젊은 시절의 기분을 내려다 보면, 회복이 어려울 정도의 무리가 따르게 마련이다. 더욱이 죽는 데는 나이 순이 있는 것도 아니다.

내가 아는 한 원로는 90이 넘은 나이에도, 혼자서 전철을 타고 각종 행사에 참석하는 노익장을 과시했다. 그 분은 술과 담배를 전혀 입에 대지 않았으며, 테니스로 체력관리를 해왔다. 그리고 규칙적인 생활로도 정평이 나 있는 분이다.

평소 자신의 생체리듬에 따라 수면을 충분히 취하고, 자신에게 적합한 운동을 통해 체력관리를 게을리하지 말아야 한다. 그리고 생체리듬상 가장 활동하기 좋은 시간인 오전 10시와 오후 3시 이후에 중요한 일을 집중해서 하는 것이 좋다. 가능하면 하루에 할 일, 1주일 동안 해야 할 일 등을 미리 계획해서 하는 습관을 들여보자. 늘 하는 일에 대해선 우리의 몸과 마음이 항상 준비하고 있기 때문에 그다지 힘들게 느껴지지 않는다. 반면에 익숙하지 않은 일을 하면 무리가 온다. 운동 또한 예외가 아니다. 자신의 생체리듬에 따라 규칙적인 생활을 하는 것이 건강을 지키고 장수하는 비결이다.

성생활도 계획하라

스트레스가 누적되면 남성호르몬인 테스토스테론이 감소되어 성욕이 감퇴된다. 그러나 대부분의 남성들은 물론 그 배우자들도 이 점에 대해서는 잘 모르고 있는 것 같다. 스트레스 누적에 의한 성욕감퇴를 경험하는 남자의 경우 아내로부터 '딴 여자가 생긴 것은 아닌가' 하는 근거없는 오해를 받기가 쉽다. 성생활은 스트레스를 해소시키는 구실을 할 때도 있지만, 성욕이 떨어져 있는 상태에서는 오히려 스트레스가 되기도 한다. 마치 식욕이 없을 때 밥상을 대하면 두렵고 짜증이 나는 것처럼 말이다.

특히 40, 50대의 중년기에는 대개 남자들의 성욕이 떨어진다. 이에 반해 이 연령대 여자들의 성욕은 강해지는 것이 일반적이다. 이런 부조화가 부부간의 갈등을 일으키기도 한다. 50대 초반의 어떤 남자는 10여 년 전부터 성욕이 일지 않아 아예 부부관계를 포기해 버렸다. 최근에는 술만 마시면 아내와 자녀들에게 "너희들, 날 싫어하지? 혼자 살게 해줘!" 하고 주정을 일삼는다. 밖에서는 남들과 잘 어울리고 직장에서도 열심히 일을 해서, 누가 봐도 어디 하나 흠잡을 데가 없는 사람이지만 집에만 들어오면 말이 없었다. 그리고 남들한테는 잘해주면서도 집에만 오면 호랑이 노릇을 해 아내는 물론 아이들까지 슬금슬금 피하게 만들었다.

한편 50대 초반의 한 여성은 자녀들도 대학에 다닐 만큼 키워놨고, 물질적으로도 그다지 부족함을 느끼지 않았다. 다만 한 가지, 밤에 남편과 좋은 분위기에서 술 한 잔씩 나누면서 대화를 했으면 하는데 남편이 호응을 해주지 않는 것이 불만이었다. 가끔 남편에게 "밖에 나가 바람이라도 쐬자”고 하면, “당신이나 갔다 오라”는 대답을 듣기 일쑤였다. 그럴 때마다 기분이 무척 상했다. 아이들이라도 함께 시간을 보내줬으면 싶은데, 자녀들 역시 시큰둥한 반응이어서 혼자 음악을 듣다가 잠들곤 하였다. 이렇게 늘 무미건조한 생활을 하다 보니 공연히 짜증만 늘고 사는 재미를 찾을 수 없었다. 그래서 때로는 ‘술이라도 함께 마실 남자친구가 있었으면…’ 하는 생각을 하게 되었다. 이런 상황에서 만족할 만한 성생활을 기대하기는 어려울 수밖에 없다. 이런 상태가 지속된다면 아내의 외도로까지 발전하여 가정이 붕괴될 수도 있다.

이처럼 부부간의 갈등이 성적 욕구를 떨어뜨리는 요인이 되기도 하지만, 거꾸로 성적 욕구의 감퇴가 부부간에 갈등을 일으키는 원인이 되기도 한다.

이러한 갈등을 극복하기 위해서는 남편과 아내 양쪽 다 스트레스가 성욕을 떨어뜨릴 수 있다는 사실을 알고 있어야 한다. 특히 중년기에는 성생활 자체가 부부간 갈등의 원인이 될 수도 있다는 점을 명심하자. 그래서 이 시기에는 직장이나 자녀에 대한 관심을 기울이는 것 못지않게 배우자에게도 신경을 써야 한다. 그렇다고 무리한 성생활을 하라는 것은 아니다. 때로는 조용하게 둘만의 대화시간을 갖는 것만으로도 얼마든지 부족한 성생활을 대신할 수 있다. 맞벌이 부부나 중년기의 부부라면 성생활도 계획적으로 하는 것이 좋다. 이것이 서로 피로하지 않게 부부생활을 원만히 할 수 있는 비결이기도 하다.

일 주일 중 하루는 '완벽주의' 파괴의 날로

완벽주의자들은 남의 잘못은 물론 자신의 조그만 잘못에 대해서도 용서하지 않으려 한다. 그러나 우리가 사는 세상의 일이 반드시 완전하고 공평한 것은 아니다. 그래서 완벽주의자들은 살아가기가 어렵다. 그들은 사소한 일에 너무 집착해 나무만 보고 숲을 보지 못하는 우를 범할 확률이 높다. 이 때문에 오히려 시간의 낭비를 초래하고 일의 생산성을 떨어뜨린다. 그리고 완벽주의는 강박증이나 우울증과 같은 정신장애는 물론이고, 두통이나 고혈압 등의 신체질환도 유발한다.

완벽주의자들의 가장 큰 문제점은 모든 일에 있어서 완벽을 추구하는 데 너무 집착하는 것이다. 이들은 '백점이 아니면 아무 소용없다', '100% 인정받지 못하면 실패자다' 라고 생각한다. 진짜 중요한 일을 가려서 완벽을 추구하는 것은 바람직하지만, 모든 일에 완벽하려다 보면 쉽게 지치고 좌절하게 된다. 그래서 오히려 일할 의욕이 떨어지고 기분이 우울해진다. 우울증 환자들은 대부분 완벽주의자들이다. 그들은 나이가 들거나, 체면유지가 어렵다고 생각할 때도 우울증에 빠지기 쉽다. 어느 60대 초반의 남자는 '사업이 잘 안 풀려서 명절인데도 며느리들에게 용돈 줄 형편이 안된다'고 생각하니 살맛이 나지 않았다. 좋아하던 테니스도, 몇 게임 뛰다보면 어깨와 팔꿈치가 쑤셔서 오래 할 수가 없었다. 그 때마다 '이젠 정말 한물 갔구나' 하는 생각에 우울해졌다고 한다.

그 동안 자신을 묶어 두었던 완벽주의로부터 탈출하자. 이를 위해 지금까지와는 다르게 행동해 보자. 50대 후반의 한 남자는 옷이나 양말을 반드시 있던 그 자리에 두어야 했고, 화장실의 휴지도 꼭 같은 방향으로 걸려 있어야 마음이 놓였다. 그리고 아침 운동을 빼먹은 날은 하루종일 마음이 편치 못했다. 그러다 보니 늘 긴장상태에서 생활하게 되고 혈압도 올라갔다. 그러다가 마음을 바꾸어 '양말 같은 거 아무 데나 벗어 놓으면 어때?', '까짓 거, 하루 정도 운동 안 한다고 큰일 나나?' 하는 식으로 생각하고 행동하려고 노력했다. 그러자 불안감, 긴장감이 많이 줄어들었다. 그리고 예전엔 남을 잘 받아들이지 않는 성격이었는데, '내가 무슨 통뼈인가?' 라고 반문하면서 완벽주의로부터 벗어나니 남의 말에도 귀를 기울일 수 있게 되었다.

그렇다. 어떤 물건이 좀 비뚤어지게 놓여 있거나 방이 어지럽혀져 있다고 해서 무슨 큰일이 나는 것은 아니다. 잘 안되면 금방이라도 무슨 난리가 날 것처럼 우리가 생각하는 일들 중에는 사실상 그만큼 중요하지 않은 것들이 너무나 많다. 일 주일 중 하루는 '완벽주의 파괴의 날' 로 정해서 이 날만은 부담없이 지내보자. 세상을 현명하게 사는 사람들은 '내가 하는 일이 반드시 좋은 결과를 가져온다' 고 장담하지 않는다. 자신이 잃는 것보다 얻는 것이 더 많기만을 기대할 따름이다.

불면증을 극복하려면 습관을 고쳐라

불면증에 시달리는 사람 모두가 심각한 고민거리를 안고 있는 것은 아니다. 잘못된 수면습관이 원인이 되어 잠을 이루지 못하고 고생하는 사람도 적지 않다. 따라서 수면을 방해하는 습관들을 하나하나 발견해서 고쳐간다면 불면증 때문에 받는 고통을 덜 수 있을 것이다. 이를 위한 몇 가지의 원칙을 제시하겠다.

첫째, 일정한 시각에 자고 일정한 시각에 일어나라. 우리의 신체는 규칙적인 리듬에 따라 활동한다. 따라서 갑자기 생활리듬이 바뀌면 인체는 잘 적응하지 못하고 비틀거리게 된다. 해외여행을 할 때에 시차적응이 어렵거나, 주야간 교대근무로 수면시간이 불규칙한 경우들이 그런 예이다. 규칙적으로 아침 햇볕을 쬐는 것도 기상시간과 취침시간을 일정하게 유지하는 데 도움을 준다. 혹 늦게 잠들어 수면시간이 부족하더라도 일정한 시각에 일어나는 게 좋은 것도 바로 그런 이유 때문이다.

둘째, 침실에서의 활동을 제한하라. 잠자리에서 TV를 보거나 책을 읽고, 내일의 계획을 세운다거나 하는 것도 불면증으로 연결되기 쉽다. 가능하면 침실에서는 수면과 성행위 이외의 다른 활동은 하지 않는 것이 수면에 도움이 된다.

셋째, 체온을 조절하라. 아주 작은 체온의 변화도 사람들의 생체리듬에 영향을 미친다. 수면을 취하고 있는 상태에서는 일반적으로 체온이 내려간다. 만일 인체의 내부 온도조절장치가 고장나 제멋대로 작동한다면 정상적인 수면을 취하기 어렵다. 잠자리에 들기 전에 온수목욕을 하는 것도 체온조절로 근육을 이완시켜 잠이 잘 오게 한다.

넷째, 정신을 자극하는 음식물이나 약물을 피하라. 카페인과 암페타민 등과 같은 정신자극제는 불면증을 일으킨다. 때때로 저녁 때 마신 한 잔의 커피가 잠들기 어렵게 할 수도 있다.

다섯째, 잠자기 위해 술을 마시지는 말아라. 잠이 안 온다고 술을 마시는 사람들이 의외로 많다. 처음에는 효과가 있을지 모르지만 술에 의존해 잠을 청하다 보면, 주량만 늘게 되고 불면증은 오히려 악화된다. 이렇게 되면 집중력이 떨어지고 짜증이 늘어 일하는 데 지장을 주는 것은 물론, 대인관계에서도 갈등을 일으키기 쉽다. 나중에는 알코올중독증에 걸려 헤어나기 어려울 수도 있다.

여섯째, 복용하던 향정신성 약물을 갑자기 끊지 말라. 수면제나 항불안제를 장기간 복용하다 갑자기 끊으면, 불안해지고 안절부절못하면서 잠을 이루기가 힘들어질 수 있다. 따라서 그러한 약물을 끊고자 할 때에는 서서히 줄여 나가야 한다. 이때 정신과 의사의 도움을 받도록 한다.

일곱째, 규칙적으로 운동하라. 운동은 체온을 조절하는 방법이기도 하다. 규칙적으로 하루에 20~30분씩 운동을 계속한다면 잠을 이루기가 쉬워질 것이다. 특히 나이 든 사람에게 운동은 수면제와 같은 역할을 한다. 그러나 잠자기 전에 너무 격렬한 운동을 하면 오히려 수면에 방해가 된다는 사실은 염두에 두어야 할 것이다.

한편으로 잠들기는 힘들지만 일단 잠이 들면 계속 잘 수 있는 사람이나, 수면시간이 짧더라도 생활에 지장을 받지 않는 나이 많은 사람들이 불면증을 호소하는 경우가 더러 있는데, 이런 경우는 엄밀히 말해서 불면증이 아니다.

잠을 자야 한다는 강박관념에서 벗어나라

잠을 제대로 못 자면, 몸이 찌뿌둥하고 집중이 잘 안된다. 신경도 예민해져 짜증이 나거나 무력감에 빠지고 매사에 의욕이 생기지 않는다. 불면증으로 인한 피로는 일의 능률을 떨어뜨리거나 심지어는 교통사고를 유발하는 요인이 되기도 한다.

잠을 자고 싶은데, 아무리 애를 써봐도 잠이 오지 않으면 허탈해지고 절망감에 빠지기 쉽다. '남들 다 자는 잠을 나는 왜 못 잘까?' 이런 생각으로 하룻밤을 지새다 보면 이 세상에 잠 못 자는 것만큼 고역도 없다.

불면증에 시달리는 사람들 중에는 한 가지 걱정에 사로잡혀 있는 경우가 많다. 걱정거리를 머리에 담고 있는 데다가, 잠을 자야 한다는 강박관념까지 머리를 짓누르다 보면 잠을 이루기는 더욱 어려워진다. 몇달 전에 정년 퇴직한 한 남자는, 퇴직금으로 4층 건물을 한 채 지었다. 건물이 완공되고 나서 정작 그 안에 들어가 살면서 보니 건물이 하자투성이었다. 그 때부터 건물을 짓자고 우겼던 게 후회되면서 눈앞이 캄캄해졌다. 자신의 의견에 반대하던 아내 말을 들었어야 하는 건데 괜한 고집을 부렸다는 생각이 들자 후회막급이었다. 급히 집을 팔려고 내놓긴 했지만 과연 팔릴지 걱정이었다. 설사 팔린다 하더라도 들인 돈의 절반밖에 못 건질 것 같아 걱정이 태산같았다. 그러다가도 팔리기만 하면 병이 나을 것 같은 기분도 드는 등 마음이 왔다갔다 했다. 예전에는 술을 마시면 잠이 왔으나, 이젠 그것도 듣지 않았다. 어쩌다 잠이 들었다가도 금방 깼다. 이런 날들이 계속되자 머리가 핑 돌고, 몸이 여기저기 쑤시고, 식은 땀이 멈추지 않았다. 때로는 안절부절못해서 이 방 저 방을 돌아다니기도 했다. 지금 그가 바라는 건 오직 잠을 잘 자는 것뿐이다.

만약 자신이 몹시 조바심하는 성격이어서 잠자리에 들어서도 이런 저런 고민으로 잠을 못 이루는 날이 많다면, 하루 중에 30분 정도를 아예 '걱정거리를 고민하는 시간'으로 할애하자. 그 시간엔 근심거리와 이에 대한 대책을 메모해 본다. 그렇게 했는데도 잠자리에서 고민거리들이 머리에 떠올라 괴롭힌다면, 스스로에게 이렇게 말해 본다. '그 문제는 벌써 해결됐잖아!'

잠을 자려고 애쓰면 애쓸수록 잠은 저 멀리 달아나버린다는 사실은 참으로 역설적이다. 잠을 자려는 것 자체에 너무 신경을 곤두세우다 보면, 그것이 자신을 의식상태에 묶어두는 강박관념으로 작용하기 때문이다. 깊은 잠이란 뇌가 의식으로부터 멀리 떨어져 있는 상태를 말한다. 그런데 자는 것도 아니고 깨어 있는 것도 아닌 상태로 뒤척이게 되고 머리만 띵하다면, 아예 잠자리에서 일어나는 게 낫다. 그렇지만 이런 경우에도 TV뉴스를 본다든가 흥미있는 책을 본다든가 하는 집중을 요하거나 자극을 주는 행동은 피해야 한다. 그대신 자연경관을 담은 조용한 프로그램을 보거나 지루한 책을 읽는 게 좋다. 그러다가 졸음이 오면 잠자리로 돌아가 잠을 청한다. "언젠가는 잠이 오겠지. 두세 시간 자고 버틴 사람들도 있는데 뭐" 하는 마음가짐도 때로는 필요하다. 이런 태도는 지금 꼭 잠들어야 한다는 강박관념에서 벗어나게 하는 데 도움이 된다.

휴식과 게으름을 혼동하지 말라

성경에는 하나님께서 엿새 동안 천지를 창조하시고 그 다음 하루를 쉬셨다는 말씀이 나온다. 우리가 일 주일에 한 번씩 쉬는 것의 의미는 결코 작지 않다. 50분 동안의 수업시간 다음에 10분간의 휴식이 이어지는 것도 인간의 생체리듬을 고려한 것이다. 이런 리듬을 무시하게 되면 우리의 신체나 정신에 이상이 생긴다. 하루는 낮과 밤으로 나뉘어 있고, 사람들은 낮에 활동하고 밤에 잠을 자게끔 되어 있다. 잠을 자지 못할 때는 물론이고, 수면시간이 바뀌어도 다음 날의 활동에 지장을 준다. 이 세상 모든 생물에는 휴식이 필수이다. 휴식이 없다면 생존은 물론이고, 건강을 유지하기도 어렵다. 또한 휴식은 일의 생산성을 높이고 창의성을 키우는 데도 필요한 것이다.

자연도 때때로 휴식을 취해야 하기 때문에 산에도 입산을 금지하는 기간이 있다. 심지어는 바위까지도 안식년이 필요하다 해서 통행을 제한하는 경우가 있지 않은가! 그런데도 쉬어야 할 때 쉬지 못해 병을 얻어 고생하는 사람들이 의외로 많다. 가난에서 벗어나기 위해 쉴 새 없이 일만 했던 사람들이, 나중에 큰 재산을 모으기는 했으나 건강을 잃고서 후회하는 경우도 심심찮게 보게 된다. '나이 들어 여유 있을 때 여행하지' 하고 일에만 몰두했다가, 정작 나이 들어서 여행에 나서면 체력이 따라주지 않아 고생만 하고 돌아오기 십상이다. 난생 처음 외국여행에 나섰는데 구경은커녕 가이드 뒤를 졸졸 따라 다니기도 힘에 부쳤다는 노인들 얘기가 있지 않은가?

간혹 일요일에도 일하는 것을 마치 자랑인 양 얘기하는 사람들이 있다. 어쩌다 한번 불가피한 경우라면 몰라도 매번 일요일을 가족들과 보내지 못하고 일에 빠져 지내는 것은 자신의 건강에 해가 됨은 말할 것도 없고, 가족들간의 마찰을 일으킬 수도 있기 때문에 그다지 권장할 일이 못된다. 만약 주중에 쉴 새 없이 일을 했다면 휴일 하루쯤은 아무 것도 하지 않고 푹 쉬는 것이 좋겠다. 잠이 모자란다면 잠을 푹 자는 것도 괜찮은 휴식방법이다.

급한 일을 앞두고 있거나 개인적인 고민거리가 있어 쉴 짬을 내기가 힘들다면, '휴식' 자체가 강박관념이 되어 스트레스가 쌓이기도 한다. 그러나 쉴 여건이 안 되더라도 휴식을 선택할 수 있는 용기가 필요하다. 하나님께서 휴식을 십계명에 포함시킨 것만 보아도 쉰다는 것이 누구나 쉽게 할 수 있는 일은 아니라는 것을 알 수 있다.

이제 몇 가지 휴식하는 요령을 알아보자.

일로부터 벗어나라

최소한 일 주일 중 하루는 일하지 않고 지내는 날로 정하라. 그날은 책임져야 할 일을 맡지 않고, 어떤 일에도 쫓기지 않는 날로 보낼 계획을 세우자. 전화, 팩스로부터 멀찍이 떨어져 있자. 집에 있어도 일복이 터질 우려가 있다면 밖으로 나가서 쉴 계획을 세워라.

수면을 통해 휴식을 취하라

수면은 우리에게 정신적 안정을 제공하고, 스트레스와 싸우는 데 도움이 되는 생화학 물질을 뇌에 공급한다. 아무 때나 울어대는 갓난아기가 있는 집의 가족이라면, 잠을 못 자는 것이 얼마나 큰 스트레스 요인인지 경험을 통해 알고 있을 것이다.

일정한 시간에 휴식하라

일정하게 시간을 정해서 휴식하는 것이 좋다. 하루에 한 시간씩 마음 편하게 즐길 수 있는 재미있는 일을 만들어 보라. 일 주일에 하루는 자신만의 휴식시간을 가져 본다. 일년 중에 며칠 동안은 여행으로 에너지를 재충전시키는 것도 좋다.

긴장을 일으키는 환경에서 벗어나라

만약 어떤 장소나 상황이 자신을 긴장되게 하고 스트레스를 불러온다면 잠시라도 그곳을 떠나라. 일단 그곳을 빠져나와, 휴식을 취하고 안정을 찾은 다음에 다시 가도록 한다.

자극이 되는 상황을 피하라

때때로 모든 자극으로부터 벗어날 필요가 있다. 자극의 차단이란 소음을 차단시키고, 텔레비전을 끄고, 쏟아져 나오는 새로운 정보들을 멀리하는 등의 행동을 말한다. 이런 바깥의 자극들을 차단해야 자신의 내면세계에서 들려오는 소리에 귀를 기울일 수 있게 된다. 주변에서 일어나는 일들에 휘말리다 보면 자신의 내적인 욕구에는 소홀할 수밖에 없다. 그러다 보면 스트레스가 쌓이고 쌓여 언제 폭발할지 알 수 없는 상황에 처하게 된다.

탈진을 평가하라

일에 대한 부담이 너무 크거나 자주 좌절을 경험하다 보면, 신체적
으로는 물론 정신적으로도 무기력증에 빠질 수 있다. 이런 증상을 탈
진(burnout)이라 부른다. 탈진은 직장인의 사기를 떨어뜨리고, 결근율
과 이직률을 높이는 요인 중의 하나이다. 이 외에도 신체적 질병이나
알코올 및 약물남용을 유발하고, 경제적 문제와 가족간의 갈등을 비
롯한 각종 심리적 문제들을 일으키는 주된 원인이 되기도 한다.

직장인에게 탈진은 다음의 다섯 단계로 진행된다.

첫째 단계는 신혼기(허니문시기)이다. 주로 신입사원들이 많이 겪는
다. 주로 자신의 업무에 만족하며 열성적으로 일하지만 시간이 지날수
록 일에 대한 즐거움이 줄어들고 에너지가 감소하는 것을 느끼게 된다.

둘째 단계는 연료부족기이다. 이 시기의 직장인은 피로를 느끼기
시작하고, 수면장애를 보이며, 때때로 약물을 남용하기도 한다.

셋째 단계는 만성증상기이다. 이 단계에 이르면 직장인은 과도한 업무로 인해 신체적으로 증상이 나타나면서 질병의 위험이 높아지고, 분노나 우울증과 같은 심리 상태를 자주 보인다.

넷째 단계는 위기기이다. 이 시기의 직장인은 급성질환으로 인해 직장에 나갈 수 없는 상태에 이른다. 가정에서도 가족들과 심각한 갈등을 겪으며 비관에 빠지고, 특정한 문제에 대한 강박관념에 사로잡힌다.

다섯째 단계는 절망기다. 이 시기에는 치명적인 질병으로 쓰러질 수 있을 만큼 신체적 문제들이 심각해진다. 따라서 직장에서도 많은 문제들에 직면하게 되고 실제로 직장을 그만둬야 할 지경에 이른다.

40대 초반의 한 남자는 부서장을 맡기로 내정된 상태였는데 갑자기 깊은 회의가 밀려 온다고 했다. "너무 숨이 막힌다. 차라리 뇌가 없는 인간이었으면 좋겠다. 남 신경 안 쓰고 내 일이나 하면서 지낼 수 있는 직장이 있다면 옮기고 싶다"고 하소연했다. 그는 직장에서 자기 부서와 관련된 중요한 일을 결정하는 자리에서 자기 목소리를 낼 수 없었다는 자괴감, 부서 내의 자질구레한 일들에까지 일일이 신경 써야 한다는 부담감 때문에 답답해하고 있었다. 마음의 여유를 잃게 되자, 이전에 즐기던 운동이나 여행도 모두 멀리하게 되었다.

어쩌면 지금 당신도 만성기나 위기기에 처해 있는지도 모른다. 우선 자신의 상태를 정확히 파악하자. 먼저 예방이 필요하고 심각한 단계에 이르렀다면 대책을 세우는 일이 시급하다.

다음의 탈진평가표를 통해서 자신의 상태를 점검해 보자. 해당되는 곳에 ○표로 표시해 본다.

〈탈진 평가표〉

1. 일에 대한 능률이 떨어지고 있다.   그렇다( ) 아니다( )

2. 일을 솔선해서 하려는 의욕이 없어졌다.   그렇다( ) 아니다( )

3. 직장 일에 흥미를 잃었다.   그렇다( ) 아니다( )

4. 직장에서의 스트레스가 전보다 더 많아졌다.   그렇다( ) 아니다( )

5. 피로하거나 쉽게 지친다.   그렇다( ) 아니다( )

6. 머리가 아프다.   그렇다( ) 아니다( )

7. 속이 쓰리다.   그렇다( ) 아니다( )

8. 최근에 체중이 줄었다.   그렇다( ) 아니다( )

9. 잠들기가 어렵다.   그렇다( ) 아니다( )

10. 가슴이 답답하고 숨쉬기가 힘들 때가 있다.   그렇다( ) 아니다( )

11. 기분이 자주 바뀌거나 우울해진다.   그렇다( ) 아니다( )

12. 쉽게 화를 낸다.   그렇다( ) 아니다( )

13. 쉽게 좌절한다.   그렇다( ) 아니다( )

14. 전보다 의심이 더 많아졌다.   그렇다( ) 아니다( )

15. 전보다 더 무력감을 느낀다.   그렇다( ) 아니다( )

16. 술을 많이 마시거나 진정제 같은 약물을
    많이 복용한다.   그렇다( ) 아니다( )

17. 융통성이 없어졌다. 그렇다(　) 아니다(　)

18. 자신은 물론 타인의 능력에 대해서도
　　더 비판적이 되었다. 그렇다(　) 아니다(　)

19. 일하는 시간은 길어졌지만 해놓은 건
　　없다는 느낌이 든다. 그렇다(　) 아니다(　)

20. 유머 감각을 잃었다. 그렇다(　) 아니다(　)

　앞의 20개 문항 중에서 10개 이상에 '그렇다' 로 응답했다면 당신은 탈진할 우려가 있고, 15개 문항 이상에 '그렇다' 로 응답했다면 당신은 이미 탈진상태에 빠져 있는 것이다. 탈진은 스트레스를 심하게 받고 있음을 알려 주는 응급신호다. 이 때는 모든 것을 제쳐 놓고, 자신의 건강과 안전을 위해 손을 써야 한다. 이 시기라도 서둘러 근육이완법, 명상, 휴식, 여행 등을 통해 스트레스를 관리한다면 탈진상태를 벗어나는 것이 가능하다.

최대 능력의 70~80%만 발휘하라

　공부만 하는 사람을 공부벌레라고 하듯이, 일만 아는 사람을 '일벌레' 혹은 '일중독자(workaholic)' 라고 부른다. 아무리 일을 즐기는 사람이라 하더라도, 해야 할 일이 너무 많으면 스트레스가 쌓인다. 일중독자들은 일에 몰두하고, 잠을 적게 자며, 휴식을 갖지 못한다. 깨어 있는 시간의 대부분을 일하는 데 쏟아 붓고, 일하는 것과 노는 것을 잘 구분하지 못하며 때와 장소를 가리지 않고 일하려고 든다. 이들에게는 다른 무엇보다도 일이 우선이다.

마치 알코올중독자나 마약중독자가 술이나 마약에 빠져 헤어나오지 못하는 것처럼, 일중독자는 일에 빠져 헤어나오지 못한다. 이런 사람들은 자신이 하고 있는 일에서는 성공했다는 평가를 받을 수 있을지 모르지만 그로 인해 다른 많은 것들을 잃어버리기 쉽다.

우선 몸생각을 않고 일에 열중하다 보니 몸 여기저기가 아파 온다. 일에만 몰두하니 자연히 부부간에 갈등이 생기고, 자녀들과도 대화를 나눌 시간이 부족해 집에서는 늘 외톨이라는 느낌으로 생활하게 된다.

일에 중독된 사람들의 맹점 중 하나가, 자신이 하는 일이 얼마나 능률적이고 생산적인지 따져보지 않고 맹목적으로 일한다는 것이다. 재미있는 우화가 하나 있다. 벌목공으로 일하기 시작한 한 젊은 남자가 첫날 큰 나무 10그루를 혼자서 쓰러뜨렸다. 자신의 마음도 뿌듯했고, 그것을 본 사장도 몹시 흡족해했다. 그 다음 날에도, 전날과 마찬가지로 열심히 일했는데 8그루를 베고 나니 해가 저물었다. 그런대로 만족할 만한 수준이었다. 그러나 일 주일이 지나면서부터는 하루 동안 베어내는 나무의 수가 하나씩 줄어갔다. 이상하게 생각한 사장이 하루는 그를 불렀다. 그 젊은이는 "사장님, 저는 오늘 쉬지도 않고 열심히 일했는데도 한 그루밖에 못 베었습니다" 하며 울먹였다. 그 말을 들은 사장은 "도끼날은 갈아봤나?"라고 물었다. 그 젊은이는 "아뇨. 너무 바쁘게 일하느라 그럴 틈이 없었습니다"라고 대답하였다.

일중독증에 걸린 사람들은 또 웬만한 스트레스 상황에도 쉽게 흔들린다. 그래서 쉽게 실망하고 좌절하는 모습을 보인다. 30대 초반의 모기업 대리인으로 일하고 있는 사람이 있었다. 그는 늘 자신감 넘치고 일에 빈틈이 없어 보였다. 직장에서 야근을 자청하는 일이 다반사였고, 일을 집으로 가져가서라도 끝내야만 직성이 풀렸다. 일요일에도 다음 주에 할 일을 계획하느라 가족들과 어울릴 시간이 별로 없었다. 그러던 사람이 최근에 상사로부터 질책을 한번 받고부터는, 직장에서 항상 긴장한 상태로 생활하며 두통을 호소하고 있다.

이런 사람들은 대인관계에서도 갈등을 일으키기 쉽다. 무슨 일이든지 조금이라도 어긋났다고 생각되면 그냥 넘어가지 못하기 때문이다. 자기 일에 조금이라도 방해가 되면 즉각 불만을 털어놓거나 화를 낸다. 또 어떤 일이든지 자기가 없으면 안된다는 생각을 갖고 있고, 남의 도움을 받는 것을 수치스럽게 여긴다. 결국 무거운 짐을 혼자서 걸머지고 외롭게 살아간다. 이런 사람들이 나중에 관상동맥질환에 걸릴 위험이 높다.

그런데도 일중독에 빠져 있는 사람들은 자신이 어떤 스트레스를 얼마나 받고 있는지 잘 모른다. 따라서 자신도 모르는 사이에 건강이 위험수위에 이를 수 있다.

만약 자신이 일중독자로 의심된다면 다음과 같은 일중독 평가표를 작성해 보자. 해당되는 곳에 ○표로 표시해 본다.

〈일중독증 평가표〉

1. 잠을 아무리 늦게 자더라도 아침 일찍 일어난다.   그렇다(   ) 아니다(   )

2. 혼자 점심을 먹을 때에는 무엇인가를 읽거나
   일을 한다.   그렇다(   ) 아니다(   )

3. 할 일을 매일 목록으로 작성한다.   그렇다(   ) 아니다(   )

4. 잠시라도 아무 일을 하지 않고 지낸다는 것은
   상상하기 어렵다.   그렇다(   ) 아니다(   )

5. 정력적으로 일하고, 경쟁심이 많다.   그렇다(   ) 아니다(   )

6. 휴일에도 일을 한다.   그렇다(   ) 아니다(   )

7. 장소와 시간을 가리지 않고 일한다.   그렇다(   ) 아니다(   )

8. 일 때문에 휴식시간을 갖기 어렵다.   그렇다(   ) 아니다(   )

9. 직장에서 은퇴하고 쉴 생각을 하면 두려워진다.   그렇다(   ) 아니다(   )

10. 일하는 것을 즐긴다.   그렇다(   ) 아니다(   )

　

위의 10개 문항들 가운데 '그렇다'라는 대답이 8개 이상이라면 당신은 일중독자라고 할 수 있다.

일중독자들이 겪는 정신적·신체적 고통에 대해선 앞서 설명한 바 있다. 이제는 이러한 일중독을 예방하는 방법을 알아보자.

우선, 자신이 발휘할 수 있는 최대 능력의 70~80% 정도만 일하는 태도가 필요하다. 신체적으로든 정신적으로든 어느 정도 여유가 있어야 건강을 유지할 수 있다. 장기적으로 일을 추진하고 완수하기 위해서도 이런 태도가 바람직하다. 그러기 위해서는 눈앞에 보이는 일에 무조건 덤비기보다는 계획하는 습관을 가지는 것이 좋다. 할 일을 하루 두세 가지로 제한하여, 계획을 먼저 세운 다음에 일을 시작하도록 하자. 혹 계획한 일을 그 날에 마치지 못하더라도 무리하지 말고 다음 날로 넘기도록 하자. 오늘 당장 끝내지 않으면 큰일 날 일들은 생각보다 많지 않기 때문이다.

일을 효과적으로 하는 가장 좋은 방법은 하루의 계획을 잘 짜는 것이다. 어떤 일을 효과적으로 계획하는 데 한 시간을 쓴다면, 실제로 그 일을 할 때 서너 시간을 절약할 수 있다. 계획을 적절하게 세워 놓으면, 하루일 중 자신이 중요하다고 생각하는 일에 전력할 수 있을 뿐만 아니라 위기예측도 가능하다. 다시 말해 자신이 나아가야 할 목표와 계획을 잘 파악하고 있으면 앞으로 부딪히게 될 장애물에 대해서도 더 잘 인식하게 된다는 것이다. 생각해 보라. 만약 해도도 준비하지 않은 채 배를 타고 바다로 나간다면 어떻게 될까?

하루를 시작하는 아침마다 계획하는 시간을 가져라. 그리고 매달 첫째 날에, 새해가 시작되는 날에, 하루·한달·일년을 계획해 보자. 오늘 하루를 계획하는 것은 내일의 스트레스를 줄이고, 일을 성공으로 이끌기 위한 전략이다.

시간관리

당신은 시간관리를 잘 하는가?

우리는, 시간의 주인이 될 수도 있고 노예가 될 수도 있다. 시간의 주인이 되고 싶다면 시간관리에 힘써라. 그것이 가치있게 세상을 사는 길이다. 또한 생명을 질적으로 연장시키는 효과도 있다.

시간은 생명이다. 만일 우리가 시간을 낭비한다면, 그것은 생명을 버리는 것이나 다름 없다. 그렇기 때문에 우리는 스스로 시간관리를 얼마나 잘 하고 있는지를 살펴볼 필요가 있다.

다음의 시간관리척도를 이용해 보자. 아래 각 문항에 대한 응답으로 전혀 아니다가 나오면 0점, 때때로 그렇다는 1~3점, 자주 그렇다는 4~6점, 아주 자주 그렇다는 7~9점, 항상 그렇다가 나온다면 10점을 적어 놓는다.

〈시간관리 척도〉

1. 나는 일하는 데 있어서 없어서는 안될 사람이고, 또한 일할 사람이 나 밖에 없기 때문에 일을 도맡아 하는 편이다. ＿점

2. 매일 벌어지는 일들이 내 시간을 모두 빼앗아가고, 일처리에 있어서도 급한 불 끄기에 급급한 나머지 정작 중요한 일들은 할 시간이 없다.
＿점

3. 한꺼번에 많은 일들을 하려 하고, 그것을 다 할 수 있다고 느끼면서 상대방의 요구에 대해 '아니오'라는 말을 못한다. ＿점

4. 항상 남에게 뒤처지고 있고 따라잡지 못할 것 같은 압박감에 시달리 며, 안절부절못한다. ＿점

5. 하루 10시간 이상, 일 주일에 5, 6일 이상을 일한다. ＿점

6. 계속해서 사소한 일이나 남들로부터 부탁받은 일에 얽매여, 자신이 정작 하고 싶은 일에는 시간을 쏟지 못한다. ＿점

7. 제시간에 퇴근하는 것에 대해 죄책감을 느끼고, 휴식을 취하거나 대 인관계에 관심을 둘 만한 시간이 없다고 생각한다. ＿점

8. 항상 마감시간을 넘긴다. ＿점

9. 많은 시간을 비생산적인 일에 쏟기 때문에, 피곤하고 무기력하다.
＿점

10. 계속 기분이 내키지 않은 일에만 얽매여 시간을 보낸다. ＿점

전체 10개 항목의 점수를 합해서 총점이 35점 미만이면, 시간관리를 비교적 잘 하는 편이다. 이에 해당하는 사람들에겐 시간에 대한 강박관념이나 스트레스가 그다지 문제되지 않는다. 하지만 이런 사람들도 시간관리법을 배운다면, 시간을 더 효과적으로 활용할 수 있을 것이다. 만약 당신의 총점이 35~60점 수준이라면 시간관리를 잘 못하고 있는 것이다. 이 경우엔 스트레스로 인한 질병에 걸릴 위험이 높다. 이런 사람들은 반드시 시간관리법을 배워야 한다. 총점이 60점 이상 나온 사람은 위험수위에 이르렀다고 할 수 있다. 이들은 스트레스 관리나 시간관리법을 배울 시간조차 내려고 하지 않는다. 여기에 해당되는 사람들은 담배와 술을 끊고, 운동을 시작하고, 가족이나 친구들과 함께 시간을 보내고, 휴식을 취하는 등의 중요한 일들을, '나중에 시간이 있으면 하지' 하면서 뒤로 미루기 일쑤다.

우리는 몸이 아프고 나서야 비로소 건강이 소중함을 실감한다. 마찬가지로 늙어서, 죽음의 문턱에 이르러서야 시간의 절박함을 깨닫는다. 건강하고 가치있는 삶을 희망하고 있다면, 지금부터라도 시간의 중요성을 느끼고 시간관리하는 법을 배워야 한다.

시간낭비를 줄이는 법

대부분의 사람들은 자신도 모르게 시간을 낭비한 경험을 가지고 있을 것이다. 시간낭비는 대체로 어떠한 일과 관련된 태도, 목표, 우선순위 등에 대한 계획이 제대로 수립되지 않았을 때 일어난다. 그리고 중요한 일을 할 때보다 그렇지 않은 경우에 훨씬 더 많은 시간이 낭비된다. 후자의 예로는 별로 중요하지 않은 모임에 참석해야 하거나, 불필요한 보고서를 작성해야 한다거나, 긴 시간을 통화하는 일 등을 들 수 있다. 이 같은 시간낭비의 요인들을 줄여 자신의 발전에 도움이 되는 일에 좀더 많은 시간을 투자하도록 하자.

그러면 어떻게 해야 시간낭비를 줄이고 효율적으로 시간을 쓸 수 있을까?

첫째, 능률이 오르는 시간에 할 일과 능률이 떨어지는 시간에 할 일을 구분하라. 대부분의 사람들에겐 오전 10시부터 12시 사이, 오후 3시부터 5시 사이가 가장 능률적으로 일할 수 있는 시간이다. 이 시간에는 집중을 요하거나 창조적인 일을 하도록 하자. 반면에 오후 2시부터 3시, 저녁 6시부터 8시 사이에는 일의 능률이 떨어진다. 서류정리나 청소 등 정신집중이 필요하지 않은 일은 이 시간에 처리하자.

둘째, 예상치 못한 방문객을 줄여라. 사무실에서 일을 하고 있으면 하루에도 수많은 사람들이 드나든다. 대개는 물건을 사라거나 자신에게 도움을 달라는 부탁을 하기 위해서 사무실의 문을 두드린다. 때로는 단순히 잡담을 하기 위해 찾아오는 사람들도 있다. 중요한 일에 몰두해야 할 때 방문객으로 인해 방해를 받게 된다면, "일이 너무 바쁘다"고 말하고 다른 날에 찾아 주도록 요청하라. 병원을 운영하고 있는 한 친구에게는 아는 사람들이 불쑥불쑥 찾아와 고스톱을 치거나 바둑을 두는 일이 잦았다. 그리고 저녁에 일을 마치고 나면 찾아온 사람들과 함께 하루가 멀다하게 술집을 드나들곤 했다. 그 친구는 나중에 당뇨병으로 꽤나 고생을 했다.

셋째, 전화, 팩스, 컴퓨터, 문구류 등과 같은 도구들을 잘 활용하라. 언젠가 겪었던 일이 생각난다. 아내와 저녁에 영화를 보기로 하고 집을 나섰는데, 극장에 도착했더니 마지막회가 이미 상영되고 있어 발길을 돌려야만 했다. 이때 상영시각을 확인하는 전화 한 통화만 했더라도 헛걸음을 면할 수 있었을 것이다. 또 걸려오는 전화를 직접 받지 않고 누군가로 하여금 전화를 받게 한다든가, 부재중에 자동응답기를 사용한다면 시간낭비를 막을 수 있다. 그리고 전화할 상대방의 바쁘지 않은 시간을 확인해서 수첩에 적어두면, 부재중이나 업무에 열중하는 시간에 전화를 거는 것을 피할 수 있다. 그러나 더 좋은 방법은 상대방과 미리 약속해 두고 그 시간에 통화하는 것이다. 내가 학회의 총무로 일할 때는 아직 팩스가 널리 보급되기 전이었는데, 우리 사무실에는 팩스가 있어서 넘치는 공문들을 처리하는 데 많은 도움이 되었다. 만약 그때 팩스가 없었다면 누군가가 공문을 가지러 가든가, 전화로 그 내용을 일일이 확인해 봐야 했을 것이다. 이 외에도 자주 사용하는 문구류를 책상 가까이 두면 일하기가 훨씬 수월해질 뿐만 아니라, 실제로 시간을 많이 절약하게 된다. 그리고 서류를 중요성에 따라 우선 순위를 정해서 정리해 놓고, 중요한 서류에만 주의를 집중할 수 있도록 훈련해 보자. 서류들 중에는 바로 보고 처리해야 할 것이 있는 반면, 나중에 읽어도 되거나 그저 참고하는 정도로 보고 넘길 것들도 있다. 바로 처리해야 할 서류는 책상 위에 올려놓고, 나머지 서류들은 눈에 띄지 않는 곳에 보관한다. 이렇게 하면 주위가 산만해서 생기는 시간낭비를 막을 수 있다.

넷째, 자투리 시간을 이용하는 습관을 길러라. 우선 전철로 출퇴근하는 사람이라면 이 시간에 책이나 신문을 통해서 정보를 얻을 수도 있겠고, 간단한 일처리도 가능할 것이다. 어떤 사람은 해외여행을 할 때마다 최근의 베스트셀러를 한 권 사들고 비행기에 오른다고 한다. 그리고 자리에 앉자마자 읽기 시작하여 돌아오는 비행기 안에서 다

읽는 것이 그에겐 습관처럼 되었다. 누구를 만날 약속이 있다든지 관공서나 병원에 갈 때, 기다려야 하는 경우를 대비해서 읽을거리를 준비해 가는 것이 좋다. 이렇게 자투리 시간을 잘 이용하는 사람은 남보다 앞설 수 있다.

다섯째, 일의 만기일을 정하라. 일을 효과적으로 하기 위해선 만기일을 정하는 게 좋다. 그렇지 않으면 '시간이 있을 때 하지' 하는 생각으로 무한정 미루게 된다. 만기일을 정해 놓으면 그 때까지 일을 마치기 위한 준비를 하고 계획을 짜게 된다. 이때 되도록이면 두 가지 이상의 일을 한꺼번에 진행하지 않도록 하라. 두 마리 토끼를 잡으려다가 모두 놓치고 마는 경우도 적지 않기 때문이다. 일단 한 가지 일에 집중해 끝마친 다음에 새로운 일에 착수하라. 이렇게 해야 정신적·육체적 부담이 덜하고, 일의 능률도 올라간다.

여섯째, 기록하는 습관을 가져라. 어떤 사람은 사람 이름이나 전화번호를 잘 기억한다고 자랑하기도 하는데, 내 생각에 그것은 한가한 사람들이나 할 일이다. 머리는 창조적인 일을 위해 쓰도록 하자. 항상 메모지를 가지고 다니면서 그날 할 일들과 만나야 할 사람들을 적어 놓고 중요한 순서대로 번호를 매겨보자. 이렇게 하면 건망증 때문에 중요한 일을 빠뜨릴 위험이 줄어들 뿐더러, 공연히 기억력이 나빠졌다고 걱정할 필요도 없어진다.

일곱째, 중요하지 않은 모임을 피하라. 사람들 중엔 "예수님도 사람 모으기에 힘쓰라고 하셨다"면서 자주, 그리고 오랫동안 사람들을 붙들어 두고 싶어하는 유형이 있다. 그러나 이런저런 모임에 다 참석하다가는 몸은 물론 정신건강도 유지하기 어렵다. 중요한 모임을 골라 참석하는 것이 건강을 위해서도 바람직하고, 자신의 발전에도 보탬이 된다.

마지막으로, 짬짬이 시간을 내어 휴식을 취하는 습관을 가져라. 일에 너무 혹사당하면 탈진상태에 빠져 일을 능률적으로 해내기 어렵다. 지속적으로 일을 잘 해나가려면 건강이 뒷받침되어야 한다. 일을 하다가 한 시간에 한 번씩 복식호흡을 이용한 근육이완을 해보자. 복식호흡이란 깊이 숨을 들이마셨다가 잠깐 정지한 후 길게 내쉬는 호흡법을 말하는데, 이를 다섯 번 정도 반복해 보자. 그러면 몸의 긴장이 풀리고, 피로가 쌓이는 것을 막을 수 있다. 만약 오랫동안 일에 쫓기는 생활을 했다면, 일부러 시간을 내어 여행을 떠나거나 산에 올라 맑은 공기를 마셔보자. 짧은 휴식을 취하는 것도 길게 보면 시간을 버는 방법이다.

〈시간 낭비를 줄이는 법〉

1. 능률이 오르는 시간에 할 일과 능률이 떨어지는 시간에 할 일을 구분하라.
2. 예상치 못한 방문객을 줄여라.
3. 전화, 팩스, 컴퓨터와 같은 도구들을 잘 활용하라.
4. 자투리 시간을 이용하는 습관을 길러라.
5. 일의 만기일을 정하라.
6. 기록하는 습관을 가져라.
7. 중요하지 않은 모임을 피하라.
8. 짬짬이 시간을 내어 휴식을 취하는 습관을 가져라.

"아니오"라는 말도 때로는 필요하다

예전에 미국 레이건 전대통령의 부인 낸시 여사가, 청소년들에게 마약의 유혹을 뿌리치기 위한 방법으로 "아니오"라고 말하라고 강조했던 것이 화제가 됐었다. 그때 미국처럼 프라이버시를 존중하는 나라에서도, "아니오"라는 말을 하기가 쉽지 않구나 하는 인상을 받았었다. 더구나 우리처럼 유교적 전통이 뿌리깊은 나라에서 이런 말을 하기란 여간 어렵지 않다. 그러나 현실이 이렇다고 해서 거절을 못하고 남의 뜻대로 끌려만 간다면, 자신의 몸은 물론 정신까지 온전히 보존하기란 불가능하다. 주변의 이런 저런 요구에 "아니오"를 말하지 못해 일더미에 파묻혀 헉헉대는 직장인들은 보기에도 딱하다.

특히 많은 사람들이 힘들어하는 문제가 술자리에의 유혹이다. 아무리 술에 약한 사람이라도 상사가 권하는 술을 거절하기란 쉽지 않다. "전 못 마시겠는데요"라고 했다가는 당장 눈밖에 날 테니, 마시는 척 흉내를 내거나, 몸이야 망가지든 말든 따라주는대로 마셔야만 한다. 20여 년 전 양주가 귀했던 시절에 있었던 일이 떠오른다. 레지던트 입국식을 할 때였는데 레지던트 한 명이 스태프 선생이 주는 양주를 사발로 받아 마시고는, 변기를 세면대로 알고 그 안의 물로 세수를 해서 한바탕 웃었던 적이 있다. 그리고 군대에서는 사양을 불허하는 분위기 때문에 술자리만 벌어졌다 하면 과음을 하게 돼, 군에서 얻은 병으로 일찍이 사망한 사람들도 적지 않았다.

정신병 환자들은 자세히 알고 나면 하나같이 그렇게 착할 수가 없는 사람들이다. 이들 중엔 요구가 많고 간섭이 심한 부모 때문에 정신적인 상처를 입고 입원한 환자가 적지 않다. 다른 형제들이 모두 병적으로 집착하는 부모를 외면하고 멀리 떠나 있는 동안, 환자만은 왜곡된 부모의 말과 요구를 뿌리치지 못하고 여과없이 다 받아들인다. 그러다가 부모의 요구와 기대가 더 이상 감당할 수 없을 정도로 쌓이면 그만 폭발하지 않을 수 없다. 결국 이들은 가족의 희생양인 셈이다.

나는 병원에서 일하고 있다는 이유로, 주위 사람들로부터 병문안을 대신 해달라는 부탁을 적지 않게 받는다. 어떤 경우엔 얼굴도 모르는 사람에게 병문안을 가기도 했고, 나와 관계없는 다른 과에 입원했는데도 찾아가서 누구의 부탁을 받고 왔노라고 인사한 적도 있다.

이렇게 다른 사람들의 부탁을 다 들어주고 허다한 모임에 빠지지 않고 다 참석하려다 보면, 정말 중요한 자기 일에는 소홀할 수밖에 없다. 요즘처럼 개인의 능력이 중시되고 업적이 요구되는 시대에 그렇게 하다가는 낙오하기가 십상이다. 지금 우리는 무한경쟁시대에 살고 있다. 예전에 했던 식으로 "부어라, 마셔라" 하고 밤을 지새우거나, 제 몫의 일을 다하지 못하면 발딛고 설 자리를 잃게 된다. 이런 점을 반영해서인지 최근에는 기업들도 모임을 최소화하고 경량화하려는 추세를 보이고 있다.

사람들은 일반적으로 돈은 무척 중히 여기면서도, 시간은 그리 귀하게 여기지 않는다. 그러나 시간은 분명히 돈보다 더 귀중한 것이다. 시간은 돈 주고도 살 수 없다고 하지 않는가? 그런데도 사람들은 그렇게 생각하지 않고, 남의 시간 뺏는 것을 대수롭지 않게 생각한다. 남의 귀중한 시간을 빼앗으면서도 손톱만큼도 미안한 마음을 갖지 않는 몰염치가 우리 주변에는 비일비재하다.

이제부터는 누군가에게서 부탁을 받으면, 그것이 자신에게 중요한지, 정당한 요구인지를 먼저 따져 보자. 그다지 중요하게 느껴지지 않거나 부당한 요구라는 결론이 내려진다면 "아니오" 하고 거절해야 한다. "아니오"란 말을 적절하게 쓴다면 시간을 많이 절약할 수 있다. 물론, "아니오" 하고 거절할 때는 듣는 사람이 불쾌감을 느끼지 않도록 주의해야 한다.

목표를 세우는 방법

이 세상에서 가장 큰 비극으로 '목표가 없는 것'과 '목표에 도달하지 못하는 것'을 꼽는 사람도 있다. 어떻게 보면 인생은 하나하나 일을 계획하고 그것을 이루어 나가는 과정이라고 볼 수 있다. 그러나 대부분의 사람들은 미래의 삶을 계획하는 데 인색하다.

2차대전 당시 나치 수용소에 갇혀 있다가 살아남은 정신과 의사 빅토르 프랑켈에 의하면, 수용소에 갇힌 사람들 중에 삶의 목표를 가진 사람들은 생존할 수 있었으나, 그렇지 못한 경우에는 쉽게 죽어갔다고 했다. '수용소에서 풀려나면 새 집을 짓겠다' '자신을 학대한 사람에게 복수하겠다' 등 어떠한 것이든 목표가 있는 사람은 아무리 극한적인 상황에 처하더라도 삶의 의지를 잃지 않는다. 그러나 목표를 상실하면 삶의 의미를 상실하고, 목표가 없으면 우리는 방황하게 된다. 목표가 없는 것은 시간낭비의 주범이기도 하다. 나는 전에 사지가 마비된 장애를 가졌지만 하나님을 찬양하는 한 여성의 삶에 큰 감동을 받은 적이 있다. 또한 사지가 마비되는 병을 앓고 있으면서도 우주의 신비를 캐고자 노력하는 스티븐 호킹 같은 사람을 통해, 생존의 의미와 삶의 목표가 얼마나 중요한가를 더 강하게 깨달을 수 있었다.

그러면 인생의 목표를 효과적으로 세우는 방법은 무엇인가? 우선 우리가 세울 목표는 달성이 가능한 것이어야 하고, 구체적으로 수량화할 수 있어야 한다. 그리고 목표가 환경 등의 요인에 의해 방해받는 경우를 대비해서 융통성을 두는 것도 잊지 말아야 한다.

제일 처음 할 일은 앞으로 5년간 당신이 이루고자 하는 일들을 떠오르는 대로 써보는 것이다. 그 다음에는 내년의 목표를, 이어서 6개월 동안에 이루고 싶은 일을, 끝으로 다음 달에 하려고 하는 일을 순서대로 적어 본다. 이렇게 각각의 기간에 따른 목표가 세워졌다면, 각 목표에 A, B, C로 등급을 매겨 우선순위를 정한다. A는 가장 중요하고 꼭 해야만 하는 일들이다. B는 잠깐 늦출 수는 있지만 중요한 것으로서, 일상적인 일들이 이에 해당된다. C는 해도 그만, 안 해도 그만인 사소한 일들이다.

우선순위 목록의 작성이 끝나면 5년간, 1년간, 6개월간, 1달간의 목표로부터 A항목을 2개씩 뽑아서 하나의 목록으로 만들고, 이를 A순위 목록으로 분류해 놓는다. 이 목록에는 내년에 이루고자 하는 일들 중에 가장 중요한 목표들이 반드시 포함되어야 한다. 그러기 위해서는 또 하나의 목록이 필요하다. 만약 내년 말에 당신이 죽는다면 그 전에 꼭 해야 할 일이 무엇인지를 적은 목록을 만들어 본다. 이 두 가지 목록 안에 자신의 가장 중요한 목표들이 총망라되어 있다.

지금까지 당신은 스스로 가장 중요한 인생의 목표를 설정하였다. 이제는 각 목표에 대한 계획표를 구체적으로 짜고, 시간표를 작성해서 실행에 옮겨야 한다. 그리고 매달 마지막 날에는 새로운 목록을 작성할 필요가 있는지를 확인해 본다. 목표가 달성된 것도 있을 것이고, 때때로 달성되지는 못했더라도 여전히 중요한 목표도 있을 것이다. 어느 정도 지나서 보면 예전에 중요했던 목표들의 순위가 뒤로 처질 수도 있다. 그러나 잊지 말아야 할 것은 A순위로 정한 목표만큼은 반드시 달성할 수 있도록 날마다 일정 시간을 할애해야 한다는 점이다. 그렇게 하다 보면 어느새 당신의 목표를 한 단계씩 이루어갈 수 있을 것이다.

일의 우선 순위를 정하라

혈액형처럼 인격에도 A형과 B형이 있다. A형은 조급하고, 남에게 지기 싫어하고, 공격적인 특성을 가진 사람을 말하며, B형은 느긋하고 온순하고 순종적인 사람을 일컫는다. 따라서 상대적으로 A형 인격을 가진 사람들이 나중에 관상동맥질환에 걸리기 쉽다. 이를 극복하기 위해서라도 이들에게는 시간관리가 필수적이다. 그 중에서도 먼저 일의 순서를 정하는 습관을 기르는 것이 중요하다.

우리에게는 해야 할 일은 많은데 쓸 수 있는 시간은 한정되어 있다. 그래서 시간을 쪼개어 적절하게 배분하지 않으면 자신의 일을 제대로 해내기가 어렵다. 무작정 덤벼들다 보면 별로 소득 없이 시간만 보내게 되고, 결국 쉽게 지쳐버려 일을 포기하게 된다.

시간은 금이라고 했다. 나는 나이가 들어갈수록 시간은 금보다 귀한 다이아몬드라는 생각이 든다. 그만큼 시간이 귀하게 느껴진다는 말이다. 누구에게나 하루는 24시간이다. 그러나 같은 시간이라도 어떤 사람은 금과 같이 귀하게 쓰는가 하면, 어떤 사람은 휴지처럼 버리며 살아가기도 한다.

궁극적으로 사람의 운명은 시간을 어떻게 쓰느냐에 따라서 크게 달라진다. 40대 초반의 한 직장인은 그동안 요령만 피우고 게으르게 살았던 것을 크게 후회하고 있다. 그는 아침에 일어나기 싫거나, 조금만 피곤해도 회사를 빼먹곤 했다. 최근에 와서야 자신이 좋은 머리를 갖고도 이뤄낸 것이 없는 이유는 게으름 때문이라며, '열심히 할걸' 하고 못내 아쉬워한다. 이제 새로 공부를 시작하려 해도 젊었을 때만큼 두뇌회전이 될 것 같지 않다고 푸념했다.

현명한 사람이라면 어떤 문제를 해결하기 위해서는, 일을 할 때 우선순위를 정해 놓고 차례로 풀어나가는 것이 가장 빠르고 효과적이라는 것을 알 것이다. 20대 중반의 한 여자는 부모에게 불만이 많았다. 아침마다 "일찍 일어나라"고 깨우고, 저녁 늦게는 집밖을 나다니지 못하게 하며, 밥을 먹을 때마다 설교조의 연설을 하는 부모가 견딜 수 없이 싫었다. 그녀는 집을 나와 부모와 따로 사는 것만이 해결책이라고 단정해 버렸다. 이것은 마치 얽힌 실타래를 풀기 위해 노력해 볼 생각은 않고 그냥 내동댕이쳐 버리는 것과 다를 바 없다. 우선 밖에 드러난 한 오라기 실이라도 찾아내서 한 올 한 올 풀어나가는 것이 얽힌 실타래를 빨리 푸는 비결이다. 그렇지 않고 마음을 급하게 먹었다간 실타래가 더욱 얽혀서, 나중에는 더 풀기가 어려워진다.

우선 하루에 해야 할 일들을 달력에 기록하는 습관을 가져 보라. 일들의 중요성에 따라서 순서를 매겨 보고 우선순위에 따라 일을 처리해 보자. 명심할 것은 계획한 일들을 그날 다 하지 못한다면, 급한 일만 하고 나머지는 다음 날로 넘기도록 한다. 그리고 처리한 일은 꼭 볼펜이나 사인펜으로 지우도록 하라. 그렇게 하면 뭔가 해냈다는 뿌듯한 마음이 들 것이다. 이런 성취감들이 쌓이면 하루하루를 사는 게 즐거워진다.

일을 나누어 가져라

'이 일은 나밖에 할 사람이 없다'. 평소 이런 생각이 머리에 꽉 박혀 있는 사람은, 쉽게 지칠 뿐만 아니라 짜증을 잘 내게 마련이다. 50대 초반의 한 사업가는 남에게 일을 맡기지 못할 뿐 아니라 일을 맡기더라도 그 결과를 일일이 확인하고 나서야 마음을 놓았다. 그러다 보니 아무리 열심히 일을 해도 끝이 안 보이고 늘 피로를 느끼며 살았다. 그러던 중 전부터 앓아오던 당뇨병이 도져 입원을 하고서야 일에서 해방될 수 있었다.

혼자서 모든 것을 떠맡으려는 습관에서 빨리 벗어나라. 일을 남에게 위임하거나 도움을 청하면 과중한 업무로 인한 스트레스를 덜 수 있다. 건강하게 오래 살고 싶고, 더 중요한 일에 집중하고 싶다면 일을 남과 나눠 가지는 게 좋다. 백지장도 맞들면 낫다고 하지 않는가. 일을 나누어 하다 보면 스트레스도 자연히 분산된다.

일을 위임하기 위해서는 우선 그렇게 하고 싶은 마음이 있어야 한다. 자신에게 이런 질문을 던져 보라. '나는 남에게 위임하는 것을 힘(권력)의 상실로 여기는가?' 그리고 '타인을 신뢰할 수 있는가?' 이때 전자에 대해서는 '아니다' 라고, 후자에 대해서는 '그렇다' 라고 대답할 수 있을 때에만 위임이 가능해진다.

비록 돈이 들더라도 사람을 사서 쓰는 것이 오히려 경제적인 경우도 적지 않다. 자기가 직접 나서지 않아도 될 일이라면, 비서나 배우자, 자녀들에게 위임해 보자. 특히 전문직에 종사하는 사람들 중에 자신의 분야와는 상관없는 일에 너무 많은 시간을 쏟아야 한다면 그런 일들은 남에게 돈을 주고라도 맡겨라. 그것이 시간을 아끼고, 길게 보아서는 돈도 버는 방법이다.

남에게 자신의 일을 위임할 때는 분명하고 간단하게 요점을 짚어 말하고 꼭 마감일을 정해주도록 한다. 또 위임의 효과를 높이려면 위임한 일에 대해서 정기적으로 확인해 보는 습관이 필요하다. 이때 유의할 점은 위임받는 사람으로 하여금 책임감을 느끼게 해야 한다는 것이다. 만약 맡긴 일이 특별한 이유 없이 지체된다면 짜증이 나게 마련이다. 더구나 위임했던 일이 마무리가 안된 채로 돌아와, 다시 그 일에 신경을 써야 한다면 그야말로 혹을 떼려다 혹 하나를 더 붙이는 격이다. 그리고 무사히 일을 끝마치면 일을 맡았던 사람에게 칭찬을 아끼지 말아야 한다.

이밖에 쓰레기통을 잘 활용하면 의외의 큰 효과를 볼 수 있다. 우리가 처리하지 않은 일들 중에는 쓰레기통에 위임해야 할 것, 다시 말해 과감히 버려야 할 것들이 많다. 가능하면 그때그때 버릴 것을 결정하라. 우편물을 처리할 때를 생각해 보자. 필요없다고 느낀 것은 받는 즉시 버리지 않는가? 어떻게 보면 서류를 쌓아두는 사람보다, 버릴 것을 잘 결정하는 사람이 시간관리를 더 잘 한다고 할 수 있다.

이렇게 남에게 위임하는 과정을 통해 작은 일로부터 해방되면, 보다 더 큰 일에 매달릴 수 있고 자신의 건강 역시 잘 지켜나갈 수 있다.

자연과 가까이 하기

자연과 친한 사람이 강하다

산을 오르다 보면, 산꼭대기까지 빨리 갔다 오는 것으로 자기 할 일을 다 하는 것처럼 거친 숨을 몰아 쉬며 걸음을 서두르는 사람들을 자주 보게 된다. 간혹 그들을 보면서 '뭐가 저리 급할까?' 하는 생각을 해본다. 그들의 목표는 오직 정상에 오르는 데 있기 때문에 길가의 나무 한 그루, 꽃 한 송이에 눈길을 주는 법이 없다. 철마다 변하는 자연의 색깔과 소리를 돌아보며, 그것을 느껴볼 여유가 전혀 없어 보인다. 이렇게 산을 정복의 대상으로만 여기는 사람들을 볼 때마다, 나는 '산에 와서까지 저렇게 서둘러야만 하는 사람이라면 인생이 얼마나 고달플까?' 하는 생각을 하게 된다. 그뿐인가? 헉헉대며 산을 오르면서도 담배를 입에서 떼지 못하는 사람, 또 자연의 소리는 아예 무시하기로 작정한 것처럼 라디오를 듣거나 이어폰을 꽂고 산에 오르는 사람들도 적지 않다. 나름대로의 멋이라 강변할지 모르나, 내 눈에는 그들이 자연 속에서 자연과는 따로 노는 사람들로 보일 뿐이다. 이렇게 세태가 각박해지고 바쁘게 살아가는 게 몸에 배어서인지, 호젓한 산길을 거닐며 사색에 잠기는 일은 마치 구시대의 유물로 간주되고 있는 것 같다.

내가 군대에 있을 때다. 부대 안 숙소로 가는 길에 밤하늘을 수놓은 별들을 바라보면서 풀내음과 함께 들려오는 바람소리, 벌레소리에 우주의 신비감을 느끼며 황홀해했던 기억이 새삼 떠오른다. 그때 신의 존재를 가까이 느끼고 삼라만상의 오묘한 진리에 감동했던 기분은 지금까지도 내 마음을 설레게 한다.

때때로 복잡한 도시를 벗어나 나무와 꽃을 보고, 물소리와 새소리를 듣다 보면 어느새 마음이 평온해진다. 찌들어 있던 몸과 마음이 개운해지고, 자신의 마음 속을 깊이 들여다볼 수 있는 여유가 생긴다. 자연 속에 있으면 눈앞의 일들에 연연하기보다는 넓게 펼쳐진 미래로 눈을 돌리게 된다. 삼라만상에 빠져 있다 보면, 시야만 넓어지는 게 아니라 생각하는 것도 그만큼 깊어지고 넓어진다.

한 보도에 따르면, 식물에게 물소리를 비롯한 자연의 소리를 들려주었더니, 그렇게 하지 않은 것에 비해서 성장이 더 빨랐다고 한다. 음악을 들으면서 자란 오이의 무게는 여느 오이보다 40% 정도 더 나가고, 장미의 경우에도 자연의 소리를 듣고 자란 쪽이 더 많은 꽃을 피웠다는 연구결과가 있다. 이렇게 자연의 소리를 담은 음악을 '그린 음악'이라고 하는데, 이를 이용한 태교음악도 있다. 이처럼 자연의 소리가 생물의 성장에 커다란 영향을 미친다는 사실에서 다시 한 번 자연의 위대함을 느끼게 된다.

어려운 일에 부딪혀 심신이 괴로울 때는 자연과 더불어 생각해 보자. 자연의 소리에 조용히 귀를 기울이면서 내적인 성숙을 도모하자는 것이다. 최근 우리가 겪고 있는 위기는 어떻게 보면 철학의 부재와 무관하지 않다. 사색이 없으면 철학도 없고, 철학이 없는 국민과 국가는 성숙하기 어렵기 때문이다. 우리 나라에서 지방자치제가 실시된 후, 각 지방자치단체들은 이익사업 유치에 열을 올려 왔다. 그래서 작은 공간이라도 있으면 공원과 같은 시민의 휴식공간을 조성하기보다는 공장을 세우는 것이 우선이었다. 그러나 좀더 넓게 생각해보자. 국민이 건강해지고 국가가 발전하는 비결은 바로 사색할 수 있는 공간을 많이 만들어 놓는 것이라는 사실에 공감이 갈 것이다.

정원 가꾸기나 밭일을 해보라

정원 가꾸기는 긴장을 풀기에 더없이 좋은 방법이다. 잡초를 뽑고 묵힌 땅을 파헤치는 일은 자기 내면의 공격성을 발산하는 데 안성맞춤이다. 아름다운 꽃과 나무를 심고 가꾸다 보면 세속으로부터 벗어나 머리를 식힐 수 있고 인내심도 자란다. 때로는 잡념을 떨치기 위해 밭일을 해보는 것도 권할 만하다.

어떤 50대의 중년 여성은 자신이 심어 키운 채소나 과일들을 가까운 이웃과 친지들에게 나누어주는 즐거움이 크다고 했다. 요즘에는 교외에 집을 한 채 마련해 놓고, 주말마다 그곳에 가서 밭일하며 자연과 함께 지내다가 다시 월요일에는 직장으로 돌아오는 사람들도 심심찮게 눈에 띈다. 또한 군이 교외로 나가지 않더라도 아파트 주변의 공터에서 배추나 고추 등을 직접 재배해서 먹는 사람들도 많아졌다. 이렇게 씨를 뿌리고, 잡초를 뽑아주고, 거두는 일에 몰두하다 보면 잡념이 없어져 건강에 큰 도움이 된다.

밀레의 그림 '만종'을 떠올려 보자. 밭에서 일하던 부부가 석양을 배경으로 마주선 채 기도하는 모습은 그야말로 평화스러움의 극치를 보여준다. 언젠가 나는 한 선생님의 집에 갔다가, 노부모가 밭일로 소일하며 지낼 수 있도록 뜰 한켠에 밭을 만들어 놓은 것을 본 적이 있었다. 노년기에는 할 일이 없어져 무기력해지기 때문에 자아상실의 위험이 크다. 그럴 때 비록 작은 일이라도 할 일이 있다는 것은 삶의 의미를 찾는 데 큰 도움이 된다.

땀 흘리며 열심히 일하다 보면 하루는 금세 지나간다. 집 안에 꽃이나 채소를 가꿀 만한 공간이 없다면 화분을 길러보는 것도 좋을 것이다. 화분에 꽃이나 작은 나무를 심어 새싹이 돋고 꽃이 피는 것을 감상하는 즐거움은 어디에 비할 바 없이 크다. 이 외에도 사는 곳 가까이에 산이 있다면 낙엽을 긁어 모으는 일로 긴장을 해소할 수도 있다. 아무튼 삶의 작은 부분에서 자신의 존재를 확인할 수 있는 일이 있다는 것은 새로운 인생을 발견하는 데 큰 도움이 된다.

자연은 우리 삶의 터전이다

공기가 오염되고 환경의 공해로 마음 놓고 물을 마실 수가 없으며, 들이마실 공기가 깨끗하지 못하다는 사실은 우리에게 엄청난 스트레스다. 집에 생수나 정수된 물이 없을 때, 수돗물을 먹기는 어쩐지 꺼림칙하다. 창문을 열어 놓으면 먼지가 책을 뿌옇게 덮는다. 하루만 입어도 셔츠 깃이 시커멓게 되고, 세차한 지 며칠 안 지난 자동차의 유리창에도 시커먼 때가 덕지덕지 달라붙는다. 때로는 시커먼 띠를 두른 구름이 머리 위를 떠다닌다. 이런 환경에서도 우리가 여전히 생존하고 있다는 사실이 그저 신기하게만 느껴진다. 어쩌면 겉으로는 심각해 보이지 않아도, 이미 우리 몸 속은 시커멓게 병들어 있을지도 모른다. 훗날 우리 자손이 닌자거북이처럼 기형으로 태어나지 않으리란 보장이 없다.

오래 전 미국 시카고에 갔을 때 일이다. 내가 머물렀던 호텔에는 따로 마련된 음료수가 없었다. 물을 어디서 가져와 마셔야 하는지 몰라서 호텔 직원에게 물어보았다. 그런데 그 직원은 화장실의 수돗물을 그냥 마시면 된다고 했다. 다소 찜찜한 기분이 들기는 했지만, 한편으로는 '위생상태에 자신이 있어 그런가 보다' 라는 생각에 은근히 부러워지기도 했다. 또 미국에서는 일년 내내 세차 한 번 안 해도 우리 나라에서처럼 차에서 땟국물이 흐르는 것은 본 적이 없었다.

정부에서는 수돗물을 안심하고 먹으라며 홍보에 열을 올리지만, 사실 그 말을 곧이곧대로 믿는 사람은 별로 없는 것 같다. 아마도 식수원이 되는 강물들이 크게 오염되어 있다는 사실을 너무나 잘 알고 있기 때문일 것이다. 심지어 얼마 전에는 소양강과 대청댐 주변에 늘어선 음식점들에서 오물과 쓰레기를 마구 버리고, 주변의 공장들이 폐수를 몰래 흘려보낸다는 TV 뉴스를 보았다.

이처럼 더러워진 환경으로 우리 주변에는 마음놓고 숨 쉬고 물 마시며, 경치를 즐길 만한 곳이 별로 없다. 특히 최근에는 그린벨트 지역에 대한 규제까지 대폭 완화되어, 이제 앞으로는 휴식공간이 더욱 줄어들 것은 보지 않아도 뻔한 일이다. 이런 환경은 건강을 위협하고 일의 능률을 떨어뜨릴 뿐만 아니라, 성격마저도 공격적으로 바꾸어 놓을 위험이 있다. 그러다 보니 도시인들이 제대로 숨 쉬며 스트레스를 발산하기란 여간 어려운 일이 아니다. 결국 오염된 환경이 국민성까지

변질시킬 수 있다는 결론이 나온다.

지금은 자연을 사랑하고 깨끗하게 보전하려는 노력이 그 어느 때보다 절실히 필요한 시기이다. 자연을 보호하는 것은 개개인의 건강을 유지하는 차원을 넘어, 건강한 국민정서 함양에도 반드시 필요하다. 그리고 자연을 아끼고 사랑하는 것은 인류의 터전을 보전하는 길이며, 나아가 우리 후손의 번영을 위해서도 꼭 필요한 일이다.

우리는 민둥산을 푸른 산으로 바꾸어 놓은 민족이다. 이제 그 저력을 다시 한 번 발휘해 보자. 우리 나라 삼천리를 금수강산으로 만들기 위해서는 무엇보다 거리에 담배꽁초를 버리지 않고, 쓰레기를 줍는 작은 일부터 지켜나가는 것이 그 첫걸음이라고 하겠다.

애완동물을 키워라

애완동물을 키우는 것도 스트레스를 해소하는 좋은 방법 중의 하나이다. 맑은 물이 담긴 어항에서 노니는 물고기의 유연한 몸놀림을 보고 있노라면 어느새 마음이 가벼워진다. 또한 외출했다가 문을 열면, 꼬리를 흔들며 주인을 한껏 반겨주는 강아지의 재롱으로 밖에서 묻혀온 짜증이 싹 달아나기 마련이다.

40대 중반의 한 여자는 딸들이 둘 다 대학에 들어가게 된 후로, 외로움을 채우기 위해 요크셔테리어 한 마리를 사다가 키웠다. 개를 처음 키워 보지만 그 개가 재롱을 피우며 커가는 모습을 보노라면 일이 힘든 줄도 모르겠고, 하루가 어떻게 지나는지도 모를 정도로 즐겁다고 했다.

또한 주인에게 바치는 개의 충성스러움은 우리가 생각하는 것 이상으로 지극하다. 한 중년 여인은 우울증으로 밥맛을 잃어 식음을 전폐하다가 결국 몸져 눕게 되었다. 그러자 그녀가 1년간 키워 왔던 치와와는 주인 옆에 엎드려서는 자기도 먹을 것을 마다하였다. 주위에서 뭐라도 먹여보려고 다가가면 으르렁거리며 경계를 하기 때문에 도무지 먹일 수가 없었다. 그렇게 물 한 모금 넘길 생각을 않던 그 개는 결국 일 주일 만에 죽어버리고 말았다.

애완동물은 가족이 없는 외로운 사람들에게는 가족의 역할을 할 뿐만 아니라 친구 노릇까지도 한다. 특히 혼자서 집을 지키는 나이 든 사람들에게는 개가 유일한 벗이 되기도 한다. 물론 어린이들의 동무로서도 손색이 없다.

일전에 미국에서 살다가 귀국해서 우리 나라의 외국인 학교에 다니고 있는 열 살짜리 여자 아이의 부모와 상담을 한 적이 있다. 그 아이는 언제부터인가 자기를 몹시 귀여워하는 아버지를 피하며 말하기조차 꺼렸다. 그리고 학교에서 돌아오면 친구들과 어울리는 법도 없고, 집에서 가족들에게 짜증만 내는 일이 잦았다. 나는 애완동물을 키워보라고 권했다. 아이의 부모는 치와와 한 마리를 사다가 키우기 시작했다. 처음에는 강아지가 여기저기 어지럽혀 놓고 집이 지저분해진다고 얼굴을 찌푸리기도 했던 아이의 어머니는, 딸의 표정이 밝아지고 아빠를 대하는 태도가 예전처럼 부드럽게 변해가는 걸 보면서 안도감을 느꼈다.

한 실험에 의하면 애완동물이 곁에 있으면 마음이 평온해지기 때문에 맥박이나 혈압이 내려간다고 한다. 또한 애완동물을 키우는 심장병 환자들이 그렇지 않은 환자들보다 더 오래 사는 경향이 있는 것으로 밝혀졌다. 언젠가 미국의 인디애나 대학에서 나온 재미있는 조사결과를 본 적이 있는데, 집에서 개를 키우는 부부들은 열을 내며 다투다가도 개가 그 자리에 있으면 다툼을 멈추었다가, 개가 자리를 뜨고 나면 다시 싸우게 되는 경우가 많다는 내용이었다.

이렇게 애완동물은 사람들에게 생기를 불어넣어 주며, 고독을 덜어 준다. 더욱이 애완동물과는 굳이 다툴 일도 없이 서로 사랑을 주고받을 수 있어 마음의 부담이 적다. 그저 같이 있어 주는 것만으로 만족하고, 이것저것 해달라는 요구가 없는 것이 애완동물이다. 당신이 지금 외롭다면, 그리고 사랑을 쏟을 대상을 찾고 있다면 애완동물을 키워보라.

7

물질과 스트레스

물질과 스트레스

자기 주량을 알고 마셔라

술 마시는 사람치고 자기 주량을 제대로 알고 있거나 알려고 하는 사람은 그리 많지 않다. 그냥 아무 생각 없이 분위기에 휩쓸려 마시는 경우가 대부분이다. 그러다 다음 날 아침에 일어나면 머리가 지끈지끈 쑤시고 정신이 몽롱해, 직장에 와서도 멍하니 하루를 보내기 일쑤다.

지금까지 우리 사회는 폭음한 이튿날 다소 일을 소홀히 해도 대체로 너그럽게 봐주는 분위기였다. 그러나 이제는 상황이 달라졌다. 직장의 분위기가 화합 위주에서 경쟁을 부추기는 쪽으로 바뀌고 있기 때문이다. 이렇게 생존경쟁이 치열해진 사회에서 술 마시고 늘어졌다가는 남에게 뒤처지기만 하는 것이 아니라 자칫하다가는 밥줄 끊어지기 십상이다.

술을 워낙 좋아해서 늘 술병을 끼고 살았던 한 40대 후반 직장인은 그 술 때문에 몇 번 승진심사에서 떨어지더니 나중에는 후배에게마저

추월당했다. 그 후로는 상심해서 술을 더 많이 마셔대다가 결국은 몸이 말을 듣지 않고, 기억력도 전과 같지 않아 정신과를 찾아왔다.

요즘 젊은이들 중에 기회만 생겼다 하면 술로 날을 지새는 이들이 적지 않다. 그러면서도 자신의 건강에는 아무런 문제가 없다고 떠벌린다. 그러나 술을 마셔서 머리가 띵하고 속이 울렁거리는 증상들은 대다수가 겪었을 것이다. 몸이 불편하다는 것 자체가 그만큼 스트레스를 받고 있다는 증거다. 결국 스트레스를 해소하기 위해 마신 술이 스트레스를 더 보탠 셈이다.

어느 40대 초반의 남자는 콜레스테롤과 중성지방 수치가 아주 높게 나와 술을 끊으라는 의사의 권고를 받았다. 하지만 사업 때문에 술을 안 마실 수 없다며 여전히 술을 입에 대고 있다. 그는 자기 주량을 굳이 알려고 하지도 않았고, 한번 술을 마셨다 하면 밤새도록 마셨다. 이런 경우 건강과 사업, 둘 중 어느 것이 자기에게 더 중요한지 진지하게 고민해 보아야 한다. 두 마리 토끼를 다 잡으려하다가는 한 마리도 잡지 못하는 우를 범할 수도 있기 때문이다.

자신이 두주불사임을 은근히 자랑해 오던 50대 중반의 한 남자가 있었다. 자기는 아무리 술을 마셔도 끄덕없다고 했다. 그 말을 들은 것이 한 7년쯤 전이었다. 그런데 요즘 그 사람을 보면, 얼굴이 많이 상했음을 한눈에 알 수 있다. 게다가 기억력도 전과 같지 않은 것 같고 말하는 태도도 과격적으로 주량이 센 경우도 있겠지만, 도가 넘게 마시는 술에는 장사가 없는 법이다.

술은 몸을 망가지게 하는 데 그치지 않고 인격까지도 변화시킨다. 게다가 심한 경우 치매가 빨리 나타나 기억력 감퇴는 물론 판단력 장애까지 일으킨다. 비록 소량이라도 매일 술을 마시면 간이 손상된다.

그러므로 적당한 간격을 두고 자기의 주량을 넘지 않도록 마시는 것이 바람직하다. 물론 사회생활을 하다 보면 이대로 실행하기가 말처럼 쉽지만은 않다. 그러나 무엇보다 소중한 자신의 건강을 위해서 이제부터라도 자신의 주량을 미리 알고 체크하며 마시는 습관을 기르도록 하자.

술 마시면 남에게 해 끼치는 사람을 경계하라

어떤 모임에 가보면 그 모임의 목적과는 어울리지 않게 행동하는 사람이 있다. 단체의 화합을 위해서나 개인의 경사스런 일을 축하하기 위해 마련한 자리가 이런 사람 때문에 산통이 깨지기도 한다. 특히 술만 들어갔다 하면 주위 사람들은 아랑곳하지 않고 자신의 감정을 있는 대로 다 발산하여 분위기를 흐려 놓는 사람들이 있는데, 이때 자리를 같이 한 사람들은 바늘방석에 앉은 것처럼 여간 고역이 아니다.

어느 회사의 부서장이었던 한 남자는, 술만 마시면 평소 감정이 좋지 않았던 사람에게 시비를 거는 습관이 있었다. 느닷없이 상대방을 자극하거나 "나가!" 하며 소리를 버럭 질러 갑자기 좌중을 공포 분위기로 몰아넣는다. 게다가 자기가 전혀 상관할 이유가 없는 문제에까지 간섭하여 상대방의 오장육부를 뒤집어 놓는다. 심지어는 어깨를 툭툭 치기도 하면서 신체적인 학대도 서슴지 않았다. 그래서 그와 술자리를 같이 했던 사람들은 대부분 그 사람을 피하게 되고, 그 사람이 참석하는 술자리에는 어떤 핑계를 대고라도 얼굴을 안 내밀려고 한다.

이런 사람은 늘 술자리를 빌려 자기의 감정을 발산시킨다. 그러면서 남의 이야기에는 귀를 기울일 생각을 하지 않는다. 때로는 다른 사람에게 술을 마시도록 강요하고, 자기 술잔이 비었는데 따라주지 않는다고 화를 내기도 해 주위 사람들을 피곤하게 한다. 이런 유형이 술 마실 상대로는 가장 피하고 경계해야 할 사람이다. 일방통행식으로 자기 감정을 발산할 뿐, 남의 감정에 대한 배려는 전혀 하지 않기 때문이다. 그런 사람은 남의 자존심은 안중에 없다. 술만 마시면 눈에 보이는 게 없는지 인격모독을 일삼는다. 이런 경우 자리를 같이 했던 사람들은 단순히 술맛만 잃어버린 것이 아니다. 무방비상태에서 일방적으로 당했다는 생각에 자존심에 큰 상처를 입고, 한동안 그 후유증으로 고통을 받게 되는 것이다.

이렇게 술만 들어가면 남을 괴롭히는 사람들은 대개 자격지심을 갖고 있다. 자신있게 내세울 만한 것이 없고 스스로가 별 볼일 없다고 느끼는 사람이, 흔히 술의 힘을 빌려 그것을 덮어버리려 안간힘을 쓰게 마련이다. 그것이 지나치다 보니 남에게 모욕적인 말과 행동도 서슴없이 하게 되는 것이다.

또한 술만 마시면 자기과시에 열을 올리거나, 습관적으로 다른 사람들의 흠을 잡는 사람도 있다. 어떻게 보면 이런 유형의 사람도 위의 경우와 마찬가지로 사디스트라고 할 수 있다. 자기 때문에 남이야 오장육부가 뒤집히든 말든 아랑곳하지 않는 무자비한 사람이다. 이런 사람과 술자리를 같이 하면 자존심에 손상을 입기 쉽다. 그렇기 때문에 이런 사람과의 술자리는 될 수 있으면 피하는 것이 건강유지에 도움이 된다. 부득이 함께 술을 마실 수밖에 없다면 단단히 준비를 하고 그 자리에 참석해야 할 것이다. 그런 사람과 멀리 떨어진 자리에 앉는다든가, 함께 마시는 술자리를 1차에서 끝내는 것이 좋을 것이다. 아니면 어떤 구실을 만들어 빨리 자리를 뜨는 방법도 있다.

폭음이 피해망상을 일으킨다

　사람들은 흔히 스트레스가 쌓일 때 술로 풀려고 한다. 직장이나 가정에서 골치 아픈 일이 있을 때 친구와 함께 술잔을 기울이며 속깊은 얘기를 하다 보면 마음이 편안해지는 경험을 많이 해보았을 것이다. 상사에 대한 불만이 있거나 과중한 일로 부담이 클 때, 또는 가정에서 아내 혹은 남편과의 마찰로 견디기 힘들 때, 술이 그런 고통을 잠시나마 잊을 수 있게 해 주는 것도 사실이다.

　그러나 이렇게 마신 술이 여러 병의 원인이 되기도 한다. 술은 신체적 질병만 불러오는 것이 아니라 알코올중독을 포함한 정신장애를 유발한다. 때로는 정신분열증과 비슷한 정신병을 일으키기도 한다.

　건설회사의 현장감독으로 일하는 30대 초반의 직장인이 있었다. 처음 부임해서 그는, 본사에다 실제로 동원된 인원보다 늘려 보고하기를 바라는 노무자들에게서 뇌물을 받았다. 노무자들에겐 그렇게 해서 더 지급받은 돈을 회식하는 데 쓰는 것이 관례가 되어 있었다. 한 1년쯤 그렇게 지내고 나니 왠지 모르게 꺼림칙하고, 혹시 이것이 나중에 문제되지 않을까 불안해졌다. '이제 양심에 걸리는 일은 그만두어야겠다' 는 생각이 들면서, 실제 동원된 인원대로 보고하려고 했다. 일이 그렇게 되자 노무자들은 "만약 그렇게 한다면 그 동안의 비리를 본사에다 고발하겠다" 면서 그를 위협했다. 그 때부터 그는 전전긍긍하게 되었다. 그 생각만 하면 잠을 이룰 수가 없어서 거의 매일 2홉들이 소주 서너 병을 마셨다. '나의 부정이 회사에 알려지면 보증을 섰던 아버지가 난처한 지경에 처하지 않을까' 하는 데까지 생각이 미치자 그는 더욱 불안해졌다. 그 후부터 그는 "회사에서 우리 집에 도청장치를 해놓고 우리 가족을 감시하고 있다. 빨리 집을 팔고 도망가야 한다. 인부들이 날 죽이려고 한다"라고 말하며, 안절부절못하고 진땀을 흘리면서 손을 떨곤 했다. 급기야는 "내가 죽일 놈이야" 하면서 팔에 칼을 그으며 자해하기도 했다.

40대 초반의 한 남자는 외아들로 젊어서 혼자 된 어머니를 모시고 살았다. 그러나 어머니와 아내는 견원지간처럼 거의 말도 하지 않으면서 냉랭하게 지냈다. 이 두 사람의 틈바구니에 낀 그는, 어떻게 해야 될지 몰라 늘 긴장감 속에서 살 수밖에 없었다. 그래서 이를 잊기 위해 거의 매일 밤 술을 마셔댔다. 그러던 중 업무차 일본에 갔다가 묵고 있던 호텔에서 친구들과 어울려 거나하게 술을 마시게 되었다. 취기가 몰려 오면서 갑자기 누군가가 자신을 죽일 것만 같은 공포심이 들었다. 놀란 그는 "살려줘요!" 하고 소리를 지르며 이 방 저 방 뛰어다녔다. 결국 그는 귀국하자마자 정신과에 입원하여 치료를 받았다.

이렇게 술은 갈등을 잠시 잊게 하기도 하지만, 갈등을 재연시켜 더 고통스런 상황으로 몰고 갈 수도 있다. 술의 효과와 역효과, 이렇게 상반되는 역할을 잘 알고 있어야 한다. 술 때문에 일어나는 병들이 결코 남의 얘기만은 아니다. 그러므로 갈등이 있을 때 술로 풀려고 하는 것은 정말 위험하다. 술 대신 다른 방법을 찾아보자. 만일 그것이 어려우면 빨리 정신과를 찾아가 상담하는 것이 정신병 예방의 지름길이다.

알코올중독에서 벗어나는 길

평소에 얌전했던 사람도 술만 마셨다 하면 목소리가 커지고 말이 많아진다. 또 공연히 남에게 시비를 걸거나 거친 행동을 하기도 한다. 때로는 권좌에 앉아 있던 사람이 술자리에서 호기를 부리며 공연한 소리를 했다가 곤욕을 치른 일도 있었다. 이것은 사람들이 대체로 술을 마시면 자기를 실제보다 부풀려 보이려고 하기 때문이다.

어느 40대 가장은 술만 마시면 집에 와서 고래고래 소리를 지르고 아내나 자녀들에게 욕설을 퍼부었다. 가족들에게 주먹질을 하거나 가구를 부수는 일도 다반사여서 가족을 공포의 도가니로 몰아넣곤 하였다. 직장에서 자기를 별로 알아주는 사람이 없는데다 그렇다고 집에서도 가족들이 자기를 떠받드는 것도 아니다. 그러니 술이 깨면 언제 그랬느냐 싶게 풀죽은 모습을 보였다가도, 술이 들어가면 다시 폭군으로 돌변한다.

이렇게 술을 마시면 평소와 다르게 호기를 부리는 사람들은 대체로 자신의 처지에 대한 혐오감과 열등감을 가지고 있다. 알코올중독으로 병원에 입원한 환자들 중에, 잠시 외박을 허용하면 밖에 나가자마자 술을 마시고 바로 병원으로 되돌아오는 경우가 많다. 맨정신으로는 스스로가 왜소하다는 느낌에서 벗어날 수가 없기 때문이다.

한 40대 남자는 일류대학의 법대를 나와서 몇 차례 고시를 봤으나 그 때마다 고배를 마셨다. 나중에는 고시를 포기하고 은행에 취직했으나 일에 재미를 붙일 수가 없었다. 대학 동기생들은 거의가 판검사 자리에 있는데, 자신은 고작 은행원이라 생각하니 속에서 불이 났다. 그래서 근무중에도 대낮부터 술을 마시기 일쑤였다. 그러다가 알코올중독으로 여러 차례 정신병원에 입원했으나, 근본적으로 열등감에서 벗어나지 못해 하루도 술 없이는 살 수가 없었다.

어느 30대 가정주부는 남편이 직장에서 나이에 비해 빨리 진급하고 장래가 촉망되는 사원으로 인정받고 있음에도 불구하고 사는 즐거움을 느끼지 못했다. 잘나가는 남편과 대비되어 자신이 왜소하고 못났다는 느낌이 들었기 때문이다. 그래서 이 같은 열등감을 잊으려고 양주를 조금씩 마시기 시작했는데, 이제는 하루에 양주 반 병이나 맥주 10병 이상을 마셔도 취하는 것 같지 않았다. 그녀는 술을 마시고 나면 남편에게 하고 싶은 말도 서슴없이 내뱉을 수 있어 좋다고 했다. 예전 같으면 전혀 입밖에 내지 않았을 욕설도 튀어나오곤 했다. "네가 잘났으면 얼마나 잘났냐?" 하며 혀 꼬부라진 소리로 남편에게 마구 쏘아대다 보면 다소 속이 시원해지는 것 같았다. 그러나 그것도 그 때뿐, 술이 깨면 다시 초라한 자신을 발견하고는 허무감에 빠지곤 했다. 열등감과 허무함을 극복해 보려고 몸부림치다 안되면, 쉬운 방법으로 다시 술을 찾는다. 그러다 보니 술이 술을 마시고, 나중에는 술이 자신을 지배해 버린다.

자신이 무슨 일을 하고 있든 스스로에 대한 확신이 서 있지 않으면 열등감에서 결코 벗어날 수 없다. 비록 거창한 것은 아니더라도 자신의 일을 찾아 재미를 붙여 보라. 자기 자신을 있는 그대로 인정하고, 작은 것에 만족하는 습관부터 가져보자.

가학적인 음주문화를 청산하자

1997년 우리 나라의 연간 술 소비량은 맥주 34억 병, 소주 21억 6천 병이라고 한다. 이는 국제규격의 수영장 600개를 채우고도 남는 분량이다. 또 한 해 동안 우리 국민이 마신 맥주병을 늘어놓으면 시속 120km의 새마을 열차로 102일 동안 달릴 만한 거리가 된다. 이 수치만 보아도 우리 나라 사람들의 음주량이 얼마나 엄청난지 알 수 있다.

술은 알맞게 마시면 건강에 도움이 된다. 긴장을 풀어주고 복잡한 일로부터 잠시 숨을 돌릴 수 있도록 하는 청량제 역할도 한다. 더구나 오래간만에 만나는 친구들과 회포를 풀면서 정겹게 마시는 술이라면 절로 흥이 날 것이다. 그러나 우리 나라 사람들은 술을 한두 잔 마시는 것으로는 성이 차지 않는 것 같다. 대개 2차, 3차를 거치면서 거나해져야만 술을 제대로 마셨다고 생각한다. 때로는 소주나 양주와 같은 독한 술을 맥주 잔에 담아 건네기도 한다. 그것도 성에 차지 않아 같이 자리한 사람들 모두에게, "원샷!" 하며 술을 한 번에 마시도록 강요하기도 한다. 이런 자리에서는 자신이 술을 잘 마시든 못 마시든 무조건 남과 같이 행동하지 않으면 따가운 눈총을 받기 쉽다. 그 이유는 그것이 윗사람의 요구에 의해서이거나, 묵인하에 이루어지는 일종의 의식이기 때문이다. 이때 술을 잘 못 마시는 사람은 정말 곤혹스러울 수밖에 없다. 조직 내에서 생존하기 위해서는 어쩔 수 없이 쭈욱 들이켜야만 하는데 그렇게 거절 못하고 주는 대로 마시다 보면, 몸을 가누기가 힘들어지고, 혀가 꼬부라져 말이 제대로 나오지 않는다. 그러다 잠에 골아떨어지고, 토하거나 배가 아파 고통을 받게 되고, 심하면 목숨을 잃는 불상사까지도 생긴다.

대학의 신입생 환영모임에서 선배들이 권하는 술을 억지로 마신 신입생들이 숨진 경우도 몇 차례 있었다. 이 사건을 다룬 재판에서, 술을 억지로 마시게 강요한 선배가 법원으로부터 유죄선고를 받았다. 흥겨운 분위기를 위하여 마셔야 할 술을, 죽기 아니면 살기로 마시는 풍토가 빚은 비극이다.

술은 스트레스를 가중시키는 '텅 빈 칼로리'로 일컬어지기도 한다. 많이 마시다 보면 자기 몸 버리고 남에게 피해를 주는 것이 바로 술이다.

미국인은 남에게 술잔을 건네는 법이 없다. 여기에는 위생을 고려한 측면과, 자신의 양껏 알아서 마시라는, 즉 상대방의 의사를 존중하는 개인주의가 작용을 한 것 같다. 이에 반해 우리는 잔을 주거니 받거니 하면서 마시고 서로 만취한 모습을 봐야만 직성이 풀린다. 이런 마음 한 구석에는 남이 술에 취하면 어떻게 되는지 한번 보자는 심리가 숨어 있다. 이제는 술잔을 돌리면서 음주를 강요하는 문화를 청산할 때가 되었다.

스트레스 해소에 도움이 되는 식품

스트레스 해소법 하면 많은 사람들이 운동을 떠올린다. 그러나 최근에는 적절하게 음식물을 섭취하는 것이 스트레스를 관리하는 데 도움이 된다고 하여 사람들의 호응을 얻고 있다.

인체가 스트레스를 받으면 체내의 영양소가 빠져나가는데, 대표적인 것이 비타민 B와 비타민 C이다. 비타민 B는 한 신경에서 다른 신경으로 메시지를 전달하는 역할을 하고, 비타민 C에는 공해물질에 대한 해독 효과가 있기 때문에 이 영양소들이 부족하면 쉽게 피로를 느끼게 된다. 그러므로 비타민 B와 비타민 C가 많은 음식물을 섭취하는 것이 스트레스를 이겨내는 데 도움이 된다. 비타민 B가 많이 들어 있는 음식물로는 쇠고기, 돼지고기, 닭고기, 계란, 우유, 요구르트, 진한 녹색 야채, 효모, 현미, 호두 등이 있다. 그리고 비타민 C는 신선한 과일, 진한 녹색 야채, 귤, 토마토, 감자, 딸기 등에 많이 함유되어 있다. 이런 음식물을 통해서 영양소를 섭취하는 것이 바람직하나, 갑자기 스트레스를 많이 받게 될 때는 비타민 B나 비타민 C와 같은 정제로 다량을 섭취하는 것이 좋다.

이 외에도 복합탄수화물을 많이 함유하고 있는 음식물인 콩, 야채, 현미 등을 많이 먹자. 이런 식품에는 섬유질도 많이 들어 있어 변비와 위장장애를 예방해 준다. 한편 섬유질이 적은 음식물은 대장암을 일으킬 위험이 있다. 포화지방이 많이 함유되어 있는 음식물인 붉은 살코기, 전유, 버터 등은 혈중 콜레스테롤의 양을 높여 동맥경화를 일으키기 쉽다. 따라서 이런 포화지방 함유 식품 대신에 불포화지방이 많이 들어 있는 땅콩, 옥수수, 간장, 식물성 기름 등으로 대체해서 섭취하는 것이 좋다. 칼슘은 뼈를 튼튼하게 하여 골다공증을 예방할 뿐만 아니라 혈압을 낮추고 콜레스테롤 수치를 떨어뜨려 심장병 예방에 도움을 준다. 칼슘은 우유와 요구르트, 두부, 케일, 양배추, 브로콜리, 콩 등에 많이 함유되어 있다.

물도 우리 몸에 없어서는 안될 영양소이다. 나는 언젠가 겨울철 내내 사무실에서 물을 별로 마시지 않고 줄곧 앉아서 지내다 요로결석에 걸려 혼났던 적이 있었다. 그 후로는 아침에 물을 두 컵씩 마시고, 일하는 중에도 수시로 마신다. 세계보건기구에서도 순수한 물을 정기적으로 마신다면 질병의 80%는 예방이 가능하다고 보고 있다. 아침에 일어나 두 잔 이상을 마시고, 하루 2리터 이상의 물을 마시는 것이 건강에 좋다. 그리고 카페인이 들어 있는 커피나 홍차보다 녹차를 마시는 것이 스트레스 관리에도 더 효과적이다.

최근에는 항산화제가 노화를 방지한다고 해서 관심을 끌고 있다. 산화작용 때문에 쇠가 녹슬 듯, 우리 몸도 산화작용에 의해 녹이 스는데, 비타민 A의 전단계 물질인 베타카로틴과 비타민 C, 비타민 E 등의 항산화제가 이것을 막는 역할을 한다는 것이다. 그러므로 장수하려면 이러한 영양소가 함유되어 있는 고구마, 토마토, 시금치, 브로콜리 등을 많이 섭취하는 것이 좋다.

음식물 섭취에 있어서의 기본은 골고루 규칙적으로 먹는 것이다. 그리고 되도록이면 고단백질 저칼로리 식품을 택해서 적게 먹는 것이 좋다. 왜냐하면 위장이나 뇌와 같은 기관에 부담을 적게 주어야 마음도 가벼워지고, 스트레스 관리에도 도움이 되기 때문이다.

커피는 하루 한 잔이 적당하다

분위기 좋은 찻집에서 친구들과, 혹은 연인과 향기로운 커피를 나누는 것은 얼마나 운치 있는 일인가! 내가 대학 다닐 때에는 음악이 흐르는 다방에서 커피 한 잔을 앞에 놓고 시험공부를 한 적도 있었다. 그리고 스키를 신나게 타다가 발이 꽁꽁 얼어붙었을 때, 산꼭대기 통나무집에서 몸을 녹이며 마셨던 한 잔의 커피는, 그야말로 지울 수 없는 추억으로 오래도록 남아 있다.

커피에 들어 있는 카페인은 중추신경을 자극한다. 이것을 소량 섭취할 경우, 정신을 자극하고 피로회복을 유도하여 일의 능률을 높이는 데 도움이 된다. 한 잔의 커피에는 일반적으로 100mg 가량의 카페인이 들어 있는데, 이 정도면 이러한 효과를 얻기에 충분하다.

커피를 하루에 2, 3잔 이상을 마시는 경우, 즉 카페인 250mg 이상을 섭취하면 여러 가지 카페인중독 증상이 나타난다. 이때 마음이 불안하고, 안절부절못하게 되고, 쉽게 흥분상태에 놓이며, 잠을 이루기가 어렵다. 또한 얼굴이 붉어지고, 근육경련이 일어나고, 손발이 저리고, 땀이 많이 나고, 소변이 자주 마렵고, 속이 메스꺼워지며, 위산분비를 촉진시켜 위궤양을 일으키는 등의 신체증상이 동반된다. 하루에 커피를 10잔 넘게 마시는 경우, 즉 카페인 1,000㎎ 이상을 섭취한 경우에는 이명이나 심장부정맥이 일어나고, 종잡을 수 없이 말이 많아지고, 생각에 혼동이 일어나며, 정서적 불안정이나 환시 증세가 나타날 수도 있다.

하루 평균 5, 6잔의 커피를 마시던 50대 후반의 남자는 일하는 도중 갑자기 가슴 윗부분이 서늘해지는 것을 느꼈다고 한다. 그래서 급히 심장내과를 찾았더니 맥박이 불규칙적으로 뛰는 부정맥이란 진단이 나왔다. 커피를 이대로 마시다가는 꼭 죽을 것만 같아서, 그 때부터 커피를 뚝 끊어버렸다.

단기간에 카페인을 10g 이상 섭취한 경우에는 간질, 호흡마비가 오며 죽음에 이를 수도 있다.

한편 많이 마시던 사람이 갑자기 커피를 끊는 경우에도 몸과 마음 모두에 이상이 생긴다. 이를 금단증상이라고 하는데, 여기에는 머리가 아프고, 쉽게 피로하며, 몸이 나른해지고, 메스껍거나 토하게 되고, 근육강직 및 근육통이 나타나는 증세들이 포함된다. 때로는 심한 불안이나 우울증으로 고통을 받을 수도 있고, 정신집중이 어려워진다. 40대 초반의 한 남자는 여러 해 동안 매일 커피를 서른 잔씩 마시다가 최근에야 끊었는데, 어지럼증이 생겼다고 호소한다. 어떤 사람은 커피를 아무리 마셔도 몸에 이상이 없고 잠자는 데도 영향을 받지 않는다고 자랑한다. '두커피불사'라고나 할까. 하지만 이것은 자랑거리가 아닌 것 같다. 지금은 아무렇지 않은 것 같아도 나중에 카페인 금단증상으로 엄청난 고생을 하게 될지도 모르기 때문이다.

요즘에는 커피 대신 홍차나 녹차를 마시는 사람들이 눈에 띄게 많아졌다. 그러나 홍차, 녹차, 콜라와 같은 음료수, 초콜릿이나 아스피린 등에도 커피와 마찬가지로 카페인이 들어 있다.

이제 커피는 우리가 아무 생각 없이 마실 수 있는 기호식품이 아니다. 스트레스 해소용으로 커피의 선택은 적합하지 않다. 오히려 스트레스 유발 식품이라 할 수 있다. 기분의 전환을 위해서라면 아침이나 점심 때 한 잔 정도의 커피로 만족하자. 그리고 커피 외에도 카페인이 들어 있는 식품이 우리 주변에 많이 있음을 유의해야 하겠다.

담배는 스트레스를 유발하는 기호품이다

예전에는 지나가다 담배를 피우는 여대생이 있으면 이상한 눈으로 쳐다볼 만큼, 흡연하는 여학생의 숫자가 적었다. 어떤 교수는 교정에서 담배 피우는 학생을 발견하면 그 자리에서 불러 세워 놓고 담배를 빼앗거나 심한 경우에는 뺨을 때리기까지 했다. 그래서 학교에서 담배를 피우려면 주위에 그런 교수가 있는지부터 살펴야만 했다. 그러나 최근에는 여권신장의 결과로 많은 여성들이 담배를 거리낌없이 피우고 있다. 담배가 남자들만의 전유물일 수는 없다는 인식이 여성 흡연자들을 양산했다고 하겠다.

흡연자 대부분은 사춘기 때에 호기심으로, 또는 대학생이 되고 나서 어른이 된 기분으로 담배를 피우기 시작한 사람들이다. 그러나 요즘 미국에서는 청소년 흡연이 급격하게 늘자 이에 대한 대책의 하나로 매스컴의 담배광고를 규제하려는 움직임까지 일고 있다.

우리 나라에서도 청소년과 여성의 흡연 인구가 전에 비해 엄청나게 늘고 있음을 피부로 느낄 수 있다. 심지어 교복을 입은 여중생들이 패스트푸드점 화장실에서 담배를 피우는 것도 심심치 않게 볼 수 있는 풍경이다. 이미 우리 나라에도 미성년자에게는 담배와 술을 판매하지 못하도록 하는 청소년보호법이 제정되어 있기도 하다.

한때 담뱃갑에는 '담배를 많이 피우면 건강에 안 좋습니다' 라는 문구가 쓰여 있었다. 그러다가 '담배는 폐암 등 각종 질병의 원인이 되며, 특히 임신부와 청소년의 건강에 해롭습니다' 라는 제법 협박조의 경고문구로 바뀌었다. 그런데도 왠지 흡연자가 줄어들었다는 얘기는 들려오지 않는다.

얼마 전까지만 해도 스트레스 해소를 위해서는 좋은 방법이라고, 그리고 장수하는 데에도 지장이 없다며 담배를 옹호하는 사람들이 적지 않았다. 담배를 피우지 않아서 스트레스가 쌓이는 것보다, 담배가 인체에 좋지 않은 요소를 갖고 있기는 해도 그것으로 스트레스를 푸는게 낫다는 것이 그들의 주장이다. 그들은 담배를 많이 피우면서도 장수를 누린 영국의 처칠 수상의 얘기를 곧잘 들먹였다. 그래서 한때 담배 피우는 사람이 멋스러워 보인다는 시절도 있었다. 하지만 담배의 해악이 여실히 입증되면서부터는 사실상 담배 피우는 사람들의 입지가 점차 좁아지고 있는 실정이다. 더욱이 금연빌딩이 점차 늘어나면서 애연가들은 한 모금의 담배를 피우기 위해 옥상으로, 화장실로 뛰어다니며 궁상을 떨어야만 한다. 결국 완전히 끊지 않는 한, 담배는 피워도 스트레스, 못 피워도 스트레스다.

최근 미국에서는 담배회사를 상대로 거액의 피해보상을 요구하는 흡연자들의 소송이 심심찮게 제기되고 있다. 멀지 않아 담배회사들이 된서리를 맞게 될 것 같다. 우리 나라에서도 담배를, 국민건강을 위협하는 물질로 규정해서 생산과 판매를 금지하는 법안이 하루빨리 마련되어야 하겠다.

담배를 끊으려면 동기부터 만들어라

　담배를 피우는 사람에겐 남을 배려하는 면이 부족하다. 남이야 피해를 보든 말든 자기 기분만을 생각하며 담배연기를 뿜어댄다. 그런가 하면 손에 담뱃불을 들고 거리를 활보하여 지나가는 사람들을 불안하게 한다. 또 추운 겨울에는 창문을 열어놓지 못해 환기가 잘 안 되는데도 담배연기로 사무실 공기를 탁하게 만들어 놓는다. 이처럼 담배는 당사자는 물론, 타인의 건강까지 위협하고 스트레스를 준다.

　그래서인지 요즘에는 이런 저런 이유로 담배를 끊으려고 노력하는 사람들이 많다. 내 주위에도 그런 사람들이 꽤 있는데 안타깝게도 결심한 대로 담배를 끊은 사람은 별로 없다. 이것은 담배가 마약처럼 중독성이 강하기 때문이다. 안 피우면 불안해지고, 가슴이 뛰고, 안절부절못하게 되고, 집중력도 떨어진다. 그래서 담배를 끊으려고 했다가도 다시 피우게 된다. 담배를 피울 수 없는 공공장소에서 흡연자들이 흔히 찾는 곳이 화장실이다. 딴 볼일 없이 순전히 담배를 피우려는 목적에서 냄새 나는 비좁은 화장실을 찾는 것이다. 이것도 금단증상과 무관하지 않다.

　40대 중반의 한 남자는 가족들과 이야기하다가 그가 담배를 피우면 아내와 아이들이 대화를 중단하고 슬그머니 자리를 뜨는 바람에 소외감을 느끼곤 했다. 나중에는 담배 생각이 나면 밖으로 나가서 피우고 들어왔다. 그러다 날씨가 추워지면서 그것도 귀찮아졌고, 날이 갈수록 자신의 신세가 처량해보이고 서글프다는 생각이 들었다. 그러던 어느 날 낮잠을 자다 깨서 습관대로 담뱃갑을 더듬다가 문득 한번 참아 보자는 생각을 했다. 그렇게 해서 담배를 입에 대지 않기 시작한 것이 10

년이 넘었다. 이제는 곁에서 피우는 담배연기조차 맡기 싫을 정도가 되었다. 담배를 끊은 뒤부터는 가족들과의 대화시간이 더 길어졌고, 그러다 보니 자연히 소외감에서 벗어날 수 있었다.

요즘의 나이 든 사람들 중에는 좀더 오래 살아야겠다는 생각으로, 또는 어린 손자 손녀의 건강을 위해서 담배를 끊으려고 애를 쓰는 이들이 적지 않다. 때로는 건강이 아주 나빠져서 담배를 끊겠다는 생각을 하는 사람도 있다. 폐암 진단을 받은 어떤 사람은 수술실로 들어 가기 전, 마지막으로 한 개비만 피우고 다시는 담배를 피우지 않겠노라는 비장한 각오를 하고서 담배를 끊을 수 있었다고 한다. 이렇게 담배를 끊기 위해서는 강한 동기가 있어야만 한다. 자, 당신이 담배를 끊을 생각이 있다면 우선 자신에게 필요한 강력한 동기를 찾아내도록 하라.

8

스트레스와 성(性), 비만, 도박

스트레스와 성(性)

성적 학대에 시달리는 배우자

하지도 않은 일에 대한 추궁을 받을 때, 당하는 사람의 입장에서는 황당하기 짝이 없다. 아무리 결백을 주장해도 상대방이 그것을 믿어 주지 않으면, 그 답답한 마음은 말로 표현할 수가 없다. 더욱이 한지붕 아래 사는 가장 가까운 사람으로부터 근거 없는 의심의 눈길을 받는다면, 거기에서 오는 정신적·신체적 고통은 무엇으로도 보상받을 수 없을 만큼 고통스러울 것이다. 이런 경우는 의처증이나 의부증과 같은 편집증을 가진 배우자와 함께 사는 사람들에게서 흔히 찾아볼 수 있다.

부인의 의부증 때문에 정신과를 찾은 한 50대 중년 남자의 경우를 보자. 부인은 언제부터인가 직장에서 매일 늦게 귀가하는 자신을 의심하기 시작했다고 한다. 왜 전에는 돈이 필요하다면 척척 집어주더니, 요즘 들어서는 만원 한 장을 주는 데도 벌벌 떨고, 잠도 전과 달리 멀찍이 떨어져 자며, 성관계도 갖지 않으려 한다며 자신을 추궁한다는 것이다. 그러면서 "회사에 들어간 지 얼마되지도 않았는데, 벌써 여자가 생겨서 나에게 소홀히 대한다"며 자신에게 매일 성관계를 요구했고, 만일 그 요구를 들어주지 않으면 밤새 욕을 퍼붓기 일쑤라고 했다. 그런 그녀의 의심은 하루하루 깊어졌고, 결국에는 이를 견디다 못한 남편이 정신과를 찾아와 도움을 청하게 되었다.

또 다른 한 가지 예는 의처증에 시달리는 경우다. 60대 초반의 한 여자는, 남편이 여러 해 전부터 하루에도 두세 차례씩 성관계를 요구하는 바람에 도저히 견디지 못하겠다고 고민을 털어놓았다. 혹 남편의 요구에 응하지 않으면 "네 년이 딴 남자가 생겨서 그렇지?"라며 욕을 하고 때리는 일이 다반사였다. 이미 폐경기가 지난 그녀는 성적욕구도 별로 없는데, 그런 아내를 무시한 채 남편의 성관계 요구는 갈수록 심해져 견디기가 어려웠다. 나중에는 남편의 살이 몸에 닿는 것조차 자신에게는 큰 고통이라고 했다. 부끄러운 일이라서 누구에게 하소연도 못하고, 그렇다고 혼자 참고 지내자니 속이 터질 노릇이었다. 계속되는 긴장감에 불안과 초조가 밀려오고, 가슴이 얼얼해지고 팔다리가 떨리면서 때로는 죽고 싶은 기분이 들기까지 하였다.

이 부부의 경우, 성생활은 즐거움이 아니라 상대방을 괴롭히고 구속하는 수단이다. 즉, 일종의 성적 학대, 또는 성적 남용으로 봐야 한다. 이러한 성적 학대는 심하면 생명에 위협이 되기도 한다. 실제로 성관계를 요구하며 칼로 위협하다가 몸을 상하게 한 사례도 있다. 그런데 신기하게도 대부분의 이런 편집증 환자는 정상적으로 사회생활을 해나간다. 그래서 주변에서는 "얼마나 성실한 사람인데, 설마 그럴려구?" 하면서 피해자의 하소연을 귀담아들으려고 하지 않는다.

이럴 때는 부부가 함께 정신과에 와서 치료를 받는 것이 최선의 방법이다. 만약 가해자와 함께 병원을 찾는 일이 쉽지 않다면, 피해자인 배우자라도 정신과 의사를 찾아야 한다. 그 외에는 뾰족한 방법이 없기 때문이다. 그런데 이것마저도 어렵다면, 가정폭력상담소나 여성의 전화에 도움을 요청해서라도 피해자를 보호하는 방법을 찾도록 해야 한다. 그리고 가해자에게는 강제로라도 정신감정을 받게 하는 의무를 지워야 할 것이다.

근친상간이 주는 상처

어느 대학의 조교가 성희롱 혐의로 교수를 고소해 화제가 됐던 일이 있다. 그런데 이보다 더 심각한 문제는 바로 근친상간이다. 그런데도 집안에서 해결할 문제라며 쉬쉬 넘어가는 경우가 태반이다. 성적인 문제에 관해서라면 드러내놓고 말하는 것을 꺼리는 것이 우리의 현실이긴 하지만, 특히 근친상간의 경우 피해자는 누구에게 말도 못하며 혼자 속앓이를 할 수밖에 없다.

한국 성폭력상담소에서 발표한 내용을 보면, 1997년의 약 10개월 동안 일반 성폭행 상담 건수가 총 663건인데, 그 가운데 가족이나 친인척에 의한 성폭행이 108건이나 되었다. 그리고 더욱 놀라운 사실은 그 108건 중 55.6%(60건)가 아버지에 의한 성폭행이었다는 점이다. 이 결과는 근친상간이 우리 주변에서 암암리에 많이 자행되고 있다는 사실을 명백히 보여 준 것이다.

어느 초등학생의 어머니는, 자신이 일하러 간 사이에 딸이 아버지로부터 성폭행을 당한 사실을 뒤늦게 알고는 정신과를 급히 찾아왔다. 또 몇 년 전에는 한 젊은이가 자신의 여자 친구가 의붓아버지로부터 성폭행을 당한 사실을 알고 분개한 나머지, 의붓아버지를 죽인 사건이 사회문제로 떠오르기도 했다. 20대 중반의 한 여자는 초등학교 때 오빠에게 성폭행 당했던 기억으로 거의 매일 밤을 악몽에 시달리거나 가위에 눌리는 고통을 겪어야만 했다. 밤새도록 끙끙 신음소리를 내거나 씩씩거리며, 온몸을 버둥대곤 했다. 그녀는 이러한 현상 외에도 거리를 지나다가 갑자기 길이 넓게 보이거나 길어지는 것 같아서, 더 이상 걷지 못하고 멍하니 서 있기도 했다고 한다. 그러면서도 오빠가 무서워 부모에게조차 말을 못하고 혼자 속으로 애만 태웠다. 결국 이런 증상에 계속 시달리다가 견디다 못한 그녀는 마침내 부모에게 모든 사실을 털어놨다. 하지만 그녀의 부모는 "왜 그때 바로 말하지 않았느냐?"며 오히려 자신을 나무랐고, 너무나 억울하고 분한 나머지 수면제를 먹고 자살을 기도하기까지 했다.

이처럼 성폭행을 당한 사람들은 스스로 빠져 나올 수 없었던 상황에 대한 무력감과 자책감, 그리고 자신을 짓밟은 사람에 대한 극도의 적대감을 극복하기가 힘들다. 특히 순결을 잃어버려 이미 자신의 몸이 더러워졌다는 생각으로 자칫하면 절제를 잃고 될대로 되라는 식으로 살기 쉽다.

성폭행 중에서도 특히 근친상간으로 인한 상처는 시간이 지나도 쉽게 아물지 않는다. 정신적·신체적 고통으로 신음하면서 방황하기 쉽다. 더욱이 가해자가 한 가족의 일원이기 때문에 누구에게 말을 꺼내기도 힘들다. 설령 얘기를 했다 하더라도 가족들은 피해자의 입장에서 생각하기보다는 '수치스런 일'이라며 오히려 쉬쉬하며 숨겨버리기 일쑤이다. 결국 당사자 혼자 속으로 끙끙 앓을 수밖에 없는 노릇이다. 그러나 그럴수록 가족들은 더욱 각별한 애정을 갖고 위로하며, 함께 해결책을 찾아보아야 한다. 또한 정신과 의사와의 상담을 통해 상처를 치료해야 한다. 그러나 무엇보다도 가장 중요한 것은 예방이다. 특히 사춘기의 자녀가 있는 가정에서는 이 점을 반드시 염두에 둘 필요가 있을 것이다.

남편의 외도로 고통받는 아내

남편의 외도로 인해 고통받고 있는 여자들이 우리 주변에는 적지 않다. 이들은 남은 인생을 배신감과 원망 속에서 분노하며, 한편으로는 속으로 삭이다가 마침내 신체적 고통을 견디다 못해 정신과를 노크하기도 한다.

사람이 살아가는 동안 한두 가지 고통스러운 경험이 없을 수 없겠지만, 자신이 가장 믿었던 배우자로부터 배신을 당할 때가 가장 참기 어려운 고통이 될 것이다. 그래서 대부분 이런 경우 남편에 대한 믿음이 산산조각 나는가 하면, 모든 것이 한꺼번에 무너지는 절망감을 맛보게 된다. 사람과 사람 사이의 신뢰에 한 번 금이 가면, 다시 회복하기란 결코 쉽지 않다. 상대방이 용서를 빌고 아무리 사랑을 쏟는다 해도 그 사랑의 진실성을 확신할 수가 없기 때문이다. 더불어 그런 일이 되풀이되지 않을까 하는 불안도 엄습해 온다.

남편의 외도로 정신과를 찾은 50대 후반의 한 여성의 경우를 보자. 어느 날 그녀는 남편으로부터 충격적인 얘기를 들었다. 내용은 얼마 전 종합검진센터에서 신체검사를 받은 남편이 매독검사에서 양성반응이 나왔다는 것이었다. 그녀의 남편은 20여 년 전 외도를 한 적이 있는데, 그 결과가 이렇게 뒤늦게 나타난 것이었다. 그 일로 남편은 몹시 당황했고, 아내도 같이 검사를 받아야 한다는 의사의 얘기를 듣고 며칠 동안을 고민했다고 한다. 결국 고민 끝에 지난 날의 실수를 아내에게 고백하고 같이 검사를 받자고 한 것이었다. 그 일로 인해 그녀는 참을 수 없는 분노와 모욕감을 느끼면서 한편으로는 어처구니없게도 일방적으로 피해를 당하고 말았다는 생각에 그만 허탈감에 빠져버렸다.

'그 동안의 나는 대체 뭐란 말인가? 자기 뒤치다꺼리나 해주는 식모였단 말인가? 그 더러운 몸으로 날 껴안았다니…. 이런 일이 마치 TV 드라마에서나 나오는 줄 알았지, 실제로 내게 일어날 줄이야!' 혼란스러운 생각들이 그녀의 머릿속에서 엉켜 골치가 지끈지끈 아파왔고, 남편이 다른 여자와 잤다는 생각만 하면 도저히 잠을 이룰 수가 없었다. 밤이 되면 뒷골이 아프고, 팔이 저려 오며, 가슴이 막혀 오는 증세가 더 심해졌다. 갈수록 입맛을 잃었고 아무 것도 손에 잡히지 않았다. 베란다에서 뛰어내려 죽어버릴까 하는 생각도 들었다. 남편을 용서하려고 생각도 했지만, 한 번 무너져버린 남편에 대한 신뢰감은 도저히 회복될 수 없다고 했다.

이 경우, 일차적인 책임은 남편에게 있다. 그래서 그는 신뢰의 탑을 다시 쌓기 위해서 부단히 노력해야 한다. 전보다 몇 배의 사랑을 쏟아야만 금이 가고 틈이 생긴 탑을 보수할 수 있다. 그런 남편의 지속적인 관심과 사랑만이 배신감과 원망, 불안 속에서 신음하는 아내의 마음을 치유할 수 있다. 설사 멀고 힘들더라도 남편이 가야 하는 길이다.

한편, 아내 또한 남편의 외도에 대해 자신을 돌이켜보아야 한다. 그리고 그것이 결코 남편만의 책임이 아니라는 사실을 깨우칠 필요가 있다. '자식들 돌보느라, 일에 바쁘다보니…' 하는 여러 구실로 자신이 남편에게 소홀해 있는 사이에 일어난 일이었음을 간과해서는 안된다. 그런 점에서 남편에게 다시 발등을 찍힌다 하더라도 일단은 믿음으로 대해야 한다. 그것이 결국 부부간의 일대 위기를 벗어나는 길이다. 그리고 그렇게 하는 것이 자신의 건강을 위해서도 도움이 된다.

남편의 지속적 외도에 대한 대응전략

남편의 일시적인 외도라면 몰라도 오랫동안 계속되는 외도인 경우 아내는 대체 어떻게 해야 할까? 많은 경우, 혼자 속으로 끙끙 앓으면서 애를 태우겠지만, 개중에는 마음의 상처를 달래며 자기 길을 찾아 의연히 일어서는 사람도 있다. 반면, 남편의 외도를 알고 그 동안 자신이 남편과 가족을 위해 희생한 것이 분하다는 데에 생각이 미치면, '나도 같이 바람이나 피울까?' 하는 마음이 생기기도 한다. 이렇게 남편의 외도에 대한 아내쪽의 대응은 여러 양상으로 나타난다. 다음의 경우들을 보자.

50대 초반의 한 여성은 남편이 결혼 직후부터 계속 밖으로 돌며 춤추러 다니는 것을 보면서 고통을 겪어 왔다. 가슴이 찢어지는 것처럼 아프고, 모든 것에 의욕을 잃어 정신과를 찾아가 치료를 받기도 했으나 효과는 그 때뿐, 계속 우울하고 팔다리가 저리고 가슴이 아파왔다. 매일 밤 늦게 들어오는 남편에게 혹 "어떻게 이렇게 매일 늦어요?" 하고 따지다가는, 남편은 밥상을 뒤집어 엎고 주전자나 재떨이를 집어던지기 일쑤라는 것이었다. 이혼도 생각해 봤지만 아이들 때문에 그럴 수도 없었다. 그러다가 마음이 전혀 돌아서지 않을 남편을 포기하고, 자신도 춤을 추러 다니기 시작한 것이다. 그 후로 간혹 가슴이 짓눌릴 때도 있었지만, 우울한 기분과 팔다리의 통증은 깨끗이 가셨다고 한다.

40대 후반의 한 여자는, 직장문제로 가족과 떨어져 생활을 하는 남편이 다른 여자를 만나고 있다는 것을 알게 되었다. 남편은 자신에게 냉랭했고 성생활도 피하려 했으며, 어쩌다 남편의 직장에 찾아가기라도 하면 싫어하는 기색이 역력했다. 언젠가는 남편이 매우 화가 난 상태에서 외딴 곳으로 차를 몰고 간 적이 있었는데, 그때 그녀는 '저러다가 혹시 날 죽이는 건 아닐까?' 하는 두려운 마음이 들었다고 한다. 그런 남편 때문에 분노가 끓어올랐지만 계속 삭이며 지내다 보니, 하루하루의 삶이 여간 고통스러운 게 아니었다. 머리가 아프고, 가슴이 쑤셔 오고, 심한 어지럼증에 견디기가 힘들었다. 그러나 그녀는 마음을 바꾸어먹었다. 그런 남편을 단념하고 친구들을 만나 스트레스를 풀고, 대신 자녀들에게 더 많은 관심을 쏟으며 자신의 인생을 즐겁게 살기로 작정한 것이다. 그리고 그 후부터는 아픈 증상들이 싹 가셨고 심지어 상쾌한 기분도 느낄 수 있었다고 한다.

　또 다른 40대 후반 여성의 경우를 보자. 그녀는 결혼 초부터 남편이 자신과 잠자리를 하지 않으려 한다는 것을 눈치채고 있었다. 언젠가는 남편이 자신에게 "부부관계를 하면 머리가 아프다"며 자신이 성적으로 약한 체질임을 고백하며 양해를 구해 왔다. 그런데 우연한 기회에 오래 전부터 남편이 바람을 피우고 있었다는 사실을 알게 되었다. '나한테는 못해 주고 밖에 나가서 저러나!' 하는 생각을 하니 억울하고 서러운 마음이 들어 견딜 수가 없었다. 그녀는 같이 바람을 피워 볼까도 생각했지만, 결국 자녀들 생각에 마음을 고쳐 먹었다. 대신 신앙생활을 열심히 하면서, 볼링·수영·골프 등과 같은 운동에 취미를 붙이고, 자녀들을 키우는 데 열중했다.

　남편의 외도에 대해 여자들은 자칫하면 한 가지의 해결방법만 생각하기 쉽다. "그까짓, 나를 버린 남자, 나도 버리자"는 식으로 대응하는 것이다. 그러나 현실적으로 볼 때 이혼이 최상의 방법이 아닐 수도 있다. 자신은 물론 자녀의 앞날까지 생각해야 하기 때문이다. 경우에 따라서는 오히려 다른 곳으로 관심을 돌려 자신의 삶에 더 충실해질 수 있는 방법을 찾아보는 것도 또 다른 생존전략이 될 수 있다.

과연 폭력이 남자다움일까?

한때 이 사회에는 폭력으로 안 되는 일이 없다고 할 정도로 폭력이 난무했던 적이 있었다. 그래서 어려운 일에는 으레 '해결사'란 이름의 폭력배가 동원되곤 했다. 정치인 주변에는 정치깡패들이 있게 마련이었고, 심지어 스님들끼리의 종권다툼에 조직깡패가 동원된 적도 있었다. 그뿐 아니다. 텔레비전이나 만화에서 폭력이 미화되고, 싸움 잘 하는 사람이 영웅시된다. 그래서 폭력은 남자다움과 동일시되기도 했다.

이런 현상은 학교에서도 찾아볼 수 있다. 학교간의 패싸움이 벌어지거나, 개인에게 금품을 뜯어내는 것은 학교폭력의 고전에 속한다. 심지어는 지나가는 학생을 아무 이유없이 '재수 없다'면서 폭력의 희생물로 삼는다. 심장병을 앓고 있거나 지체부자유 장애자와 같은 신체적 결함이 있는 학생들도 폭력의 대상이 되고 있다. 이렇게 초등학생부터 중고교생에 이르기까지, 폭력에 시달리면서도 어디에다 하소연도 못하고 공포의 나날을 보내는 청소년이 적지 않다. 그런데도 그들은 보복이 두려워서, 또 폭력을 신고하면 자신이 남자답지 못하게 비칠 것이라는 인식 때문에 폭력을 묵인하고 만다.

25세의 한 남자는 집 밖으로 나오기가 두렵고, 무슨 일에도 의욕이 생기지 않고, 늘 죽고 싶다는 생각을 하며 하루하루를 고통스럽게 살다가 결국 정신과를 찾아왔다. 그는 초등학교 6학년 때 몸이 약하다는 이유로 반 친구들에게 집단폭행을 당하고 따돌림을 받았던 적이 있었다. 그들은 화장실에도 가지 못하게 했고, 집에 갈 때마다 나타나서 괴롭히기 일쑤였다. 하지만 그렇게 괴로움을 당하면서도 자신을 남자답지 못한 약한 녀석이라고 생각할까봐 아무에게도 그 사실을 말하지 못했다. 중학교에 가서까지도 5, 6명으로부터 집단적으로 얻어 맞으면서 학교를 다녀야 했다. 그 후로 그는 친구 사귀기를 두려워했다. 한때는 약점을 안 보이려고 일부러 다른 사람들과 일체 얘기를 하지 않기도 했으나 강해지기보다는 결국 외톨이라는 생각을 떨쳐버릴 수가 없었다. 그러면서 그는 '나같이 약하고 착한 사람이 왜 맞고 살아야 하나?' 하며 무기력한 자신이 싫어졌다. 그래서 '이렇게 사느니 차라리 죽는 게 낫겠다.'고 생각하며 몇 차례 자살을 시도하기도 했다.

폭력과 남자다움은 결코 동일한 것이 아니다. 그리고 폭력을 가해자와 피해자인 당사자들끼리의 문제로만 미뤄두어서는 안된다. 학교폭력에 대한 무관심과 폭력에 대한 사회의 불감증은 폭력을 더욱 더 조장한다. 가정, 학교, 사회 모두가 실천의지를 갖고 함께 노력해야만 학교폭력을 뿌리뽑을 수 있는 것이다. 또한 폭력은 반드시 응징을 받는다는 인식이 확립되어야 한다. 그래서 폭력을 고발하는 통로를 활짝 열어 놓고 동시에 고발자를 보호하는 장치도 마련해 주어야 한다.

특히 학교에서도 체벌을 되도록이면 자제할 필요가 있다. 그리고 청소년들에게 자기와 생각이 다른 사람의 의견을 존중하는 태도를 가르쳐 주고, 폭력이 아닌 설득으로 자신의 뜻을 관철시키는 능력을 길러 주어야 한다. 그러기 위해서는 무엇보다 토론문화가 가정과 학교, 사회 곳곳에서 뿌리를 내려야 할 것이다. 다시 한 번 말하지만, 주먹보다 말을 통해 자기를 표현하는 습관을 키워주는 것이 폭력예방의 지름길이라 할 수 있다.

스트레스와 비만

비만은 만병의 근원

우리 나라에서는 비만이 아직 서구의 경우처럼 심각한 문제로 인식되고 있지는 않지만, 식사 패턴이 서구와 비슷하게 바뀌고 있는 것을 보면 그들의 전철을 밟을 위험이 높다. 주위를 둘러 보면 중·장년층은 말할 것도 없고, 초·중·고교생들 중에도 비만으로 고민하는 학생들이 계속 증가하고 있다. 그래서인지 최근에는 체형관리센터들도 상당히 많이 생겼고, 다이어트 식품 광고도 자주 눈에 띈다.

그러나 비만은 비만 자체에서만 그치지 않는다. 비만이라는 문제의 심각성은 그것이 만병의 근원이 된다는 점이다. 비만은 고혈압이나 당뇨병을 일으키고, 중성지방 및 콜레스테롤과 같은 혈중 지방의 농도를 높여서 심장질환이나 뇌졸중을 일으킬 수 있다. 특히, 비만에 걸린 사람들에게서는 요통, 관절염, 심지어는 코골이까지도 상당수 발견된다. 일반적으로 체중이 표준보다 약 25% 이상 더 나간다면, 표준체중 이하인 사람보다 심장병에 걸릴 위험이 2.5배 정도 더 높아진다. 또 최근에는 비만 자체가 생명을 위협하는 요인이라는 연구결과가 나왔는데, 만약 체중이 3kg 늘면 사망할 확률은 4% 정도 더 증가한다고 한다.

비만 중에서도 특히 복부비만이 가장 위험하다. 그 이유는 유리지방산을 간으로 보내 지방간을 일으킬 가능성이 높기 때문이다. 허리와 엉덩이 둘레의 비율이 여자의 경우에는 0.8, 남자의 경우에는 1.0을 넘으면 위험한 수준이라고 한다.

그런데 비만은 이같은 신체적인 병만 일으키는 것은 아니다. 몸 속에 쓸데없는 지방이 많으면 움직이기가 싫어지고 잠이 많아진다. 그러다 보면 자연히 게을러지고 따라서 사람들의 눈밖에 나기 쉽다. 또 살찐 자신의 외모가 보기 흉하다는 생각 때문에 자신감을 상실하고 우울증에 빠진다. 그렇게 되면 스트레스가 쌓이고, 스트레스가 쌓이면 폭식을 하게 된다. 그러면 비만은 더 심해질 수밖에 없는 것이다. 특히, 비만한 사람들은 주위의 관심이 조금만 줄어들어도 소외감을 느낀다. 그래서 우울증에 쉽게 빠지고, 그것을 다시 먹는 것으로 해소하려고 하는 것이다. 이런 악순환은 반복된다. 하지만 비만에서 벗어나려면 이 고리를 과감하게 끊어야 한다.

비만인 20대 후반의 한 여자는 결혼한 지 몇 년 되지 않았다. 그녀는 남편이 다른 여자들을 쳐다보기만 해도 화를 내며 따지곤 했다. 그녀 자신의 비만에 대한 열등감이 날씬한 여자들을 모두 자기의 적으로 돌리게 했던 것이다. 더욱이 가족들 중에 유난히 자기만 살이 쪘기 때문에, 가족사진을 보면 자신이 미운 오리새끼 같은 느낌이 들었다. 그러면서 자신이 받는 사랑이 부족하다고 느낄 때마다 먹는 것으로 사랑의 허기를 채웠고, 그러다 보니 체중은 거의 100kg에 육박했다. 이 때문에 스스로 몸을 가누기도 어려운 데다 몸 이곳 저곳이 아파 오는데도 가족들은 도통 무관심으로 일관하는 것 같았다. 무슨 일에도 의욕이 생기지 않았고 오로지 먹기만 하였다. 가끔 친구들로부터 "너 요즘 더 살쪘다"는 얘기를 들으면 짜증이 났고, 짜증나면 다시 먹는 것에 손이 갔다. 처음에는 다이어트도 시도했었지만 '살면 얼마나 산다고 이 고생을 하나?' 하는 마음에 완전히 자포자기해 버리고 만 것이다.

이처럼 비만은 한 사람의 모든 것을 앗아갈 수 있다. 비만은 건강만이 아니라 자신감까지 무너뜨린다. 그러나 희망이 없다고 주저앉지 말라. 길은 있다. 체중을 조금씩이라도 줄여간다면, 줄인 만큼의 사랑을 얻을 수 있다고 생각하라. 다이어트를 사랑을 받기 위한 수단으로 생각한다면 체중 줄이기는 훨씬 쉬워질 것이다.

체중을 조절하면 자신감이 생긴다

아마 대부분의 사람들이 체중을 줄이기 위해 많은 시도를 해보았을 것이다. 그러나 처음에는 모질게 마음을 먹고 이런 저런 노력을 하지만, 대개의 경우 채 한 달도 넘기지 못하고 포기해 버린다. 그 이유는 무엇일까? 그것은 단기간에 큰 다이어트 효과를 기대하기 때문이다. 하루에도 몇 번씩 체중계에 올라서서 안달하다가, 생각했던 것만큼 줄지 않으면 금방 실망하고는 괜히 고생만 했다 싶은 마음에 보상심리로 다시 먹는 것에 손을 댄다. 그렇게 되면 체중은 전보다 더 늘어, 결국 스트레스만 더 쌓일 뿐이다.

비만인 사람들은 대체로 끈기가 없는 편이다. 그러나 아무리 마음이 급해도 체중은 꾸준한 자기관리를 통해 줄이는 것이 효과적이다. 그러기 위해서는 먼저 칼로리를 줄여야 하는데, 가장 좋은 방법 중의 하나가 먹을 때마다 반드시 칼로리를 확인하는 습관을 갖는 것이다. 요즘은 식당의 메뉴판에 각 음식의 칼로리가 함께 적혀 있는 경우가 많다. 만약 칼로리를 알 수 없으면 자신이 평소에 자주 먹는 음식을 선택하는 것이 칼로리 관리에 도움이 된다. 체중 조절을 위해서는 특히 칼로리가 높은 지방 섭취를 제한해야 하는데, 버터나 치즈, 크림 소스가 들어 있는 음식이나 붉은 살코기는 피하는 것이 좋다. 또한 기름에 튀긴 음식보다는 굽거나 삶은 음식을 먹도록 한다. 특히 과일이나 야채를 많이 먹는 것이 좋은데, 칼로리가 낮은 대표적인 음식으로는 비타민 C와 비타민 E가 들어 있는 고구마, 토마토, 시금치, 브로콜리 등이 있다. 이렇게 하루에 500 칼로리씩, 일주일에 3,500 칼로리를 줄인다면, 체내 지방 1 파운드(약 450그램)를 줄일 수 있다. 간식도 되도록이면 피하도록 한다. 간식으로 이용되는 식품은 거의가 부피는 작아도 칼로리가 높다.

　다음으로 소식을 권한다. 장수하는 사람들을 보면 대체로 적게 먹는다. 특히 장수의 나라로 잘 알려진 일본인들은 소식하는 것으로 유명하다. 내가 아는 친척 할머니 한 분은 심장이 안 좋았는데도 젊어서부터 소식을 하셔서 여든 중반까지 사셨다.

　이렇게 소식을 권하는 이유는 위를 비롯한 각종 장기에 부담을 적게 주기 때문이다. 소식을 하면서도 되도록 천천히 씹어 먹고, 대화를 많이 하는 습관을 들이는 것이 좋다. 식사시간이 길어지면 밥을 한 공기 다 비우기 전에 포만감이 느껴져 식사량을 줄일 수 있게 된다. 특히 식사를 하기 전에 물을 많이 마셔 주면 공복감을 없애 체중 조절에도 도움이 된다. 또 물은 지방을 분해하고 노폐물을 처리하는 역할도 한다.

그렇다면 건전한 식생활 습관을 길들이기 위해서는 어떻게 하는 것이 좋을까? 우선 자신에게 동기를 부여하라. 비만이었다가 체중을 줄이는 데 성공한 사람들을 보면 대체로 그럴 만한 이유를 가지고 있다. 사람들은 대개 몸 어딘가에 이상이 생기고 나서야 체중을 줄이려고 애쓴다. 그러나 질병을 예방하려는 목적이든 자신감을 키우려는 목적이든 간에, 건강할 때 체중 조절을 시도해야 효과를 볼 수 있다.

이 외에도 체중을 줄이기 위해서는 운동을 해야 한다. 특히 산책, 조깅, 등산, 수영 등의 유산소 운동이 도움이 된다. 만약 음식이 먹고 싶어서 견디기 어려울 정도라면 조금만 먹어라. 대신 운동으로 그만큼의 칼로리를 배출해야 한다.

체중 조절에 성공하면 사는 것이 즐거워진다. 내가 자신을 스스로 조절할 수 있다는 확신이 서면 아무리 힘든 일이라도 감당해낼 수 있다는 자신감을 가질 수 있기 때문이다.

체중 조절에도 전략이 필요하다

우리 나라의 사회문화적 여건은 개인의 체중 조절을 어렵게 만든다. 우리의 접대문화를 살펴 봐도 알 수 있다. 어느 집에든 초대를 받아서 가면 주인은 많이 먹도록 부추기고, 손님은 주인이 주는 대로 비우는 것이 예의라고 생각한다. 또 체중 조절을 위해서 식사량을 줄이려고 하면 어른들은 "괜찮아, 지금이 보기 좋은데 뭘 빼려고 해?" 하며 제동을 걸기 일쑤이다. 또한 결혼식이나 모임 등에서의 식사 제공도 한몫을 한다. 특히 각종 음식이 차려진 뷔페식이 체중 조절을 어렵게 하는 요인이 된다. 이것 저것 하나씩이라도 먹어 보고 싶은 마음에, 배가 불러도 먹는다. 예전에는 가족들 중에서도 특히 주부가 비만인 경우가 많았다. 다른 가족들, 특히 아이들이 남긴 음식을 그냥 버리기 아까워 다 먹어치웠기 때문이다. 이처럼 비만을 불러일으키는 방해요인들을 과감히 극복하고 체중을 줄이기 위해서는 나름대로의 확실한 전략이 필요하다.

첫째, 자신의 식생활을 기록하는 습관을 길러라. 언제, 어디서, 누구와, 무엇을 먹었는지를 기록하도록 한다. 그러다 보면 '내가 왜 많이 먹게 되었는지'를 한눈에 알 수 있다.

둘째, 식욕을 자극하는 것을 멀리하라. 먹을 것이 눈앞에 있으면 먹고 싶은 충동을 억제하기가 힘들다.

셋째, 단기적 목표와 장기적 목표를 구분해서 세워라. 그래야만 현실적으로 체중 감량을 해나갈 수 있다. 특히 이 과정에서 하나의 목표를 달성할 때마다 스스로에게 보상해 주는 것을 잊지 말아야 한다. 무슨 일에든 보상이 있으면 더 노력하게 되기 때문이다. 이 때의 보상은 평소 자기가 입고 싶었던 옷을 산다거나 취미생활에 필요한 기구를 사는 식으로 음식물과 관계없는 것으로 정하도록 한다.

넷째, 스트레스 관리가 중요하다. 일반적으로 체중이 많이 나가는 사람들의 스트레스 해소법은 극히 제한되어 있다. 비만인들을 보면 스트레스가 생길 때 먹는 것 외의 다른 방법은 생각하지 않는다. 즉, 일반적으로 화가 나거나 좌절할 때, 또는 권태를 느낄 때, 우울할 때 제일 먼저 먹을 것을 찾는다. 이런 감정을 근육이완법으로 극복하면 그만큼 먹는 것에 손이 가는 횟수를 줄일 수 있다. 또한 음식을 여러 번 씹어서 천천히 먹고, 먹으면서 틈틈이 이완하는 습관을 길러라. 이렇게 하면 자연스럽게 복식호흡이 이루어져 몸을 이완시킬 뿐만 아니라, 포만감도 느낄 수 있기 때문에 장시간 먹을 것을 찾지 않게 된다.

다섯째, 가족들의 이해와 협조를 구한다. 특히 가족끼리 외식을 하는 경우에, 되도록 패스트푸드점은 피하도록 하자. 그리고 자신이 보는 앞에서 먹는 것을 자제하도록 가족들에게 부탁하고, 칼로리가 높은 음식물은 보이지 않는 곳에 숨겨두도록 당부하자. 이 외에도 등산이나 조깅, 수영 같은 운동을 함께 하도록 도움을 청하자. 한 예로, 어느 미국인 가정에서는 체중을 조절하려는 사람이 음식을 꺼내 먹지 못하도록 냉장고에도 캐비닛처럼 비밀번호 자물쇠를 설치해 놓았다. 그렇게 가족들의 협조로 그 사람은 마침내 체중감량에 성공했다.

마지막으로 이런 것들을 지키지 못했다고 해서 자포자기하지 말라. '난 어쩔 수 없어', '난 안 되는 걸' 하는 부정적인 생각은 금물이다. 우리는 신이 아니라 사람이다. 사람인 이상 충분히 실수할 수도 있고, 마음대로 하지 못하는 일도 있다. 그러므로 자신의 현실에 맞게 계획을 다시 세워서 실행해 보자. 그리고 이때 체중이 조금이라도 줄어들면 "난 해냈어!" 하고 큰 소리로 외쳐보는 것이다. 스스로를 격려하는 자기 최면이 때로는 어려운 일을 극복하는 데 큰 힘을 불어넣어 주기도 한다.

스트레스와 도박

스트레스와 도박의 사슬

우리 나라에서는 명절이 되면 온가족이 모여 화투판을 벌이는 모습을 흔히 볼 수 있다. 또한 상가에 가서 밤샘을 할 때도 화투판이 벌어진다. 이처럼 화투는 없어서는 안 될 필수품으로 인식되고 있다. 어떻게 보면 이런 화투는 스트레스를 떨쳐버리기 위해 만들어진 도구일 수도 있다. 실제로도 화투는 잘만 이용하면 스트레스를 해소하는 데 유용하게 쓰인다. 그러나 때로는 스트레스를 풀기 위한 화투가 오히려 스트레스를 일으키는 도구로 둔갑하기도 한다.

미국의 초대 대통령이었던 조지 워싱턴도 독립전쟁을 지휘하던 전쟁터에서 틈만 나면 내기 카드를 즐겼다고 한다. 언젠가 우리 나라에서도 유명 학원장과 병원장 등 제법 이름이 알려진 사람들이 내기 골프, 내기 바둑, 카드 도박 등으로 수억에서 심지어는 수십억원에 이르는 돈을 잃어 세간의 관심거리가 된 적이 있었다. 얼마 전에는 한 코미디언이 다른 나라에서 도박에 빠져 억대의 돈을 잃고는 갚지 못하는 바람에 귀국도 하지 못하고 있다는, 정말 코미디 같은 일도 벌어졌다.

이렇게 처음에는 재미로 시작한 노름이 차츰 규모가 커지면서 나중에는 그 수렁에 빠져, 나오기가 점점 어려워진다. 하루라도 화투장을 손에 잡지 않으면 좀이 쑤셔 못 배기는 지경에 이르는 것이다. 도박을 시작할 때는 따는 재미가 쏠쏠하다. 그러나 그것도 잠시, 도박은 결과적으로 따는 것보다는 잃는 액수가 더 많다. 그런데도 손을 빼지 못하는 것은, 잃은 돈을 찾으려는 본전 심리가 작용하기 때문이다. 대개는 '본전만 찾으면 그만 둬야지' 하는 생각으로 계속 도박에 손을 댄다. 그러다가 본전을 찾기는커녕 모든 것을 다 잃게 만드는 것이 도박이다. 그래서 옛날부터 도박을 주색잡기와 더불어 패가망신의 주범으로 보았다.

정신분석학에서는 도박을 '무의식적인 부모의 권위에 대한 성적·공격적 욕구가 표출된 것'으로 보고 있다. 돈을 따면 맛보게 되는 쾌감이, 권위에 도전하여 얻는 쾌감과 같은 역할을 한다는 것이다. 그러나 그런 쾌감은 일시적일 뿐, 곧 죄책감에 시달리게 된다. 또한 도박에 빠진 사람들은 가족과 친척, 친구들로부터 외면을 당하기 일쑤다.

한 40대 후반의 여자는 고스톱을 하느라 며칠씩 집을 비우는 일이 허다했다. 남편을 비롯한 가족들이 간신히 찾아서 집으로 데려오면 "다시는 화투장을 잡지 않겠다"라는 다짐을 하며 굳게 약속하지만 얼마 지나지 않아 또다시 고스톱판에 끼여들곤 했다. 그녀의 말에 따르면, 집에 있으면 왠지 불안하다는 것이었다. 그 동안 자신은 아등바등 잘 살아보려고 노력했는데, 남편은 따뜻한 말 한 마디 건네주는 법이 없었던 것이 섭섭했다는 것이다. 자신의 고생에 대한 아무런 보상이 없다는 생각에 그녀는 억울한 기분을 떨쳐버릴 수가 없어 노름에 손을 댔다고 했다. 이렇게 남편에 대해 불만을 쌓아놓고 사니, 갑갑해지고 불안이 엄습해올 수밖에 없다. 결국 이런 것들을 해소하기 위해 도박을 한다. 그러다 보면 돈을 잃고 다시 스트레스가 쌓이고, 또 그 스트레스를 풀기 위해 도박에 더욱 깊이 빠지는 악순환이 계속된다.

이렇게 도박은 삶에 대한 애착과 흥미를 느끼지 못하는 사람들이 찾는다. 특히 가족들의 무관심이 도박을 조장하는 가장 큰 이유이다. 가족들간에 사랑과 대화가 넘쳐나는 가정에서는 결코 도박이 발붙이지 못한다. 가족간의 따뜻한 대화가 스트레스와 도박의 사슬을 끊어버린다.

도박, 현실도피의 수단

도박은 직장이나 가정에서 책임져야 할 어려운 일 때문에 생기는 심한 스트레스로부터 탈출하기 위한 현실도피의 수단이 되기도 한다.

한 30대 남자는 회사에서 일 잘하기로 소문난 모범사원이었다. 그런데 결혼 후 아내와의 마찰이 끊이지 않아 이혼하고, 얼마 후 재혼을 했다. 하지만 첫 아내와의 좋지 않았던 일들이 자꾸만 생각나 도저히 참기가 어려웠다. 그래서 그는 그 때마다 성인 오락실을 찾아 도박에 빠져들곤 했다. 그리고 도박에의 탐닉은 점점 깊어져 회사와 가족들에게도 연락을 끊은 채 며칠씩 오락실에서 지내다 오는 일도 적지 않았다.

이처럼 도박에 빠지는 사람들을 보면 대부분 현실도피의 욕구와 함께 자신에 대한 열등감이 내면 깊숙이 자리잡고 있는 경우가 많다. 그런 사람들에게는 도박장이 스트레스를 해소하는 공간이 됨은 물론이

거니와 갈등으로부터의 도피처가 되는 것이다.

30대 중반의 어느 회사원을 보자. 그는 처음에는 친구들과 재미로 오락실을 드나들었다. 그러다가 빠찡꼬에 재미를 붙이자 나중에는 돈만 생기면 혼자서도 오락실을 드나들게 되었다. 그 전까지만 해도 부부간의 금실도 좋았고, 누가 봐도 부러워할 정도로 행복한 가정을 꾸려갔었다. 그러나 빠찡꼬에 재미를 들인 후부터는 전당포에서 돈을 빌리곤 하다가 나중에는 회사에서 융자까지 받아 빚진 돈만 해도 자그마치 수천만원에 달했다. 그런 사실을 알게 된 그의 누나가 처음에는 딱하게 생각하면서 빚을 갚으라고 돈을 융통해 주기도 했으나, 나중에 집문서까지 들고 나갔다는 올케의 얘기를 듣고서는, 더 이상 안되겠다 싶어 동생을 데리고 정신과의 문을 두드렸다. 그와의 상담을 통해 그에게 있어 가장 큰 갈등요인은 학력이라는 사실을 알게 되었다. 즉, 전문대를 나온 그는 직장생활을 시작한 지 9년이 되었음에도, 진급이나 수입면에서 4년제 대학을 나온 사원들과 차이가 났기 때문이다. 그런데다 머리를 써야 하는 직장생활에 대한 불만도 적지 않았다. 결국 현실에 대한 불만과 열등감이 직장에서의 스트레스를 가중시켰고, 이로부터의 도피처가 그에게는 바로 오락실이었던 것이다.

마약과 마찬가지로, 도박은 현실의 고통에서 벗어나게 해주고 일시적인 쾌감을 맛보게 한다. 그래서 도박을 즐기던 사람이 갑자기 도박을 그만두면, 불안해지고 안절부절못하는 금단증상이 나타나는 것이다. 바로 이러한 중독성 때문에 도박에서 손을 떼지 못한다. 그러나 노름에 빠지면 돈, 건강, 가족과 직장 등 모든 것을 잃게 된다. 그뿐만 아니라 인격까지 황폐해져서 심하면 범법행위까지 저지르게 된다.

여러 해 전, 경마에 빠졌다가 거액의 돈을 잃고 빚을 진 한 대학생이 은행강도로 돌변한 일이 화제가 된 적이 있었다. 이렇게 도박에 빠지면 인간으로서의 양심이나 도덕이 마비되어 버린다.

　도박은 정신장애의 일종인 충동장애에 속한다. 그런데도 사람들은 도박에 빠지는 것을 정신적인 문제로 인정하지 않아, 정신과에 도움을 청하기를 두려워한다. 많은 사람들이 도박에서 헤어나지 못하는 이유가 여기에 있다. 혹 당신의 주위에 이런 사람이 있다면 가능한 한 빨리 정신과 의사를 찾아 상담을 받을 수 있도록 안내해 보자.

9

영적 스트레스 다루기

영적 스트레스 다루기

죄책감으로부터 벗어나기

보통 사람들은 하루 2시간 가량 죄책감을 느끼며 지낸다고 한다. 이처럼 죄책감은 누구나 매일 어느 정도는 느끼며 사는 일반적인 감정이라고 할 수 있다. 죄책감을 느끼게 하는 대상은 친구나 배우자, 부모, 자녀 등 가까운 사람일 수도 있고, 때로는 전혀 모르는 사람이나 공공기관이 될 수도 있다. 대상이 이처럼 다양한 만큼, 그로부터 느끼는 죄책감의 종류도 상당히 많다.

죄책감은 사회가 설정해 놓은 도덕적 기준에 자신의 행동이 어긋났다고 판단될 때 느끼는 감정으로, 주로 과거의 잘못에 대한 자책에서 비롯된다. 때로 죄책감은 '수치심(shame)'과 혼동되기도 하는데, 실제로 이 둘은 서로 다른 것이다. 수치심은 자신이 다른 사람보다 '못났다', '열등하다'는 생각에서 비롯된 감정이다. 따라서 남들에게 자신의 모습이 어떻게 비칠까 하는 염려 때문에 의도적으로 자신의 잘

못을 숨기려고 한다. 이에 반해 죄책감은 드러내려는 경향이 있어서 대개는 혼자서 고민하기보다는 다른 사람들에게 그 내용을 털어놓으려 한다. 그런 면에서 죄책감은 정직한 감정이다. 남에게 표현하지 않고 속으로만 앓게 되면 괴로움이 지속되지만, 일단 표현을 하고 나면 그런 감정이 희석되어 그 강도가 약해지기 마련이다.

죄책감은 항상 부정적인 것만은 아니다. 더 이상 다른 사람을 해치거나 괴롭히거나, 실망시키지 않게끔 하는 긍정적인 역할을 하기도 한다. 화가 나면 앞뒤 생각하지 않고 자녀나 부하직원들을 때렸던 사람이 죄책감을 느끼면서부터는 더 이상 그런 행동을 하지 않는 경우도 있다. 이런 경우에는 죄책감이 오히려 행동을 바람직한 쪽으로 변화시켰다고 할 수 있다.

그러나 현재의 생활을 방해할 정도로 영향을 미치는 죄책감은 문제가 된다. 우리 주변에는 과거에 저지른 잘못 때문에 평생 괴로워하는 사람들이 많다. 이렇게 죄책감을 느끼는 정도가 지나치게 심하고 또 이런 감정을 반복해서 경험하다 보면 건강을 크게 해칠 위험이 있다. 죄책감은 면역체계를 약화시켜 질병을 일으키거나, 우울증에 빠뜨려 자살에 이르게 할 만큼의 파괴력을 지니고 있다.

월남전에 참전했던 40대 후반의 한 남자는 전쟁중에 사람을 죽인데 대한 죄책감에 계속 시달리다가 알코올중독자가 되었고, 끝내는 목을 매어 자살했다. 이처럼 유독 과거의 일에 대한 죄책감을 버리지 못하고 끊임없이 괴로워하는 사람들을 보면 대개 행복하지 않은 현재의 상황을 과거로부터 찾으려는 경우가 많다. 풀리지 않는 현재의 갈등이 과거의 잘못으로부터 비롯된 것은 아닌가 하는 쪽으로 생각을 하다 보면 자꾸만 과거에 집착하게 된다. '그때 그렇게만 하지 않았더라면….' 하는 생각으로 자신을 질책하다 보면 죄책감은 다시 깊어진다. 결국 과거에 대한 집착과 죄책감의 악순환이 되풀이되는 것이다.

이런 사람들은 현재가 아닌 과거 속에서 살고 있다. 과거를 벗어나지 못하니 당연히 현실에 적응하기가 어렵다. 그들에게는 죄책감이 유일한 현실도피의 수단이다. 습관적으로 죄책감에 젖어 있는 사람들은 남들이 대수롭지 않게 여기는 일도 엄청나게 생각하며, 그런 감정이 지속되다 보면 자기파괴적인 행동도 서슴지 않게 된다. 또한 이렇게 자책하는 습관이 몸에 배면 모든 일을 자기 탓으로 돌리기 쉽다. 이렇게 하다 보면 심장에 부담을 주어 심근경색 등 심장질환을 일으킬 위험이 높아진다.

죄책감은 신체의 통증과 마찬가지로 어떤 조치가 필요하다는 신호다. 만약 당신이 죄책감 때문에 괴로워하고 있는 상황이라면 다음의 몇 가지 방법으로 극복해 보기를 바란다.

첫째, 보상행위를 하라. 어렸을 때 기차에 무임승차했던 일로 죄책감에 시달리던 한 남자가 있었는데, 그는 10여 년이 지난 후 그 때의 기차 요금을 철도청에 물어주고서야 비로소 죄책감으로부터 벗어날 수 있었다고 한다. 만일 당신이 매일 귀가가 늦어 아내에게 죄책감을 느끼고 있다면, 한 달에 한두 번 정도는 부인을 밖으로 불러내 함께 외식을 한다든가 여행을 떠나 보라.

둘째, 자신의 한계를 인정하라. 인간은 신이 아니므로 모든 일을 통제하고 완벽하게 조정할 수 없다. 그러므로 자신이 불완전한 존재라는 사실을 인정해야 한다. 사람은 실수와 실패를 통해서 깨우치고 배우며 성숙해 가는 것이다.

셋째, 과거의 유령을 몰아내기 위해서라도 현재에 더 충실하라. 한 남자와 약혼을 한 상태에서 옛애인과 성관계를 가졌던 30대의 여자는 죄책감에 시달리다가 우울증에 걸렸다. 아무 일도 하지 않을 때는 온통 그 생각으로 괴로워하던 그녀가, 수예를 배우고 학생들을 가르치는 등 생활이 바빠지면서부터는 죄책감에서 벗어나 우울증을 극복할 수 있었다. 이처럼 과거에 대한 집착에서 벗어나고 싶다면, 지금 자신이 할 수 있는 일이 무엇인지, 또 자신에게 만족감을 주는 일이 무엇인지를 먼저 알아야 한다. 그리고 그러한 일을 찾았다면 모든 것을 잊고 거기에 몰두해 본다.

넷째, 가능하면 죄책감을 느꼈던 일을 누군가에게 이야기하라. 결혼 전, 남편 아닌 다른 남자와 성관계를 가졌던 30대의 한 여인은 자책과 불안으로 안절부절못하고 잠을 제대로 이루질 못했다. 결국 견디다 못해 병원을 찾은 그녀는 정신과 의사와의 상담을 통해서 죄책감으로부터 벗어날 수 있었다. 이처럼 누구에게든 털어놓고 표현한다는 것은 죄책감 해소에 매우 도움이 된다. 죄책감은 은밀한 곳에서 자란다. 마음 속에 숨겨 놓은 죄책감은 더욱 커져 결국에는 몸과 마음을 병들게 하기 쉽다.

그러나 답답한 마음에 속마음을 친구나 가까운 사람들에게 털어놓았다가 오히려 자존심이 상하거나 또 다른 문제가 생기는 경우도 있을 수 있다. 따라서 가급적 전문적인 상담가나 성직자 등 객관적인 입장에서 듣는 훈련이 되어 있는 사람에게 도움을 청하는 것이 좋을 것이다.

용서하라

　용서하라. 용서하는 마음으로 생활하면 사는 것이 편해진다. 반면, 용서를 모르면 미움과 보복의 악순환이 거듭될 수밖에 없다. 용서를 모르는 극단적인 세상에서는 평화를 찾아볼 수 없고, 오직 죽고 죽이는 전쟁만이 있을 뿐이다. 중부 아프리카나 유고의 코소보 지역에서 벌어지는 인종청소와 같은 잔혹한 살육이 바로 그런 예에 속한다.

　간혹 자기를 괴롭혔던 사람을 두고 "내 눈에 흙이 들어갈 때까지 용서하지 않겠다"고 말하는 이들이 있다. 그러나 뼛속 깊이 사무친 한과 분노로 인해 상처받는 것은 상대방 못지않게 오히려 자기 자신이다. 미움을 받는 사람보다는 증오를 품고 있는 사람의 몸과 마음이 파괴되는 정도가 더 크기 때문이다. 실제로 증오심이 많은 사람들이 우울증은 물론 암이나 관상동맥질환 같은 신체적 질환에 걸릴 확률이 높다고 한다.

　레오나르도 다 빈치가 '최후의 만찬'을 그릴 때의 일이다. 어떤 사람이 자신을 몹시 화나게 하자 다 빈치는 한참 동안 그에게 소리를 지르고 욕설을 퍼부었다. 그리고 잠시 후 다빈치는 다시 예수의 얼굴을 그리기 위해 붓을 들었다. 그런데 웬일인지 그림을 그릴 수가 없었다. 자꾸만 성난 예수의 얼굴이 떠올랐기 때문이다. 할 수 없이 그는 마음을 차분하게 가라앉힌 뒤 자신을 화나게 했던 그 사람을 찾아가 용서를 구했다. 그의 용서를 받고 나서 화실로 돌아온 다빈치는 그제서야 자신이 원했던 예수의 얼굴을 완성할 수 있었다.

　유방암을 앓고 있던 한 여자는 매일같이 늦게 귀가하고 자신에게 전혀 관심을 보이지 않는 남편에 대한 분노와 적개심으로 속을 부글

부글 끓이고 있었다. 그러다가 책에서 '용서하라'는 구절이 담긴 글을 읽고 나서 마음을 바꾸어 먹었다. 그러자 남편에 대한 미움이 가시면서 거짓말처럼 가슴이 끓던 병도 없어지고 항상 찡그리고 있던 얼굴도 밝은 표정으로 바뀌었다. 또 40대 후반의 한 여자는 시어머니로부터 모욕적인 말을 한 번 듣고 나서는, 아침에 눈 뜰 때마다 그 말이 생각나면서 무언가가 가슴을 콕콕 찌르는 느낌이 들었다. 그럴수록 점점 시어머니에 대한 미움만 쌓여 갔다. 그러다 더 이상 참기 어려워 정신과에 와서 상담을 받았다. 그 후로는 용서하는 마음을 갖게 되었고 그런 증상도 없어졌다.

용서는 결코 쉬운 일이 아니다. 그러나 용서 없이는 마음의 평화가 올 수 없다. 살다 보면 전쟁과 용서, 이 둘 중 하나를 선택해야 할 상황에 놓일 수도 있다. 성경에 이런 구절이 있다. '자기를 사랑하는 사람을 사랑하는 것은 어려운 일이 아니다. 그것은 죄인들도 할 수 있는 것이기 때문이다. 그러나 자기를 미워하는 사람을 사랑함으로써 더 큰 것을 받을 것이다(누가복음 6:32~35).'

성경에 나오는 요셉의 이야기는 진정한 용서의 아름다움을 보여준다. 이스라엘 야곱의 아들 요셉은 아버지의 사랑을 독차지한다는 이유로 형들의 미움을 받아 사막에 비참하게 버려진다. 그러나 천신만고 끝에 살아난 그는 세월이 흘러 이집트의 높은 자리에 올랐다. 그때 마침 이스라엘에는 가뭄으로 기근이 들어 많은 사람이 죽어 나가고 있었다. 그리고 공교롭게도 이집트에 먹을 것을 구하러 들어왔던 요셉의 형들이 붙들려 요셉 앞으로 끌려왔다. 더할 나위 없는 복수의 기회였다. 그러나 요셉은 형들에게 보복하기는커녕 부둥켜안고 눈물을 흘리며 먹을 것을 가득히 안겨 돌려보냈다.

남아프리카공화국의 만델라 역시 백인들에게 온갖 고문을 당하고 삼십 년 가까운 세월 동안 감옥에 갇혀 지냈지만 그는 보복 대신 국민들과 함께 하는 화합의 길을 선택했다. 결국 용서하는 마음이 나라의 분열도 막았던 것이다.

일상생활에서 부딪히는 사소한 일부터 용서하는 마음을 가져 보자. 그러다 보면 큰 일, 정말로 용서하기 어려울 것 같은 일까지도 용서하는 마음으로 발전시킬 수 있다. 비록 자기가 옳고 상대가 그르다 하더라도 우선 용서하라. 용서를 모르면 분노와 오해만이 가득 찬 삶을 살면서 몸과 마음을 사정없이 파괴해 버릴 것이기 때문이다.

기도하라

우리가 사는 데에는 신체의 건강 못지않게 영적인 건강도 중요한 위치를 차지한다. 그런 면에서 기도는 이러한 영적인 건강을 유지하는 데에 큰 몫을 한다. 어려운 일이 있을 때 영혼의 버팀목이 되어줌은 말할 것도 없고, 고개를 숙이고 눈을 감는 것만으로도 평온을 얻을 수 있다.

기도는 또한 스트레스 관리에도 도움을 준다. 잠들기 전에 눈을 감고 자신의 하루를 돌아보자. 기독교 신자가 아니더라도 그날 이룬 일에 대해서는 감사의 기도를 드리고, 앞으로 해야 할 일에 대해서는 그것을 감당할 힘과 지혜를 가질 수 있도록 기원해 보자. 그러면 마음이 평온해지면서 새롭게 내일을 맞이할 여유가 생길 것이다.

우선 기도는 습관화해야 한다. 기도하는 것이 익숙하지 않은 사람이라면 다음 내용을 참고하면 도움이 될 것이다.

규칙적으로 기도하라

매일 일정한 시각에 규칙적으로 기도해 보라. 심각한 문제가 닥쳤을 때만이 아니라 평상시에도 기도를 소홀히 하지 않도록 하자. 기도시간은 자신의 태도, 미래의 전망, 앞으로 해야 할 일 등을 진지하게 모색하는 명상의 시간이기도 하며, 때로는 스스로를 변화시키는 계기가 되기도 한다.

감사하라

기도할 때, 하루 중 있었던 좋은 일들을 떠올리고 감사하는 마음을 가져라. 자신이 축복받았음을 느끼고 감사하다 보면 의욕과 자신감이 생겨 아무리 어려운 일이라도 헤쳐 나갈 힘이 생긴다. 또 감사하는 마음은 생활하면서 부딪히는 스트레스를 훌훌 떨쳐버리는 데에도 도움을 준다.

지혜를 구하라

살다 보면 자신이 마음먹은 대로 일이 풀리지 않아 힘든 경우가 많다. 더구나 그런 상황을 벗어날 방도를 찾으려 고민하다 보면 스트레스가 감당할 수 없을 만큼 쌓이게 된다. 이를 헤쳐나갈 지혜를 기도하면서 구해 보라. 그러면 길이 보일 것이다.

고백하라

자신이 그날 한 일 중에서 후회되는 것들을 모두 하나님께 말씀드려라. 기도를 통해 고백하다 보면 양심의 가책으로 생긴 스트레스를 떨쳐버릴 수 있다.

진정 원하는 것을 구하라

자신이 진정 원하는 것을 구하라. 자신이 하고자 하는 일을 이루거나 지혜를 얻는 데 도움이 되어주기를 하나님께 청하라. 그러면 응답해 주실 것이다. 자신이 요구하는 것을 바로 얻지 못했다고 해서 기도하는 것을 포기하지 말라. 때로는 긴 안목에서 자신에게 좋지 않은 결과를 가져올 일이라면 그것을 못하게 말릴 수도 있기 때문이다.

구체적으로 요청하라

바라는 바를 구체적으로 말하라. 예를 들면 '하나님, 제 친구를 축복해 주십시오' 라고 막연한 기도를 하기보다는 '하나님, 제 친구가 직장을 얻어서, 생활하는 데 어려움이 없도록 도와주세요' 라는 식으로 구체적인 내용을 들어서 요청하도록 한다.

기도에 관한 요령을 'ACTS' 라 부르기도 한다. ACTS는 'Adoration(칭송하라)', 'Confession(고백하라)', 'Thanksgiving(감사하라)', 'Supplication(간구하라)', 이 네 단어의 머리글자를 딴 것인데, 기도할 때 참고하면 도움이 될 것이다.

한편 기도에는 다음의 세 가지 태도가 기본이다. 첫째는 '자기 낮춤' 즉 '겸손(humility)' 이고, 둘째는 '의존(dependence)' 이며, 셋째는 '관계(relationship)' 이다. 이것을 풀이하면 자기를 낮추면서 하나님께 의존하고, 하나님과의 관계를 갖고자 하는 마음과 노력이 전제되어야 좋은 기도라 할 수 있다는 것이다. 그리고 기도를 어떻게 시작해야 할지 감이 잡히지 않는 사람은, 자신만의 기도문을 하나 만들어 놓고 매일 밤이나 아침에 그것을 작은 소리로 읽어보라고 권하고 싶다.

예를 들자면, "하나님, 저에게 평온을 주시옵소서. 제가 변화시킬 수 없는 것들이라면 그냥 받아들이게 하시고, 제가 할 수 있는 일들은 변화시킬 수 있는 용기를 주시옵소서. 그리고 그것들을 구분할 수 있는 지혜를 주시옵소서. 아멘" 이렇게 해보는 것이다.

오늘을 생의 마지막 날로 생각하라

사람들 대부분은, 어제가 있었던 것처럼 오늘과 내일의 삶도 당연히 이어질 것이란 생각을 가지고 살아간다. 그래서 지난 날 자신에게 잘못했던 사람을 쉽게 용서하지 못하고 증오심을 품고서 하루하루를 살아간다. 그러나 만약 오늘이 당신의 인생에 있어서 마지막 날이라고 한다면 사정은 달라질 것이다. 절대로 용서할 수 없을 것 같던 사람에 대해서도 용서하려는 마음이 생긴다.

'왜 나에게만 이처럼 어려운 상황이 닥칠까?' 하고 힘들어 하다가도 오늘이 마지막일지도 모른다고 생각하면, 그렇게 중요하고 심각하게 여겨지던 일들이 그 의미를 잃어간다. 최악의 상황에 처해 있다고 생각될 때, '오늘이 나의 마지막 날'이라고 생각해 보자. 그 최악의 상태라는 것도 별 게 아니라는 사실을 깨닫게 될 것이다. 우리에게 죽음보다 더 중요한 의미를 지니는 것은 없기 때문이다.

가령 의사로부터 당신이 불치병으로 시한부 인생의 선고를 받았다고 하자. 애써 모아 놓은 재산이 아무리 많아도 그것이 무슨 소용이 있겠는가? 더구나 오늘 하루가 당신에게 주어진 유일한 날이라고 한다면, 일이 어렵다거나 사람이 밉다거나 하는 생각으로 시간을 허비하지는 않을 것이다. 분명히 당신은 지금까지와는 다른 삶, 즉 보다 더 긍정적인 삶을 살려고 노력할 것이다. 관상동맥질환을 앓고 난 환자들을 보면 대개 병을 앓기 전보다 잘 화를 내지 않는다. 소설 《크리스마스 캐럴》의 주인공 스크루지도 성탄절을 앞두고 꿈속에서 자기 사후(死後)의 모습을 보고 나서, 수전노에서 자선사업가로 변신하지 않았던가!

불구대천의 원수로 여기고 미워했던 사람에 대해서도, '오늘이 마지막 날'이라는 생각을 하면 '그게 뭐 대단한 일이었던가' 하는 마음이 들게 될 것이다. 누구라고 하면 알 만한 한 기업의 회장은, 사장으로 있던 아들과 갈등이 심해 사사건건 부딪쳤다. 감정의 골은 점차 깊어져 그는 아들과 상대도 하지 않으려 했고 며느리가 점심상을 차려와도 외면하기 일쑤였다. 견디다 못한 아들은 급기야 자살을 기도했다. 하지만 이것은 다행히 전화위복의 계기가 되었다. 사태가 심각해지자 아버지의 마음이 돌아섰고 결국 아들과 며느리를 받아들이기에 이른 것이다. 이후 이들 부자의 사업은 번창일로를 걷고 있다.

어떤 사람들은 평소에 유서를 써서 서랍에 넣어 두거나 몸에 지니고 다니기도 한다. 이것도 '오늘을 마지막 날인 것처럼 산다'라는 생각을 행동으로 옮긴 예라고 할 수 있다. 지금 당신은 어려운 상황에 처해 있는가? 지금 당신에게 용서 못할 사람이 있는가? '그렇다'는 대답이 나온다면, 오늘이 당신이 이 세상을 사는 마지막 날이라고 생각해 보라. 어떤 어려운 일도, 용서 못할 사람에 대해서도 너그러운 마음이 생길 것이다. 이런 생각은 당장에는 불안이나 걱정을 떨쳐버리게 하고, 멀리 보면 자신의 삶을 후회 없이 살도록 해준다. 또한 한 가지 일이나 생각에만 골몰하여 다른 것에 신경 쓸 생각을 하지 못할 때에도, 주위를 돌아볼 여유를 갖게 해주어 자신의 삶을 질적으로 변화시킨다.

사랑이 기적을 만든다

우리 주변에는 사랑을 받지 못해서 고통을 느끼는 사람들이 적지 않다. 사랑의 결핍은 기분을 우울하게 하는 데서 그치는 것이 아니라, 때로는 신체적 통증을 일으키기도 한다. 최근에는 몸이 여기 저기 아프다며 병원을 전전하다가 별로 효과를 보지 못하자, 마지막으로 정신과를 찾아오는 사람들이 점차 늘고 있다. 이런 사람들은 가족들간에, 특히 배우자와의 사이가 벌어져 있거나 대화가 없는 경우가 많다.

한 40대 중반의 남자는 허리가 아파 정형외과에서 여러 가지 검사와 치료를 받았으나 나을 기미가 보이지 않았다. 진통제를 써 보아도 통증은 여전했다. 때로는 허리가 너무 아파 화장실에도 가지 못할 정도여서, 아내가 손수 대소변을 받아내야 했다. 원인은 아내와의 성격 차이, 성적 요구에 잘 응해 주지 않는 아내에 대한 불만, 생활의 불편이 예상되는 다른 곳으로의 전근 등 여러 가지 요소가 복합된 것이었다. 이런 요인들이, 예전에 좀 아팠다가 회복된 허리의 통증을 재발시킨 것이다. 더욱이 이번 통증은 과거와는 달리 견디기가 너무 힘들었다. 그런데 예상치 못한 일이 벌어졌다. 예전에는 자기 요구를 단호히 거부하던 아내가, 자신이 병석에 누우면서부터 전혀 다른 모습을 보이는 것이다. 얼굴 한 번 찡그리지 않고 대소변을 받아내는 것은 물론, 남편의 병을 낫게 하기 위한 일이라면 아무리 힘들어도 마다하는 법이 없었다. 환자가 '저 사람의 어디에서 저런 힘이 나올까, 나라면 과연 저렇게 할 수 있을까?' 라고 의아해질 정도로 아내의 모습은 달라져 있었다. 한때는 아내와 헤어질 마음을 먹기도 했었는데, 아내의 헌신적인 모습을 본 후로는 옹졸했던 자신이 부끄러워졌다. '역시 나에게는 아내밖에 없어, 병이 나으면 아내에게 잘해 주어야지' 라는 마음을 먹게 되어 아내를 대하는 태도가 180도 바뀌었다. 그는 이제야 인생의 참맛을 알았다며 새롭게 살겠다는 자신감을 보이기도 했다. 생각이 그렇게 바뀌자 거짓말처럼 허리가 나았다. 결국 아내 탓에 재발했던 병이 아내 덕에 치료된 것이다. 아팠던 몸만 나은 것이 아니라, 좁았던 자신의 마음도 탁 트이게 됐다. 세상을 보는 눈이 달라진 것이다. 사랑에는 이처럼 사람 자체를 바꾸는 힘이 있다.

오래 전에 '사랑의 기적(Miracle Worker)'이란 영화를 보고 진한 감동을 받았다. 날 때부터 보지도 듣지도 말하지도 못했던 헬렌 켈러가 어떻게 남을 위해 봉사하는 사람으로 성장할 수 있었는지에 대한 과정을 그리고 있는 영화다. 헬렌 켈러를 만든 것은 바로 가정교사인 설리번 선생의 사랑과 의지였다. 고집불통인 헬렌 켈러 때문에 설리번 선생은 때때로 절망과 좌절을 맛보면서도 결코 포기하지 않았다. 뜨거운 사랑과 한없는 인내가 기적을 일구어낸 것이다.

이처럼 사랑은 고통을 덜어 주고 사람을 변화시키는 힘을 가졌다. 인류가 개발한 어떤 약도 사랑만큼의 효험은 없다.

10

중년기 스트레스를 잘 넘기는 지혜

중년기 스트레스를 잘 넘기는 지혜

중년기의 스트레스

중년기는 가정적으로 안정되어 있고, 사회 각 분야에서도 중추를 이루는 시기이기 때문에 어떻게 보면 인생의 황금기라고 볼 수 있다. 그러나 어느 누구도 정상에 한없이 머물러 있을 수는 없는 인생 항로로 볼 때, 이 시기는 또한 앞으로 다가올 내리막 길에 대한 준비기간이기도 하다. 그래서 중년기는 인생의 황금기인 동시에, 새로운 위기를 맞는 시기이다. 따라서 그러한 중년기의 특징과 이 시기에 흔히 접하게 되는 스트레스 요인들을 알아보면서, 어떻게 하면 위기를 슬기롭게 극복할 수 있는지 지혜를 모색해 보기로 하자.

중년기는 첫째, 생리적 변화, 즉 신체적 변화가 두드러지는 시기이다. 흰머리가 늘어가고, 머리털이 빠지고, 시력이 떨어지는 등 신체적 변화를 보면서 자신이 늙어감을 새삼 실감하게 된다. 또 여자들은 50대 초반이 되면 폐경기를 맞아 얼굴이 쉽게 달아오르고, 가슴이 뜨끔

거리며, 쉽게 피로를 느끼게 된다. 이 외에도 불안, 우울, 정서적 불안정 등의 증세를 보인다.

둘째, 중년기는 과거와 미래의 중간에서 새로운 좌표를 설정해야 하는 인생의 전환점이다. 따라서 '내가 그 동안 이루어 놓은 건 무엇인가?', '지금까지 무엇을 위해 살았나?' 하면서 자신이 지나온 길을 돌아보기도 하고, 또 앞으로 남은 삶을 어떻게 설계해야 할지를 생각하게 된다. 이처럼 중년기는 새로운 자신의 역할을 모색하는 시기이다. 그리고 그 과정에서 그 동안 자신이 일궈 온 것들을 남들과 비교하면서 열등감에 빠지거나 좌절감을 경험하기 쉽다. 특히 이 시기의 남자들은 현실에 안주하기보다는 새로운 것을 시도하려는 모험을 하기도 하고, 지난 날 잃어버린 것을 다시 찾아보려고 애쓰기도 한다. 그래서 때로는 다니던 직장을 그만두고 새로운 사업에 손을 대기도 하는 것이다. 반면, 지금껏 자신의 목소리를 크게 내지 않고, 남편과 자식을 위해 순종적으로 살아 왔던 여자들은 이 시기에 자기 주장을 하기도 하고 남편에 대한 비판도 서슴지 않는다. 이 시기는 마치 사춘기 청소년이 부모로부터 독립하려고 몸부림치는 것처럼, 자신의 정체성을 찾기 위해 애쓰는 시기이다. 즉, 사춘기에 나타나는 현상과 비슷하게 다시 한 번 정신적 방황과 감정의 격랑에 휘말리게 되는 것이다. 그래서 이 시기를 '사추기' 또는 '제2의 사춘기'라고 부른다. 청소년들이 사춘기의 감정변화만으로도 감당하기 힘에 겨운 판에 입시라는 큰 멍에까지 걸머졌듯이, 중년기에 있는 사람들도 인생의 전환기에서 명예퇴직이나 조기퇴직이라는 굴레를 짊어진 셈이다.

셋째, 중년기는 그 어느 때보다 스트레스를 더 많이 받는 시기이다. 중년기의 직장인일 경우, 상사를 깍듯이 모셔야 하는가 하면, 아랫사람들의 눈치까지 살펴야 한다. 그야말로 '샌드위치맨'의 신세를 면하기가 어렵다. 더욱이 젊고 패기에 찬 부하직원들과 경쟁하면서 언제 뒤처질지 모른다는 긴장과 불안감 속에서 살고 있다. 이 외에도 배우자로서, 즉 남편이나 아내로서의 역할을 잘 수행해야 하고, 가장이나 어머니로서 자녀양육과 교육에도 힘을 쏟아야 한다. 또한 부모님을 돌봐야 하며, 자신의 신체적 변화나 건강은 물론, 가족들의 건강문제에도 신경을 써야 한다. 이처럼 중년기는 새로운 자신의 역할을 모색하는 등, 한시도 스트레스에서 벗어나기 어려운 상황이다. 따라서 이 시기에는 여러 가지 복잡한 문제에 한꺼번에 부딪히기 때문에 신체적으로는 물론이고 정신적으로도 병에 걸릴 위험이 높다. 그래서 중년기는 그 어느 때보다 자신의 건강에 더 많은 관심을 가져야 할 시기이다.

질병과 자녀입시에 따른 스트레스

중년기에 이르면 자신의 건강문제와 함께 죽음을 생각하게 된다. 이 시기에는 언제 자신에게 질병이 닥쳐올지도 모른다는 두려움이 은근히 엄습해 오기 시작한다. 그래서 죽음에 대해 신중히 생각해 보게 되고 '과연 산다는 게 무엇일까?' 하며 삶의 의미를 되새겨 보기도 한다. 대개 '40이 넘으면, 죽는 데 선후배가 따로 없다'고들 한다. 그것은 곧, 40대 이후에는 자기도 모르는 사이에 각종 질병에 걸릴 확률이 높다는 또 다른 의미이기도 하다. 다시 말해, 중년기에는 스트레스를 많이 받기 때문에 다른 어느 시기보다도 성인병이 일어날 위험이 더 큰 것이다.

40대 중반의 한 사업가는 자신이 당뇨병임을 알고부터는, 자신감을 잃고 매사에 소심해지며 자기보다 더 젊은 사람과의 경쟁을 두려워하는 소극적인 사람으로 변했다. 그는 일을 하다가, 혹은 성관계를 갖는 중에 죽지나 않을까 하는 불안감이 항상 머릿속을 떠나지 않는다고 했다. 또 40대 초반의 한 사업가는 자기 회사의 직원이 뇌출혈로 갑자기 사망해 병원 영안실에 다녀온 후부터는 갑자기 가슴이 뛰고 숨이 멎을 것만 같아 내과를 거쳐 정신과를 찾았다. 이런 경우들처럼 중년기에는 이제 죽음이 결코 남의 일이 아닌, 내 일이 될 수도 있겠다는 자각으로 불안이 한층 더 몰려온다.

한편, 중년기에는 대학입시 수험생들을 둔 가정들이 많다. 요즘은 자녀들의 대학입시가 중년기 스트레스에 미치는 영향이 예전과 비교할 수 없을 정도로 커졌다. 수험생이 있는 가정에서는 입시가 끝날 때까지 가족 모두가 초비상 상태에 들어간다. 심지어 가족들은 TV도 거실에서 안방으로 옮겨놓는가 하면, 가족들간의 대화도 숨을 죽이고 수험생의 눈치를 보면서 하게 된다. 해마다 여름이면 가족과 함께 가던 휴가여행도 취소하고, 오직 수험생의 호흡에 맞춰 사는 긴장된 생활이 반복된다. 그런데 이렇게 고생하고, 더구나 엄청난 돈을 들여 과외까지 시켰는데도 입시에 실패하면, 그야말로 이만저만한 낭패가 아니다.

이처럼 자녀의 입시를 위해 가족들은 온갖 희생을 감수하지만, 그 희생의 대가를 제대로 얻지 못했을 때 받게 되는 가족들의 상처와 상실감은 말로 표현할 수 없을 것이다. 마치 자녀의 합격 여부가 가족의 운명을 결정하는 듯한 느낌이다. 그러나 그 여파는 거기에서 끝나지 않는다. 자녀가 입시에 성공하지 못하면, 그 부모는 큰 죄라도 지은 사람처럼 고개도 들고 다니지 못하는 것이다. 그래서 입시가 끝난 철에는 고개 숙인 부모의 모습을 적잖이 보게 되는 것이 우리의 현실이다.

몇년 전이었다. 내가 있던 대학에 시험을 치른 친구 아들이 있었다. 그런데 그 친구가 아들의 합격 여부를 미리 알려달라는 부탁을 해왔었다. 나로서는 거절하기 어려운 부탁이라 알아보았더니, 그 친구의 아들 이름이 합격자 명단에 들어 있지 않았다. 그 사실을 전해주면서 얼마나 곤혹스러웠는지 모른다. 그런데 더욱 잊을 수 없었던 것은 전화를 받던 그 친구의 목소리였다. "음—, 그래 알았어." 하는 깊은 한숨의 목소리가 정말 거의 다 죽어가는 사람의 신음소리에 가까웠기 때문이다.

스트레스를 많이 받아 질병에 걸릴 위험이 높은 시기, 그리고 자신의 정체성 실현을 위해서도 해야 할 일이 쌓여 있는 중년기에 그 소중한 시간과 돈과 에너지를 오직 자녀의 입시라는 하나의 상황에만 몽땅 쏟아부어도 좋은지 솔직하게 자문해 보자. 자녀의 합격만이 진정 우리의 모든 것을 다 걸어서라도 얻어야 할 만큼 가치있는 일인지 말이다.

또 다른 스트레스 요인, 자녀의 결혼

중년기 후반은 자녀들이 결혼 적령기에 들어서는 시기이기도 하다. 자녀들이 대학에 들어가면 '입시 때문에 받았던 스트레스로부터 해방되는구나' 라고 생각하며 대부분의 부모들은 한시름 놓는다. 그러나 그것도 잠깐이다. 얼마 안 가 자녀의 결혼이라는 복병을 만나 잠 못 이루는 나날을 보내야 하기 때문이다.

50대 중반의 한 여자는 직장생활을 하는 딸이 도무지 결혼할 생각을 하지 않아 걱정이 되어 잠을 이룰 수가 없고, 아침만 되면 가슴이 저려온다고 했다. 그녀는 딸의 장래에 대한 조바심으로 하루도 마음

편할 날이 없었던 것이다.

다른 중년부인은 아들 결혼문제로 상담을 청해 왔다. 30대 후반의 아들이 한 여자를 짝사랑하는데, 그 여자가 다른 남자와 같이 가는 것을 본 후로는 아들이 결혼할 생각을 전혀 하지 않는 것처럼 보여 걱정이 태산 같다며 고민을 털어놓았다. 선을 보면 상대방 여성이 부모의 마음에 드는데도, 본인은 통 반응이 없다는 것이었다. 결국 그녀는 아들에게 정신적으로 문제가 있는 것은 아닌가 해서 정신과를 찾아온 것이다.

한편, 예물을 비롯한 결혼 준비 과정도 중년기 부모들에게 큰 스트레스를 가져다 준다. 어떤 아버지는 딸의 결혼을 앞두고, 결혼 비용을 장만하지 못해 비관하다가 끝내 자살까지 했다. 언젠가 대학병원 전공의가 부인이 지참금을 적게 가져 왔다고 구타해서 사회적으로 물의를 빚은 적도 있었다. 혼수문제는 이처럼 우리 사회의 큰 병폐이자 부모들의 커다란 스트레스 요인이다.

그뿐인가. 결혼 전에는 하루라도 못 만나면 큰일 날 것처럼 좋아하다가, 막상 결혼한 후에는 서로의 성격 탓을 하며 '사네, 못 사네' 티격태격 싸울 때, 부모의 입장에서는 모른 척 넘어갈 수가 없다. 또 시어머니와의 갈등을 극복하지 못하고 집을 뛰쳐나와서는 "이혼하면 이혼했지, 더 이상 시어머니와는 함께 살 수 없다"며 생떼를 쓰는 자녀도 있다. 게다가 결혼한 딸이 아기를 갖지 못하기라도 하면 그 부모 마음은 좌불안석일 수밖에 없다.

이렇게 부모는 자녀 걱정으로 한시도 마음 편할 날이 없다. 자신의 문제에다가 복잡한 자녀의 문제와도 끊임없이 싸워야 하는 중년의 고달픔은 끝이 없다. 그러나 언제까지 자녀들 문제에 질질 끌려다닐 것인가? 자녀에게 모든 것을 걸다간 실망밖에는 남지 않는다. 결혼 전만 해도 부모밖에 모른다고 믿었던 착한 딸이 '결혼하더니 제 남편밖에 모른다'며 크게 낙심해서 눈물을 흘리는 어머니들이 있다. 기대가 크면 그만큼 실망도 큰 법이다.

자녀에게는 자녀의 삶이 있고, 부모에게는 부모 자신의 삶이 있는 법이다. 때로는 부모와 자식간에도 선을 그어야 한다. 그것이 서로에게 도움이 되기 때문이다. 적절히 놓아주는 것, 또 자식의 자리를 인정해주는 것이 부모의 역할이다. 자녀의 문제에 나서서 모든 것을 해결해주려 애쓰기보다는, 그저 가만히 내버려두고 자녀들 스스로 풀어가도록 하는 것이 서로의 행복과 건강을 위해 바람직할 것이다.

중년의 위기, 실직

실직은 어느 누구에게나 큰 충격을 준다. 특히 중년기의 실직은 더 큰 스트레스 요인으로 작용할 수 있다. 하지만 조금만 달리 생각해 보자. 즉, 생각을 전환해 보자는 것이다. 실직은 지금까지와는 또 다른 새로운 전기를 맞이할 수 있다는 점에서 오히려 성공의 기회로 삼을 수도 있다. 실제 중년기의 실직은 위기이면서 동시에 기회이다.

50대 초반의 어떤 사람은 한 회사의 전무이사로 있다가 어느 날 갑자기 퇴직통보를 받고는, 자기가 일했던 분야와는 전혀 다른 웨딩드레스 디자인에 뛰어들어 이제는 제법 성공한 중소기업 사장으로 인정받고 있다.

실직은 끝이 아니다. 그것은 분명히 에너지를 재충전시킬 수 있는 기회가 될 수 있다. 그 동안 해온 일들을 돌이켜보고, 자신에게 정말로 의미있는 일을 해왔는지 되새겨 보는 기회로 삼자. 그러다 보면 오히려 실직 기간이 전화위복의 계기가 되어 앞으로 의미있는 삶을 가꾸고, 또 자신을 키우는 바탕이 될 수도 있다.

과거의 꿈에만 연연하지 말고 앞으로 남은 미래를 더 소중히 여겨라. 이루지 못한 것에 대한 집착으로 패배감이나 열등감을 느끼기보다는, 앞으로 해야 할 일에 대한 소망을 갖는 것이 성취감을 맛보는 데는 물론 자신의 건강에도 도움이 된다. 미래를 위해 아직 사용되지 않은 능력과 잠재력을 찾아 개발하고 활용하는 지혜가 필요하다. 그렇게 함으로써 창의력을 극대화시킬 수 있음은 물론, 자신감과 긍정적 사고를 계속 유지하고 키워나갈 수 있다. 단, 이 때는 무슨 큰 발견이나 발명을 욕심낼 것이 아니라, 자기가 하고 있는 일 가운데 가장 작은 것부터 하나씩 성취해나가면서 만족감과 성취감을 최대한 만끽하는 것이 중요하다.

특히 이 시기에는 생활리듬을 철저히 유지해야 한다. 중년기는 무엇보다 건강에 위협을 받는 시기이다. 할 일이 없어졌다고 해서 아무 때나 먹고, 자고, 일어나서 빈둥대는 것은 신체적 건강은 물론이고, 정신적 건강을 위해서도 바람직하지 않다. 앞으로 찾아올 새로운 기회에 대비해서도 건강을 유지하는 것이 중요하다. 따라서 직장을 다닐 때와 마찬가지로 규칙적으로 자고 일어나며 체조, 산책, 등산 등의 운동으로 심신을 단련하자. 특히 주의해야 할 것은 실직에서 오는 스트레스를 술이나 담배로 풀려고 해서는 안된다. 담배와 술로 스트레스를 해소하려는 습관은 몸과 마음을 모두 망치는 지름길이기 때문이다.

다음으로 일을 찾아서 하라. 과거에 자신이 어떤 직책에 있었던가에 연연하지 말고, 직급이 낮고 보수가 적더라도 일을 하는 게 좋다. 일은 삶의 가치를 느끼는 데에 필수적이기 때문이다. 어떤 사람은 퇴직 후에 아파트 경비원으로 일하다가 나중에 다시 자신의 전문 분야를 살릴 수 있는 직장을 구해서 화제가 되기도 했다. 만약 경제적으로 여유가 있는 사람이라면, 자원봉사를 통해 사회활동에 참여하는 것도 개인의 가치를 확인하는 좋은 방법이 될 것이다.

앞으로는 일의 성공보다는 개인의 행복에 더 큰 의미를 둘 것을 권한다. 일의 성공이 반드시 개인의 행복과 일치하는 것만은 아니기 때문이다. 융통성 없는 폐쇄적인 사고와 외로움에 빠지지 않으려면, 가족은 물론이고 친구와 친지, 그리고 젊은 사람들과의 대화를 폭넓게, 끊임없이 갖는 노력이 필요하다. 이것이 에너지를 충전시켜 자신의 사고와 행동에 새롭게 활력을 불어넣는 계기가 되기도 한다. 그리고 타인과 대화하다 보면 고립감에서 빠져나올 수 있고, 또 새로운 장래를 계획하는 데에도 도움을 얻을 수 있다.

가화만사성, 부부간의 문제가 풀리면 모든 것이 수월해진다

최근 세브란스 병원 정신과를 찾은 40, 50대 외래환자들의 스트레스 요인 가운데는, 부부간의 갈등이 수위를 차지하는 것으로 밝혀졌다. 실제로 중년기에 부부간의 갈등을 풀지 못해 인위적으로 이산가족이 되는 경우도 적지 않다. 그런가 하면 어떤 사람들은 오랫동안 배우자와의 문제는 뒷전에 두고 다른 문제에만 몰두했다가, 늦게서야 그 심각성을 깨닫고 부랴부랴 애를 써서 겨우 가정붕괴를 막기도 한다.

40대 초반의 개인사업을 하는 한 남자는 꽤 성공한 사람이었다. 그러나 그들 부부 사이에는 심각한 문제가 있었다. 아내는 외도를 하다가 성병에 걸린 적이 있던 남편을 용서하지 못했고, 반면 남편은 어머니가 돌아가신 후 아버지를 모시지 못하겠다는 아내와는 같이 살 수 없다고 한 것이다. 결국 그 부부는 이혼에 이르게 되었다. 이들 부부는 서로에 대해 기본적인 신뢰감이 없었던 데다가, 아버지를 모시는 문제가 연계되어 그 틈이 더욱 벌어졌다. 더욱이 서로 노력할 마음이 조금도 없었기 때문에 결국 남남으로 돌아서고 말았다.

또 다른 40대 중반의 남자는 아내가 시부모에게 전화를 잘 하지 않고, 시댁에 찾아가는 것도 꺼린다는 것이 늘 불만이었다. 그 후로 자신도 그런 아내와 말하기를 기피하고, 결국 귀가 또한 늦어지게 되었다. 그런데다가 직장에서는 자기보다 늦게 입사한 사람이 부장이 되어 도무지 일할 마음조차 나지 않았다. 이렇게 직장에서 자신의 전망은 보이지도 않는 데다가, 집에서는 아내와의 불화로 상황은 점점 힘들어졌다. 그는 숨이 막혀올 정도로 견딜 수 없다고 했다. 지금까지는 가정에서의 문제를 잊기 위해 온통 일에만 신경을 쏟았는데, 직장에서마저 그런 상황이니 이제는 모든 것을 포기하고 싶은 심정이라고 했다.

그러던 중 언제부터인가 아내가 밤이 깊어서야 집에 돌아오곤 했다. 왜 늦었냐고 물어보면 친구와 만났다고만 하고, 더 이상 대답하려고 하지 않았다. 그는 혹시 아내가 나쁜 곳에라도 출입하는 건 아닌지 의심하면서 속으로만 애를 태웠다. 그러던 어느날 갑자기 아내가 자궁근종으로 병원에 입원하게 되어 옆에 있는 다른 보호자들과 얘기할 기회를 갖게 되었다. 그러면서 그는 그 동안 자신이 아내에게 너무 소홀했다는 생각이 들어 이제부터라도 아내에게 좀더 관심을 보여야겠다는 마음을 먹게 되었다고 했다. 더구나 초등학교에 다니는 딸이 쓴 일기에 '아빠가 엄마와 얘기하는 것을 보았으면 좋겠다'고 적혀 있는 걸 보면서 더욱 더 그런 마음이 들었다. 그래서 그는 직장 문제는 차후로 미루고 우선은 아내와의 문제를 시급히 해결해야겠다고 결심했다. 부모와의 문제, 직장에서의 문제는 2차적인 것으로 돌리고, 아내와의 문제를 1차적인 문제로 여기기로 한 것이다.

상황은 상당히 호전되어 가기 시작했다. 그는 아내와 조금씩 대화를 주고받기 시작했고, 그러면서 직장에서도 적극적으로 행동하기 시작했다. 또한 사장과의 면담을 통해 그 동안 불만이었던 신임상사의 월권적인 행위들이 시정되고, 부서의 운영방식도 바뀌는 쪽으로 결말이 지어졌다. 그렇다면 이제 남은 건 아내와 부모 사이의 문제였다. 그런데 아내와의 일이 그렇게 풀리면서 자신감이 생기니, 아내와 부모의 관계도 그다지 풀기에 어려운 것은 아니라는 확신이 서기 시작했다.

이처럼 중년기에는 직장 문제 등 복잡한 스트레스 요인에 싸여 있다 보니 정작 가장 관심을 두어야 할 대상인 배우자에게는 소홀해지기 쉽다. 그래서 두 사람 사이의 문제가 자칫 심각한 양상으로 발전할 가능성이 크다. 그러나 다른 문제들이 아무리 산적해 있다 하더라도 부부간의 문제를 최우선으로 생각해야 한다. 가장 기본적인 것, 다시 말해 가장 기본적인 문제만 풀어지면, 이것이 실마리가 되어 다른 어려운 문제들도 수월하게 해결되는 경우가 얼마든지 있기 때문이다.

중년기 부부 – 서로에게 따뜻한 관심을

지금까지는 대부분 남자들의 외도로 여자들이 속을 썩는 경우가 많았다. 그래서 많은 아내들이 남편의 외도에 대해 이렇다 말 한 마디 못하고 속으로만 삭이다가 나중에는 화병으로 고생하기 일쑤였다. 그런데 요즘 들어서는 오히려 중년 여성들의 늦바람으로 남편들이 가슴을 태우는 경우가 늘고 있다.

초등학교 남자 동창생을 만나면서 사는 재미를 느끼게 되었다는 한 중년 여성의 경우를 보자. 그를 만나면서 전에 없이 생기가 돌던 그녀는, 그 남자 동창생이 만나주려 하지 않자 배신감으로 괴로워하다가 또 다른 남자를 만나는 것으로 아픈 상처를 달래고 있었다. 매우 성실하고 착한 남편에게 죄책감을 느끼면서도 그녀는 여전히 다른 남자와 만나는 것을 그만두지 못하고 있는 것이다.

가정밖에 모르던 40대의 어느 여성은 한 남자를 알고부터는 '지금까지 산 것은 사는 게 아니었다'고 생각하며 남편과의 이혼까지 고려하게 되었다. 그 사실을 안 남편은 노발대발하며 부인을 달래도 보고, 때려도 봤지만 그녀는 여전히 막무가내였다. 결국 남편은 부인을 정신과로 데려와 치료를 받도록 했다.

아내가 다른 남자와 사랑에 빠져 집을 나간 어느 40대 후반의 남자는, 아내로부터 "당신이 밤에 나를 만족시켜 주지 못하니까 그렇게 된 거 아냐?" 하며 오히려 힐책의 말을 들었다. 그래서 혹시 자신에게 성적으로 문제가 있어서 그런 것은 아닌가 해서 고민 끝에 정신과를 찾아왔다.

이처럼 여자의 늦바람은 남자와는 달리 한번 불이 붙으면 끄기가 쉽지 않다는 데에 문제의 심각성이 있다. 이것은 일종의 애정중독증이라고 할 수 있다. 한편, 무드를 모르는 남자와 무드를 찾기 시작하는 여자, 바로 이 불협화음이 중년기 부부의 위기를 알리는 신호이다.

또 다른 경우를 보자. 40대 후반의 한 여성은 가끔 남편과 둘이서 술을 마시며 사랑의 밀어를 나누고 싶어하는데, 남편은 자신의 그런 생각을 도무지 알아주지 않아 사는 맛이 나지 않는다고 호소했다. "같이 나가서 산책이라도 하자"고 하면 남편은 "피곤해서 귀찮다"며 자리에 벌렁 누워버리기 일쑤였다. 혼자서 공원을 산책하거나 음악을 들으며 외로움을 달래보기도 했지만, 이런 저런 생각에 잠을 이루지 못한 적이 한두 번이 아니었다고 한다. 그런 그녀는 때로 같이 대화라도 나눌 남자 친구가 하나 있었으면 하는 마음이 불쑥불쑥 들곤 했다고 고백했다.

이렇게 중년기 여성들이 '남편이 잘해 주고 있다' 고 믿으면서도 다른 남자를 사귀고 싶어하는 이유는 바로 외로움 때문이다. 중년기의 여성들은 자녀들이 군대에 가거나 학업, 결혼 등으로 자신의 곁을 떠나서 할 일이 없어지면서 갑자기 외로움과 허탈감에 빠지게 된다. 이 때 밀려오는 외로움을 달래주어야 할 사람은 다름 아닌 남편이다. 그런데 남편이 일에 빠져 외면해 버리면, 아내는 결국 밖으로 눈을 돌릴 수밖에 없는 것이다.

그런데도 '지금까지 그렇게 살아왔는데 뭘 새삼스럽게…' 라고 생각하거나, '내 아내만은 절대로 그럴 리가 없다' 면서 아내에게 관심을 두지 않는다면 나중에 더 큰 문제를 일으킬 위험이 높아진다. 오히려 가까운 사람일수록 지속적으로 관심을 보여야 한다. 상대방이 애정을 표현할 때는 기꺼이 받아들이는 것이 좋다. 그것이 상대방의 외로움을 덜어주고, 자신의 외로움을 더는 방법이다.

처음에 연애하던 마음, 그런 마음으로 호젓하게 둘만의 시간을 가져보라. 그 순간 명예퇴직, 조기퇴직 등으로 인해 몰려 왔던 두려움과 외로움은 사라지고 어느 새 마음 한구석이 따뜻하게 채워질 것이다.

가족과의 시간을 소중히 하는 열린 아버지

명예퇴직이나 조기퇴직으로 인해 예전보다 정년이 빨라졌다. 이러한 현상은 사회적 문제로 크게 대두되고 있다. 40, 50대 중년 남자들이 명예퇴직을 염려하며, 닥쳐올 미래에 대한 불안감과 공허감으로 사는 재미를 잃고 우울에 빠지거나 때로는 설사, 복통, 두통 등과 같은 신체 증상을 호소하며 정신과를 찾아오는 경우가 드물지 않다.

남자의 정체성(identity)에 있어서 직장보다 더 중요한 것은 없다. 직장은 가족의 생계를 위한 수입의 근원이자, 개인의 인생에서는 성취를 평가하는 척도가 되기도 한다. 지금까지 직장은 남자의 힘과 권위를 지켜주는 보루였다. 따라서 직장의 상실은 곧 남성으로서의 힘의 상실이며, 가장으로서의 권위가 실추됨을 의미한다. 그런데다 돈만 벌어오면 남편으로서, 아버지로서의 역할을 다 하고 있는 거라고 여겼던 중년기 남성들은, 그간 가족들이나 친구들과 대화할 새도 없이 아침부터 밤늦게까지 일에만 몰두했던 것이 사실이다. 혹 시간이 나더라도 직장동료들과 밤늦도록 술을 마시다가, 잠깐 집에 들러 가족들은 보는 둥 마는 둥하고 다시 아침 일찍 출근하는 생활을 되풀이하곤 하였다. 이렇게 일과 직장을 모든 것이라고 생각하고 살던 남자들이 직장을 그만두게 되면 거기에서 오는 여파는 실로 크지 않을 수 없다.

일본에서는 남편이 정년퇴직을 하고 나면 아내와 이혼하거나 별거하는 예가 적지 않다고 한다. 옛날처럼 돈을 벌어다 주는 것도 아니면서, 하루 종일 집안에 틀어 박혀서 이것 저것 요구만 많아지고 간섭이 심해지기 때문이라고 한다. 이런 현상은 우리 나라 중년 남성들에게도 예외는 아니다. 일밖에 모르면서 가정이나 직장 이외의 사회생활을 소홀히 한 탓으로, 직장을 떠나는 바로 그 순간 외로움과 부딪혀야 한다.

한때 우리 나라 남자들은 돈을 벌어 오는 것만으로도 가장으로서의 권위를 지킬 수 있었다. 그러나 일하는 여성이 늘어나면서부터는 일을 하고 돈을 버는 것만으로는 남성의 권위를 지켜가기가 어려워졌다. 즉, 가족 중 유일하게 밖에서 일하면서 돈을 벌었던 가부장의 절대적 권위가 여자들이 직장을 가짐으로써 위협을 받게 된 것이다. 한편, 여성들이 집안살림, 자녀양육과 자녀교육 외에도 직장에서 일을 하게 되자, 남자들도 여자들이 하던 역할의 일부를 떠맡지 않을 수 없는 입장에 놓이게 되었다. 특히 명예퇴직이나 조기퇴직으로 인해 직장을 그만 둔 남자들의 경우, 예전에는 여자의 몫이었던 집안 일을 맡게 되기도 한다. 결국 이러한 '역할의 전도'에 적응하지 못하는 중년기 남성들은 당연히 아내의 눈치를 보게 되고 소외감을 피할 도리가 없다.

미국에서 중간 관리직에 있는 40대를 대상으로 20년 동안 추적 조사한 결과, 일의 성공보다는 대인관계에서의 만족도가 개인의 행복을 이루는 데 더 중요한 요소가 되는 것으로 나타났다. 이처럼 이제 우리 사회에서도 직장 중심의 문화에서 가족을 중심으로 하는 문화로 바꿀 필요가 절실해졌다. 직장, 가정, 사회에서의 자신의 역할을 균형있게 수행해 나가야만 우리 자신의 건강을 지키고, 미래의 외로움을 피할 수 있을 것이다.

미래의 바람직한 아버지상은, 가부장 시대의 아버지로의 복귀가 아니다. 그것은 변화된 시대에 걸맞는 열린 아버지상이라 할 수 있다. 따라서 직장을 통해 개인적인 성취감을 맛보면서 동시에 가족과 함께 대화하고 즐기는 시간을 많이 가지려 노력하는 것이, 바로 '고개 숙인 아버지 증후군'을 예방하는 길이라 할 수 있겠다.

내리막 길을 준비하라

우리는 언제까지나 살 것처럼 착각하며 살고 있다. 그래서 내일에 대한 아무런 준비 없이 사는 경우가 허다하다. 일이 자신의 뜻대로 잘 풀릴 때는 모든 일이 항상 뜻대로 잘 될 것만 같은 생각에 빠지기 쉽다. 그러나 인생에는 오르막 길이 있으면 내리막 길도 있는 법이다. 이것은 비단 개인에게만 국한되지 않는다. 한 사회도, 한 나라도 흥망성쇠가 있기 마련이다. 그러나 사람들은 상승기류를 타게 되면 오르막만 있는 줄 알고, 내리막 길은 전혀 생각하지 못한다. 우리 주변을 봐도 잘 올라가는 사람들은 많아도 잘 내려올 줄 아는 사람들은 드물다. '내려오기' 가 그만큼 어렵다는 얘기다.

등산을 한 경험이 있을 것이다. 그런데 올라갈 때는 땀을 뻘뻘 흘리며 애를 써서 정상에 올랐다가, 내려올 때에는 맥을 놓고 내려오는 사람들을 적지 않게 본다. 그러다 그만 다리가 삐끗하거나, 미끄러져 크게 다쳐서 응급실로 실려온다. 이것은 바로 내려올 준비가 제대로 되어 있지 않았기 때문에 일어난 일이다.

제법 잘 알려진 한 남자는 태어날 때부터 금수저를 물고 나왔다고 할 정도로 큰 부잣집에서 태어났다. 그가 아버지께 물려 받은 유산은 몇 대까지 먹고 살 만큼 엄청난 것이었다. 그러나 밤낮으로 술과 여자, 그리고 도박을 즐기면서 결국에는 그 많은 재산을 다 날려버리기에 이르렀다. 그러다가 나중에는 부인마저 도망가고, 그는 혼자서 병마와 싸우며 여관방을 전전하는 신세에 이르고 말았다.

정치를 하는 사람들의 경우도 마찬가지다. 내려올 때를 준비하지 않았기 때문에 나중에는 자기 자신은 물론이고, 가족들까지 불행해진 경우가 적지 않다. 우리 나라의 이승만·박정희 대통령이 그랬고, 필리핀의 마르코스를 비롯한 독재자들의 말로가 그러했다. 심지어는 아주 작은 단체의 장이라도 일단 그 자리에 앉기만 하면, 끝까지 물러나지 않으려고 기를 쓴다. 그렇게 버티다가 어쩔 수 없이 자리에서 물러나게 되면 자신의 모든 것을 다 잃어버린 듯한 느낌을 갖게 되면서, 그 때부터는 또 다른 허탈감과 절망에 빠져 방황하기 일쑤다. 심한 경우에는 자기 무덤을 파는 결과를 자초하기도 한다.

어떤 60대 초반의 남자는 지방의 시 교육장이 되어 여러 해 동안 그 자리를 지켰으나, 아래에서부터 올라오는 압박, 즉 퇴진 요구에 떠밀려 결국에는 그 자리에서 밀려나게 되었다. 그는 밀려났다는 패배감에 늘 기분이 우울하고 사는 맛도 잃어버렸다.

그러나 사람은 언젠가는 자신이 있는 자리에서 떠나야 한다. 모든 것이 영원하지 않듯이 말이다. 그것이 직업이든, 인생이든 간에 누구나 내려올 준비를 해야 한다. 그렇지 않으면 누군가에 의해 밀려날 수밖에 없다. 그렇게 되면 자존심의 손상은 말할 것도 없고 자칫하면 우울증에 빠져 건강마저 잃기 쉽다. 사실 그럴 때, 그간 소홀했던 자신의 개인적인 일이나 가족들과 함께 지내는 데에 더 정성을 쏟을 마음을 가지고, 미리 내려올 준비를 했더라면 그렇게까지 비참한 기분에 빠지지는 않았을 것이다. 인생을 좀더 길게 내다보며 서서히 내려올 시기를 정해서 앞날을 준비하는 것이 자신의 자존심과 건강은 물론이고 가족의 행복을 지켜 삶의 질을 더욱 높이는 길이다.

노년기를 준비하는 여유를 갖는 것, 그것은 곧 중년기의 또 다른 미덕이 아닐까?

11

국민성과 스트레스

국민성과 스트레스

나와 너의 경계를 분명히 하자

우리 나라 사람들은 툭하면 남의 일에 '감 놓아라 배 놓아라' 하며 참견하길 좋아한다. 일본인들이 가급적 상대방을 건드리지 않으려고 몸을 사리는 것과는 대조적이다. 아마도 이런 태도는 전통적인 생활습관과 깊은 관련이 있는 것 같다. 우리는 찌개를 한 그릇에 담아 온가족이 함께 떠 먹는다. 또 한 방에서 한 이불을 뒤집어쓰고 자는 데도 매우 익숙한 편이다. 언어습관을 보아도 '나' 라는 말 대신 '우리' 라는 말을 즐겨 쓴다. 심지어는 자기 아내마저 '우리 집사람' 이라고 부르는 사람이 많지 않은가! 그만큼 우리 민족이 나와 남의 경계를 가르지 않고 '나' 를 '우리' 속에 포함시키면서 살아왔다는 얘기다.

물론 이것이 우리 특유의 끈끈한 가족애나 민족애의 바탕이 되었는지도 모른다. 그러나 개인의 프라이버시나 인권이 무엇보다 중시되고 있는 요즘 같은 시대에 자칫 무분별한 '우리' 의식은 경우에 따라서는 심각한 스트레스 요인이 되기도 한다.

특히 우리는 자식을 자신의 일부로 생각하는 경우가 많아서, 후에 자식이 장성해서 부모의 품을 벗어나려고 할 때 갈등이 일어날 소지가 많다. 사회문제로까지 대두되고 있는 부모들의 과잉보호나 치맛바람도 따지고 보면 자녀와 부모 사이의 경계가 희미한 데서 비롯된 것이다. 그러다가 자녀들이 조금만 서운하게 하거나 자신의 의지를 관철시키려 하면 대뜸 "내가 널 어떻게 키웠는데!" 하며 흥분하기 일쑤다. 이런 태도는 자녀들이 결혼한 후에도 별로 달라지지 않는다. 어떤 부모는 자녀들이 안부전화를 하루만 빼먹어도 "결혼하고 나서 너무 달라졌다"면서 섭섭한 감정을 드러내곤 한다.

20대 후반의 한 여성 환자는 시어머니 때문에 심한 스트레스를 받고 있었다. 그녀는 신혼 초부터 시어머니가 자신들의 방을 시도때도 없이 벌컥 열고 들어오더니, 손자를 보고 나서는 아예 한밤중에도 방문을 잠그지 못하게 했다. 아이가 깨서 우는데 돌봐주지 않는다는 게 이유였다. 그리고는 한참 자고 있는 이른 새벽에 불쑥 들어와서는 "애가 오줌을 쌌는데 잠만 자고 있느냐?"고 질책을 하고선 아예 방에서 나갈 생각을 안 한다는 것이었다.

이렇게 되면 사실상 부부의 사생활은 존재할 수가 없다. 이것은 자식을 하나의 인격체가 아닌 자신의 소유물로 여기고 있기 때문에 벌어지는 일이다. 우리 사회가 대가족 중심에서 핵가족 중심으로 바뀐 지도 꽤 오래 되었다. 더욱이 우리는 천천히 걸어가는 농경시대가 아니라, 바쁘게 뛰어야만 뒤처지지 않는 정보화시대에 살고 있다. 이런 세상에 살면서 아직도 나와 너의 경계를 구분하지 않고 지낸다면 서로가 피곤해짐은 물론 갈등도 피할 수 없을 것이다. 나와 너의 경계를 분명히 하자. 개인은 물론 사회의 건강을 유지하기 위해서도 그것은 꼭 필요한 일이다.

감정이 앞서는 우리의 병폐

우리 나라에서는 아직도 "법대로 하다가는 손해를 본다"든가, "목소리 큰 사람이 이긴다"는 생각을 많이들 갖고 있는 것 같다. 그러다 보니 먼저 큰소리 치고, 먼저 주먹을 쓰는 게 이기는 길인 줄 알고 덤벼든다. 결국 법보다 주먹이 앞서게 된다. 조그만 자동차 접촉사고만 나도 길 한복판에 서서 소매를 걷어붙이고 언성을 높이는 사람들을 심심치 않게 볼 수 있지 않은가.

우리 나라 축구대표팀의 감독을 맡았던 한 러시아인은, 우리 선수들이 너무 감정적이어서 감독노릇하기가 정말 어려웠다고 회고했다. 특히 선수들이 시합에서 제외되거나 경기 도중 교체되면 쉽게 자제력을 잃고 행동하는 경우가 많아 소신껏 전술을 구사하기가 힘들었다는 것이다. 경기를 하다 보면 전략상 선수들의 특기나 체력을 고려해서 적기에 교체해야만 하는데 선수들이 워낙 감정적이다보니 그리기가 쉽지 않았다는 얘기다.

얼마 전엔 감기를 앓던 사람이 약국에서 약을 지어다 먹은 뒤 갑자기 죽었는데, 다음 날 죽은 사람의 가족들이 약사의 집으로 우르르 몰려가 안방에 드러누워서는 죽은 사람을 다시 살려내라면서 난리를 친 사건이 있었다. 국립과학수사연구소에 정확한 사인규명을 의뢰해 놓고 그 결과를 살핀 다음에 잘잘못을 따져도 될 텐데 그 때까지 참아내지를 못한다. 어떤 남자는 안과에서 눈 수술을 받은 후에 "눈이 부시다"며 매일 병원을 찾아가 "내 눈 살려내!"라고 소리를 지르더니 급기야는 의사에게 손찌검까지 했다고 한다.

이같이 감정적인 우리들에 비해 서양인들은 대개 이성적으로 문제를 풀려고 하는 경향이 강하다. 때로는 너무 냉정하고 차갑게 느껴지기도 하겠지만, 이것이 더 현명한 대응이 아닐까 하는 생각이 든다. 다음의 사례를 보자. 한 미국 여인이 복통을 호소하는 어린 아들을 병원 응급실로 데려왔다. 그런데 그만 간호사의 실수로 엉뚱한 주사를 맞고 아들이 숨져 버렸다. 그러자 여인은 아직 주사액이 남아 있는 주사기를 가방에 넣고는 말없이 사라졌다. 그리고 얼마 후 이 문제는 법적인 절차에 의해 처리되었다. 한참 지난 뒤 그 여인이 정신과에 입원해서 치료를 받고 있다는 이야기가 들렸다. 어찌 그 미국 여인인들 어머니로서 아들의 죽음에 초연할 수 있었으랴마는 그 대응하는 태도에 있어서는 우리와 하늘과 땅만큼 현격한 차이를 보인다.

물론, 무조건 소란부터 피우고 보자는 우리와 법적으로 차분히 대응하려는 서양인의 차이의 밑바탕에는 민족성 이외에도 법의 집행과 같은 사회제도와도 깊은 연관이 있다. 선진 외국에서는 어떤 상황이라 하더라도 남의 집에 무단침입하거나 폭력을 행사하는 것이 용납되지 않는다. 그러나 우리는 어떤가? 경찰까지 피해자 쪽을 약자로 단정해 놓고, 그 상대방의 안전이 위협을 받는 상황은 별로 안중에 두려고 하지 않는다. 이렇게 법의 집행마저 감정적으로 이루어질 때 우리 국민의 안전은 그야말로 무방비 상태에 놓인다. 결국 우리 국민이 감정주의로부터 탈출하려면 무엇보다도 정확한 법의 적용과 실천이 선행되어야만 할 것이다.

조급증에서 벗어나라

같은 상황이라도 개인의 성격에 따라 스트레스를 더 받기도 하고, 덜 받기도 한다. 또 국민성에 따라서도 스트레스의 강도가 다르게 나타날 수 있다. 남미에서는 이웃 나라끼리 축구경기를 하다가 전쟁이 일어나기도 했고, 몇해 전 월드컵 축구경기에서는 한 선수가 경기중 자살골을 넣었다가 귀국해서 총에 맞아 죽은 일도 있었다. 이런 경우 쉽게 열받고 흥분하기 잘하는 민족이라고 불러도 무방할 것이다.

우리는 어떤가? 외국 사람들이 지적하는 우리 나라 사람들의 공통적인 기질은 '조급증'이다. 그 중에서도 특히 차분히 순서를 기다리는 일을 잘 못한다. 기다리다간 손해를 볼 것이라는 피해의식이 마음 깊은 곳에 자리잡고 있어서일까? 사람들이 미처 내리기도 전에 전철이나 엘리베이터에 비집고 올라타는 것은 예삿일이다. 또 한때 무슨 올림픽 금메달이라도 되는 양 앞다투어 공기 단축을 자랑하던 건물들은 지금 어떠한가? 나중에야 어찌됐든 무조건 빨리 끝내고 보자는 조급증 때문에 성수대교가 침몰했고 삼풍백화점이 무너져 내렸다. 그리고 고속도로는 몇 년이 멀다 하고 포장공사를 다시 하느라 애꿎은 국민들만 골탕을 먹는다. 제6공화국 때인가는 대통령 재임기간 중 '주택 200만 호 건설'이라는 공약을 이행한답시고 서두르다가 자재가 딸리자 불량자재를 마구잡이로 쓰는 바람에 한바탕 소동이 벌어지기도 했었다.

우리 나라 사람들에겐 '빨리'라는 말이 입에 붙어 있다. 언젠가 택시를 타면서 급한 일도 아닌데 나도 모르게 "빨리 갑시다"라는 말이 나와 스스로 놀란 적이 있었다. 택시가 출발하고 나서는 '내 말 때문에 차를 빨리 몰다가 사고라도 나면 어쩌나' 하는 걱정과 함께 '빨리 란 말을 쉽게 쓰는 데엔 나 역시 예외가 아니구나' 하는 생각에 어이 없는 웃음이 나오기도 했다.

이런 점에서 미국인들은 우리와 대조적이다. 한 한국인 건축업자가 미군부대의 담장 보수공사를 맡았는데 열심히 일해 하루 목표량보다 많은 벽돌을 쌓아 올렸다. 그런데 이 사실을 안 미국인 감독자가 칭찬을 하기는커녕, 오히려 하루에 쌓아올리도록 할당된 것만 남기고는 모두 치우라고 해서 어리둥절했다고 한다. 바로 이것이 좀 늦더라도 안전을 최우선으로 생각하는 그들과, 안전보다는 눈앞의 실적에 급급하는 우리의 차이다. 미국 사람들이 멀리 보며 살고 있다면 우리는 한치 앞만 보며 살고 있는 셈이다.

민주주의도 마찬가지이다. 요란법썩을 떨며 조급하게 서두른다고 해서 민주주의가 성큼 이루어지는 것은 아니다. 남에게 피해를 주지 않으려는 마음가짐으로, 기초질서부터 잘 지켜나가는 작은 실천이 바로 민주주의의 기본이다. 이제부터는 다소 늦게 가더라도 기초를 튼튼히 다져서 건강한 나라를 후손에게 물려주자. 우리는 초석을 세우는 데에 힘을 쏟고, 그 이상은 다음 세대의 몫으로 남겨 놓자. 너무 서둘러 가려고 욕심을 부리다가는, 민주주의 역시 삼풍백화점이나 성수대교처럼 무너져 버릴지도 모른다. 영어 속담에 'Slow and steady wins the race' 란 말이 있다. '느려도 꾸준히 하면 경주에서 이긴다' 는 뜻이다. 지금 우리에게 이보다 더 절실한 말은 없을 것이다.

줄 없는 사람만 물먹는다

우리는 좀 아는 사람을 만나면 더없이 살갑게 대한다. 그러나 모르는 사람에게는 뻣뻣하기가 이루 말할 수 없다. 길을 가다가 낯선 사람과 어깨를 부딪치기라도 하면 얼굴부터 찡그린다. 신호등을 무시하고 마구 달리는 운전자들, 담배에 불을 붙여 들고 좁은 인도를 활보하는 사람들의 화난 듯 굳어 있는 얼굴들, 외국인의 눈에 비친 우리 나라는 동방예의지국이 아닌 동방무례지국의 모습이다. 이들에게 우리 나라 사람들은 내 편이 아니면 무조건 적으로 여기는 배타성이 강한 민족으로 인식된다. 아마도 농업사회에서 생존하기 위해 끼리끼리 뭉쳐야만 했던 습성이 산업사회를 거치고, 정보화사회에 들어서서도 여전히 남아 있는 탓일 것이다. 그래서인지 예전의 집안 어른들은 먼 친척이라도 자주 만나 미리 얼굴을 익혀 놓으라고 신신당부하시곤 했다. 자칫 길거리에서 모르는 사람인 줄 알고 친지간에 싸우는 불미스런 일이 일어날지도 모른다는 염려 때문이었다. 그만큼 우리가 아는 사람과 모르는 사람을 대하는 태도가 180도 다르다는 이야기다.

병원에 오는 환자나 보호자들 중엔 어떤 줄을 잡아서라도 아는 사람의 이름을 대고 치료를 받으려는 경우가 많다. 그렇게 하지 않으면 괜히 손해를 볼 것 같은 두려움이 자리잡고 있기 때문이다. 내게도 잊을 수 없는 일이 있다. 아들녀석이 다리를 다쳐 내가 일하는 병원의 자매병원 응급실을 찾은 적이 있었다. 아주 심한 부상은 아니어서 굳이 내 이름을 밝히지 않고 그냥 진료해 줄 때까지 기다리고 있었는데, 어찌된 일인지 도통 거들떠도 보지 않는 것이었다. 게다가 간호사는 내가 알 바 아니라는 듯 그야말로 복지부동이었다. '어떻게 이럴 수 있을까' 하면서도 이왕 기다린 것 조금 더 기다려보자 하고 있는데, 갑자기 남자 환자 하나가 배가 아프다고 소리지르며 몸을 데굴데굴 구르며 들어왔다. 그러자 그 간호사는 전혀 양해도 구하지 않은 채 아들녀석을 번쩍 들어 멀찌감치 있는 다른 쪽 침대로 옮겨 의자에 앉혀 놓았다. 나는 할 말을 잃었다. 한참 지난 후 마침 내가 아는 수간호사가 다른 간호사들과 함께 회진을 하다가 나를 보고는 "어머, 웬일이세요?" 하며 아는 척을 해왔다. 그러자 아까 그 간호사가 흠칫 놀라며 머쓱한 표정을 짓더니 얼른 환자기록부를 가지고 와서 이것저것 물어보기 시작하는 게 아닌가! 우리가 응급실에 와서 1시간은 족히 지났을 때였다. 설상가상으로 그때 갑자기 아들과 내 얼굴 쪽으로 파란 섬광이 번쩍 덮치는데 깜짝 놀라 앞을 보니 방사선기사가 문을 열어 놓고 다른 환자의 엑스선 사진을 찍고 있었다. 그러나 그러고도 몇 번인가를 수없이 찍어대는 엑스선에 우리는 무방비상태로 놓여 있을 수밖에 없었다. 아들녀석은 발을 다쳐 움직이지도 못하고, 나 자신도 기다리다 지쳐 정신이 멍한 상태라 우리는 그만 엑스선의 위험을 감수하고 있었던 것이다. 이 날의 경험은 벌써 수년이 지난 일인데도 아직도 악몽처럼 생생하게 뇌리에 남아 있다. 이때 나는 '아는 사람을 내세우지 않았다가는 이렇게 무자비하게 당할 수도 있구나' 라는 것을 뼈저리게 느꼈다.

한편에서는 세계화를 부르짖으면서, 다른 한편으로는 배타주의에 젖어있는 우리. 이렇게 너와 나를 가르면서 우리편이 아니면 거들떠보지 않으려는 태도는, 개인의 건강을 좀먹을 뿐만 아니라 우리의 민주화와 세계화를 가로막는 걸림돌이 되지 않을까?

혈연과 학연으로부터 벗어나라

외국의 유수 대학을 졸업한 인재들이 국내 기업에서 일하다 보면, 소위 국내 유명대학 출신들이 너무 자기 학교 선후배를 따지는 바람에 일하기가 힘들다고 말한다. 팔은 안으로 굽게 마련이라고, 상사들은 같은 대학 출신의 직원을 더 챙겨준다. 선배는 후배를 끌어들여 자기 사람으로 만들려고 하고, 후배는 선배 덕을 보는 것을 당연하게 생각한다. 다른 대학 출신들은 그런 상황을 보면서 위화감을 느끼고, 소외감을 맛볼 수밖에 없다. 그러니 연줄이 없는 외국 대학 출신들은 더 이상 일할 마음이 나지 않아 다시 외국으로 돌아가거나 외국계 직장으로 옮길 수밖에 없다.

대학도 마찬가지다. 대부분 우리 나라 대학의 교수진은 거의가 자기 대학 출신으로 구성되어 있다. 출신교와 다른 대학에 교수로 비집고 들어가기란 정말이지 쉽지가 않다. 일본의 경우만 해도 우선 다른 대학에서 업적을 쌓아 놓아야, 모교에 자리가 날 때 발탁될 기회를 갖게 된다고 한다. 그러나 우리의 경우는 업적이나 능력보다는 어떻게 줄을 잘 서느냐가 기준이 되는 경우가 많다. 다시 말하면 인맥이나 학연에 따라 출세가도를 달릴 수도, 도중하차가 불가피할 수도 있다는 것이다.

'피는 물보다 진하다'는 말이 있다. 핏줄에게 끌리는 정은 어찌할 수 없다는 의미이다. 그래서인지 우리 사회는 남이 낳은 아이를 데려다 키우는 일이 외국에서처럼 흔치 않다. 또한 아이가 없어서 양자를 들이는 경우에도 그 사실을 쉬쉬하곤 한다.

어느 여자아이가 자식이 없는 가정에 양녀로 들어갔는데 얼마 지나지 않아 양모가 아들을 낳았다. 그 때부터 그 아이는 그야말로 찬밥신세가 되었다. 결국 자신을 키운 부모가 친부모가 아니라는 사실을 알게 된 여자아이는, 후일 자기를 낳은 부모를 찾으려고 전국 방방곡곡을 누비고 다녔다.

또 미국인 남자와 결혼한 한 한국인 여자는 자기가 낳은 애가 있는데도 남편의 희망에 따라 양자를 맞아들였다. 그런데 그녀는 자기 자식에게만 온갖 정성을 쏟고 양자를 홀대하는 바람에 남편으로부터 이혼을 당했다.

이렇게 혈연과 학연을 중시하는 행태에서 벗어나려면 국가적으로 그리고 범시민적으로 획기적인 조치가 필요하다. 그런 점에서 대학에서 교직원을 채용할 때 타대학 출신들이 일정비율 이상을 차지하게끔하는 제도적 장치를 마련하고 있다는 것은 다행한 일이다. 이 외에도 앞으로 혈연과 학연에 의한 차별을 불식하는 계기가 마련된다면, 이것이 개인이나 사회의 건강을 유지하는 데 도움이 됨은 물론 우리 나라의 민주화에도 크게 기여할 것이다.

때로는 정을 끊는 게 건강에 좋다

우리 나라 사람들은 대체로 인정이 많다. 옛날 살기 어려웠던 시절에도 결혼이나 어른의 생일 같은 큰일을 치를 때면, 이웃에서 자기 일처럼 도와주고 음식을 함께 나눠 먹는 것을 당연하게 생각했다. 이런 정이 이웃을 하나의 가족처럼 묶어 놓는 역할을 해왔다.

이처럼 '정'은 세계에 자랑할 만한 우리만의 미덕이다. 그러나 이러한 우리들의 끈끈한 정이 반드시 바람직한 역할을 하는 것만은 아닌 것 같다. 신문지상에 오르내리는 사건들을 보면 "그 놈의 정 때문에" 빚어진 사건들이 많다. 치정사건은 말할 것도 없고 각종 비리나 부패의 이면에도 사실상 '정'이라는 함수가 도사리고 있는 것이다.

즉, 뇌물을 주고받는 것도 어찌 보면 정(情)이 개입해서 일어나는 부정(不正)행위라고 할 수 있다. 한쪽에서 떡값이라는 이름으로 정을 듬뿍 주면, 받은 사람은 그 쪽에서 요구하는 것을 안 들어주고는 못 배기게 되어 있는 것이 정(情)과 부정(不正)의 역학적 관계다. 몇 년 전 세상을 시끄럽게 했던 한보사건도 따지고 보면, 한 기업가와 권력자들의 뇌물을 매개로 얽힌 정이 화근이 됐다고 볼 수 있다. 귀순자 이한영 씨가 피습을 당한 사건 역시, 기밀로 분류되는 귀순자의 주소를 경찰관이 심부름센터에 제공해 준 일로부터 시작된 것이다. 이것은 사사로운 정이 공적인 일에까지 개입되다 보면 결국 사람의 생사를 좌우하는 엄청난 비극을 초래할 수도 있음을 단적으로 보여주는 예이다 .

40대 초반의 한 남자는 아내 몰래 딴 여자를 만나면서, '자기 아니면 그녀를 돌봐 줄 사람이 없다'며 인연을 끊을 수 없다고 하소연했다. 나중에 아내가 이 사실을 알게 되어 부부싸움까지 벌이게 됐지만, 그는 이미 깊어진 정 때문에 관계를 청산하지 못하겠다고 버티었다. 결국 정을 뿌리치지 못해서 가정의 불행을 자초하고 만 것이다.

그러나 우리 역사에도 사사로운 정에 얽매이지 않고 결단을 내린 결과, 역사에 우뚝 선 인물로 남은 사람들도 있다. 그 유명한 '김유신 장군의 말' 이야기도 그 가운데 하나이다. 그는 청년시절 한 기생에 빠져 공부를 게을리 했었다. 그러나 아버지의 호된 꾸지람을 듣고 나서는 공부에만 전념하기로 마음을 굳게 먹었다. 그런데 어느 날 깜박 졸다 깨보니 자신의 애마가 여태껏의 습관대로 자신을 그 기생 집 앞에 데려다 놓은 게 아닌가. 그는 단칼에 말의 목을 베었다.

물론 너무 비정하다는 생각이 들지 않는 것은 아니다. 그러나 만약 그가 이렇게 해서라도 사사로운 정을 끊지 않았더라면 우리의 역사는 다르게 기술되었을 것이다. 나 역시 주위에서 아는 사람을 통해 사실과 다른 내용의 진단서를 끊어달라는 부탁을 받는 경우가 종종 있지만 단호하게 거절한다. 자칫 정에 연연해서 거절하지 못하고 허위진단서를 끊어주었다가는 철창 신세지기 딱 알맞기 때문이다.

때로는 다소 비정하다 생각되더라도 끊어야 할 정은 끊는 것이 당사자와 사회 양쪽에 다 도움이 된다. 정은 사람들에게 사는 맛을 느끼게 해주고, 대인관계에서 윤활유의 역할을 하는 등의 순기능이 있는 것도 사실이나, 요즘처럼 이해가 얽힌 복잡한 시대에는 오히려 역효과 쪽이 더 클 수도 있기 때문이다.

군중심리에 휩쓸리지 말라

여러 해 전, 재미의사인 이상구 박사가 채식이 건강에 좋다고 열변을 토하자 갑자기 고기가 안 팔려서 전국의 정육점 주인들이 울상을 짓고 아우성치는 모습이 연출된 적이 있었다. 또 그 일이 있은 지 얼마 지나지 않아서는 자궁암에 걸린 한 중년 여인의 시한부 인생을 다룬 '겨울안개'라는 TV드라마가 방영되었는데 당시 자궁암 검사를 받으러 온 중년 여인들로 산부인과가 만원사례를 이루었다는 기사가 실렸었다. 다 내가 미국에 있을 때 생긴 일들인데 고국에서 들리는 이러한 황당한(?) 소식에 다소 착잡한 기분이 들었다.

우리 나라 사람들은 남이 해외여행을 하면 '나도 한번' 하고 따라

나서고, 옆집에서 과외를 시킨다고 하면 "우리라고 못할소냐" 하고 과외를 시킨다. 자신의 처지에 맞는지, 정말 자신에게 필요한 것인지 따져 보지도 않고 그저 대세에 휩쓸려다니는 것이다. 동남아나 유럽 등지에서는 한국인 고객이 소위 '봉'이다. 한국인들은 한번 지나갔다 하면 물건을 싹 쓸고 다닌다는 것이다. 이태리에서는 한때 유명 의류나 가방가게의 가장 큰 고객이 한국인이었다고 하고, 프랑스에서는 붉은 포도주가 심장에 좋다고 하니까 한국인들이 앞다투어 사가는 바람에 불황에 허덕이던 프랑스 주류업자들의 숨통을 틔워주었다고도 한다. 그뿐인가 . 태국에서는 웅담이나 뱀을 파는 음식점 앞이 한국인 여행객들로 문전성시를 이루고, 중국의 한약방에 줄지어 찾아가 한약재들을 동내고 오는 것도 한국인들이라고 한다.

우리 나라 군인들이 미국에 체류하며 교육을 받는 동안에 있었던 일이다. 한국 군인들이 식사시간이 되어 미군 영내 식당을 찾았는데, 인솔하는 장교가 어떤 음식을 시키니까 수십 명의 군인들이 일제히 그와 똑같은 걸 주문하는 바람에 미처 준비를 못한 주방 당번병들이 아주 혼줄이 났다. 그 다음 날에 '어제와 똑같은 것을 먹겠지' 라 생각하고는 전날과 같은 것으로 준비해 놓았는데, 장교가 이번에는 다른 음식을 주문했고, 또 모두들 따라서 그것만 주문하는 바람에 주방 당번병이 놀라자빠졌다는 우스개 소리가 있다. 우리 국민성의 단면을 보는 느낌이다.

이렇게 우리 국민은 군중심리에 휩쓸려 웃지 못할 촌극을 연출하면서도 한편으론 언제 그랬냐는 듯 흐지부지 잊어버리기도 잘한다. 나는 이상구 박사 때문에 정육업자들이 완전히 망했다는 소리를 듣지 못했고, 산부인과 앞이 계속 문전성시라는 얘기도 듣지 못했다. 또 우리는 스캔들을 일으킨 정치인에 대해 열을 내고 욕을 하지만, 얼마 지나지 않아 까맣게 잊어버린다. 그래서인지 국민의 지탄을 받던 인물이 몇 달, 길어야 몇 해 뒤의 국회의원 선거에 버젓이 당선되어 활개를 치는 예를 적잖게 본다.

우리는 너무 쉽게 뜨거워졌다 너무 쉽게 식어 버린다. 이러한 양극단의 성향이 마음 속에 크게 자리잡고 우리의 생활을 지배하다 보니, 합리주의가 자랄 틈이 없다. 쉽게 휩쓸리고 잘 잊어버리는 민족성, 이것이 우리의 모습이다. 이것을 무조건 부정하려 하지는 말자. 우리의 모습을 있는 그대로 인정하고 반성하면서, 앞날을 밝힐 새로운 지표를 설정하는 것이 바람직할 것이다.

눈치문화에서 탈피하라

오랫동안 남의 눈치를 보면서 사는 데 익숙해져 있는 사람들은, 남의 생각을 직접 묻는 것을 부담스러워한다. 궁금한 것이 있어도 상대방이 귀찮아할까 봐, 무능한 사람으로 찍힐까 봐 묻는 일을 주저하게 된다. 반면에 눈치 빠른 사람은 똑똑한 사람이라고 인정을 받는다. 이것은 아마도 조선시대부터 젊은 사람들이 어른 앞에서, 여자가 남자 앞에서, 며느리가 시어머니 앞에서 하고 싶은 얘기를 하는 것을 금기시하고, 알아서 눈치껏 처신해 온 관습 때문이 아닌가 한다. 솔직하게 묻고 대답하는 대신 자기를 드러내지 않아야 예의 바르고 인격을 갖춘 사람으로 높은 평가를 받았다. 때로 그것은 생존방식이기도 했다.

이렇게 어림짐작으로 적당히 남의 생각을 때려맞추는 일은, 지금도 비일비재하다. 직장에서나 가정에서나 시키는 사람들은 말하지 않아도 일 처리를 잘 해주길 바라고, 일을 하는 쪽에서는 적당히 눈치를 봐서 일을 진행하고 매듭짓는다. 그러다 보면 서로의 뜻이 엉뚱하게 전달되어 오해도 사게 되고 시간과 돈을 낭비하는 일도 적잖게 생긴다.

한번은 내 사무실의 형광등이 나가서 그것을 갈아달라고 전기실에 부탁한 적이 있었다. 얼마 후 올라온 전기실 직원 두 사람이 옆 사무실의 형광등을 갈아 끼우고 있길래, '저 일이 끝나면 내 방 형광등도 갈아주겠지' 하고 생각하며 기다렸다. 그러나 그 방의 형광등을 갈고서는 그냥 가버려 황당해했던 경험이 있다. 나중에 알아보니 사실은 내 연락을 받고 올라온 것인데 확인해 보지도 않고 어림짐작으로 '이거겠지' 하고는 엉뚱한 일을 한 것이다.

우리 집에서도 의사소통이 제대로 되지 않아 겪은 비슷한 일이 있다. 컴퓨터를 설치하러 집에 사람이 왔었는데, 아내는 그 사람이 '저녁을 안 먹었겠지' 라고 생각하고는 물어보지도 않고 식사를 내왔다. 그런데 그 사람은 이미 먹고 왔다며 끝내 사양하는 것이었다. 또 얼마 전에는 정수기를 설치하느라 사람이 와서는 일을 마친 후에 "물을 한 번만 빼고 먹으라"는 말을 하고 돌아갔다. 구체적으로 어떻게 빼라는 건지 자세하게 듣지 못해서, 대충 어림짐작으로 물을 빼고는 정수기를 사용했다. 그런데 나중에 확인해 본 결과 우리가 한 방법이 잘못된 것이라는 걸 알았다. 제대로 걸러지지 않은 물을 먹었다고 생각하니 찝찔한 기분을 영 떨칠 수가 없었다.

몇년 전 미국에 머물렀을 때의 일이다. 그 곳에 살면서 아파트를 계약했는데, 그 계약서에는 계약기간이 2년으로 되어 있었다. 그 때는 1년 후에 딴 곳으로 이사 가거나, 귀국을 하게 되더라도 '별 문제

없겠지' 생각하고는 그냥 계약서에 서명을 하였다. 그러던 중 1년이 지나 귀국하게 되어서 집주인을 찾았더니, 주인은 기한 전에 나가니 한 달치 월세를 빼고 주겠다고 했다.

과거에 고위직에 있던 어떤 사람은 참모가 건의하는 말을 그저 듣기만 하고 확실한 대답을 피했다고 한다. 그러다가 일이 끝났을 때 결과가 좋으면 자신의 공으로 돌리고, 잘못되면 부하 탓으로 돌린다는 얘기를 듣고는 웃음이 나왔다. 따지고 보면 공무원들의 복지부동도, 성수대교의 붕괴사고도 눈치로 대충 때려잡는 적당주의가 빚어낸 작품이다. 만약 의사가 눈치로 적당히 처방을 내리고 치료를 하려 한다면 그 결과가 어떻게 될지 생각만 해도 끔찍하다.

우리는 이처럼 적당히, 그리고 눈치껏 일을 하는 데에 길들여져 있다. 그런데 직접 들어 보지 않고 눈치로 일을 처리하려다 보면, 선의로 한 일이 남에게는 물론 자신에게도 피해를 줄 수 있다. 이제는 남의 의도를 눈치로 평가하는 눈치문화에서 벗어나야 한다. 앞으로는 분명히 말하는 습관을 가지자.

부분보다는 전체를 보라

눈앞의 이익을 추구하려고 덤비다 보면 더 중요한 다른 것을 잃어버리기 쉽다. 일찍이 누군가는, '우리는 살면서 때로는 모든 것의 부분을, 때로는 어떤 것의 전체를 알아야 할 때가 있다'고 갈파했었다. 우리가 세상을 살다 보면 '부분의 합이 전체이다'라는 등식이 반드시 성립하는 것은 아니라는 것을 경험하게 된다. 이런 각도에서 접근을 하면 전체적인 시스템에 문제가 생겼을 때 난관에 봉착하게 된다. 문제가 발생한 부분만 살피고 해결한다고 해서 전체적인 개선이 저절로 이루어지는 것은 아니기 때문이다. 이런 경우에는 일부에 문제가 있더라도 전체적인 시스템의 변화가 요구된다. 기업에서 경영혁신을 이야기할 때 흔히 언급하는 기업의 구조재조정(restructuring)은 개인과 국가의 경영에도 유용한 것이다.

전체를 보지 않고 부분에만 집착하면, 시간과 돈의 낭비만 초래할 뿐 실질적인 수확을 기대할 여지는 별로 없다. 다시 말해 임기응변이 잦아지면 잔재주는 늘지 모르지만, 근본적인 변화가 없기 때문에 전체적인 발전을 이루기 어렵다. 우리가 연례행사처럼 치르고 있는 홍수나 대형사고들은, 우리 사회가 어떤 문제를 처리함에 있어 전체적인 틀을 잡아 근본적으로 접근하기보다는 순간순간의 임기응변에 치중하기 때문에 일어난 일들이다.

초보 운전시절을 떠올려 보면 시야가 좁은 것이 얼마나 위험한 태도인가를 알 수 있다. 그 때는 바로 눈앞만 신경 쓰면서 운전하느라 멀리 보지 못해서 잦은 접촉사고를 당하기도 한다. 우리는 대체로 눈에 보이는 부분이 전체인 양 생각하며 살아가고 있다. 사람을 평가할 때도 부분밖에 보지 못하고선, 마치 그 사람의 전체를 아는 것처럼 행동하다 낭패를 보는 경우도 적지 않다.

40대 후반의 한 여자는, 고등학교 때까지만 해도 '동생들에게는 설거지 한 번 시키는 일이 없으면서 나한테만 일을 떠맡긴다', '동생은 맨날 늦어도 아무 말 않으면서 어쩌다 늦게 들어온 나만 야단친다' 면서 어머니를 원망하곤 했었다. 어머니가 계모가 아닌가 하는 의심도 해 보고, 너무 심한 차별을 견디지 못하겠다는 생각에 약을 먹고 자살을 기도한 적도 있었다. 그러나 이제 자신이 결혼을 하고 나니 어머니의 마음을 비로소 이해할 수 있게 되었다고 한다. 큰딸인 자신이 동생들에게 본을 보여야 한다는 생각에서 엄하게 키운 어머니의 깊은 마음을 헤아릴 수 있었던 것이다.

이렇게 눈앞에 보이는 것만 가지고 모든 것을 단정해 버리려는 습성은 위험하다. 그러다 보면 자신의 흠을 실제보다 크게 생각해 비관에 빠지기 쉽고, 자신의 장점을 과대포장하기도 쉽다. 그러다 보면 판단력이 흐려진다. 배타성이 강한 우리 나라 사람들은 다른 사람의 조언을 달가워하지 않는 편이다. 그러나 안에서 볼 수 있는 스스로의 모습은 일부에 지나지 않기 때문에 편견에 사로잡히게 마련이다. 그러므로 때로는 밖에서 우리를 보는 시각이 오히려 객관적이고 정확하다고 할 수 있다. IMF 위기도 나라 밖에서는 이미 오래 전부터 감지하고 있었다지 않은가? 다시 한번 바깥 세계의 말에 귀를 기울이고 처신할 필요성을 느낀다.

한언의 사명선언문

一. 우리는 새로운 지식을 창출, 전파하여 전 인류가 이를 공유케
　　함으로써 인류문화의 발전과 평화에 이바지한다.

一. 우리는 끊임없이 학습하는 조직으로서 자신과 조직의 발전을 위해
　　쉼없이 노력하며, 궁극적으로는 세계 최고의 출판사를 지향한다.

一. 우리는 정신적, 물질적으로 세계 초일류 출판사에 걸맞는 최고
　　수준의 복지를 실현하기 위해 노력하며, 명실공히 초일류 사원들의
　　집합체로서 부끄럼없이 행동한다.

저희 한언인들은 위와 같은 사명을 항상 가슴 속에 간직하고
양질의 책을 만들기 위해 최선을 다하고 있습니다.
독자 여러분의 아낌없는 충고와 격려를 부탁드립니다.

\- 한언가족 -

Haneon's Mission statement

一. We create and broadcast new knowledge for the advancement of
the whole human race and world peace.

一. We do our best to improve ourselves and the organization, with
the ultimate goal of striving to be the best publishing company in
the world.

一. We try to realize psychological and physical welfare of the
highest quality, welfare that is fitting of the best publishing
company. Our employees are proud members of this outstanding
organization and behave in a manner that reflects our mission.

We, Haneon's members, always try out best to keep this
mission in mind and to produce good quality books.
We appreciate your feedback without reservation.

\- Haneon family -

세상의 온갖 스트레스부터 나를 지키는 법

1999년 12월 6일 1판 1쇄 펴냄 / 2010년 12월 5일 1판 5쇄 펴냄

지은이 고경봉
펴낸이 김철종
펴낸곳 (주)한언
등록번호 제1-128호 / 등록일자 1977. 9. 30
서울시 마포구 신수동 63-14 구 프라자 6층(우 121-854)
TEL. 02-701-6616(대) / FAX. 02-701-4449

저자와의 협의하에 인지 생략

ISBN 978-89-5596-596-4   03510